国家基本药物学

2018年版 下卷（中成药）

主 编　王相海　孙奎兴　于虹娥　赵　波　王　辉
　　　　李良平　刘淑胜　胡成侠　张　龙　于　伟

中国海洋大学出版社
·青岛·

图书在版编目（CIP）数据

国家基本药物学：2018年版／王相海等主编 . --
青岛：中国海洋大学出版社，2019. 12（2022.1重印）
ISBN 978-7-5670-2460-1

Ⅰ. ①国… Ⅱ. ①王… Ⅲ. ①药物学 Ⅳ. ① R9

中国版本图书馆 CIP 数据核字（2020）第 022844 号

出版发行	中国海洋大学出版社
出 版 人	杨立敏
社　　址	青岛市香港东路 23 号
邮政编码	266071
网　　址	http://pub.ouc.edu.cn
责任编辑	邓志科
电子信箱	dengzhike@sohu.com
电　　话	0532－85901040
特邀编辑	迟太升
订购电话	0532－82032573（传真）
印　　制	日照报业印刷有限公司
版　　次	2020 年 5 月第 1 版
印　　次	2022 年 1 月第 2 次印刷
成品尺寸	185 mm × 260 mm
印　　张	66.5
字　　数	1500 千
印　　数	1001～1800
定　　价	160.00 元（上、下卷）

发现印刷质量问题，请联系 0633-8221365，由印刷厂负责调换。

编委会

编写说明

药物名称　化学药品和生物制品名称,采用中文通用名称和英文国际非专利药名称(International Nonproprietary Names, INN)中表达的化学成分的部分,剂型单列。有"注释"的药品除外;未标明酸根或盐基的药品,其主要化学成分相同而酸根或盐基不同的均为《目录》的药品;酯类衍生物的药品单独标明。中成药采用药品通用名称。

剂型　包括口服剂型、注射剂型、外用剂型和其他剂型。

口服剂型包括片剂(即普通片)、分散片、咀嚼片、肠溶片、缓释(含控释)片、口腔崩解片、胶囊(即硬胶囊)、软胶囊、肠溶胶囊、肠溶软胶囊、缓释(含控释)胶囊、颗粒剂、缓释(含控释)颗粒、混悬液、干混悬剂、口服溶液剂、合剂(含口服液)、糖浆剂、散剂、粉剂、滴丸剂、丸剂、酊剂、煎膏剂(含膏滋)、酒剂。

注射剂型包括注射液、注射用无菌粉末(含冻干粉针剂)。注射液作为溶剂时称溶液。

外用剂型包括软膏剂、乳膏剂、凝胶剂、外用溶液剂、胶浆剂、贴膏剂、橡胶膏剂、膏药、酊剂、洗剂、涂剂、散剂、冻干粉。

其他剂型包括气雾剂、雾化溶液剂、吸入溶液剂、吸入粉雾剂、喷雾剂、鼻喷雾剂、灌肠剂、滴眼剂、眼膏剂、滴剂、滴鼻剂、滴耳剂、栓剂、阴道片、阴道泡腾片、阴道软胶囊。

规格　使用国家法定计量单位,一般用国际符号表示。质量如:千克(kg)、克(g)、毫克(mg)、微克(μg)、纳克(ng)、单位(U)、国际单位(IU)。中药饮片克(g)。容量如:升(L)、毫升(mL)。

用法　如肌内注射(肌注)、静脉注射(静注)、静脉滴注(静滴或滴注)。作叙述时根据行文用简称,如肌注、静注、静滴或滴注等。经口服用药的用口服表述。其他用法根据使用需要具体表述。

用量　使用国家法定计量单位,剂量范围表述如 $1\sim2$ mg, $0.2\sim0.4$ g; $5\sim10$ mL等。

用药次数　如每日 1 次（qd）、每日 2 次（bid）、每日 3 次（tid）、每日 4 次（qid）、隔日 1 次（qod）、每小时 1 次（qh）、每 2 小时 1 次（q2h）、每 4 小时 1 次（q4h）、每 6 小时 1 次（q6h）、每 8 小时 1 次（q8h）、每 12 小时 1 次（q12h）、每晚用药（qn）。

用药时间　天或日（d）、小时（h）、分（min）、秒（s）。

化学药品和生物制品　药物名称下按【药理作用】、【药物动力学】、【适应证】、【用法与用量】、【不良反应】、【禁忌证】、【注意事项】、【药物相互作用】、【制剂与规格】顺序。药物动力学包括药物效应动力学和药物代谢动力学。在大部分章或节的开头，有一个概述部分，简要介绍相关药物或疾病的基本情况。

中成药　药物名称下按【药物组成】、【功能与主治】、【临床应用】、【用法与用量】、【不良反应】、【禁忌证】、【注意事项】、【制剂与规格】顺序。

CONTENTS | 目　录

下 卷
中成药

第一章

内科用药

‖ 第一节　解表剂 ‖

一、辛温解表

九味羌活丸（颗粒）

【药物组成】

九味羌活丸（颗粒）药物组成：羌活、防风、苍术、细辛、川芎、白芷、黄芩、地黄、甘草。

【功能与主治】

疏风解表，散寒除湿。用于外感风寒挟湿所致感冒，症见恶寒，发热，无汗，头重而痛，肢体酸痛。

【临床应用】

感冒：外感风寒湿邪，恶寒发热，肌表无汗，头痛项强，肢体酸楚疼痛，口苦而涩者；上呼吸道感染见上述证候者。

痹病：风寒湿邪所致痹痛，关节疼痛，腰膝沉痛；类风湿关节炎见上述证候者。

【用法与用量】

大蜜丸：一次 9 g, bid。小蜜丸：一次 9 g, bid。水丸：一次 6～9 g, bid。浓缩丸：一次 3～4.5 g, bid。饭后宜用葱姜汤或温开水送服。颗粒剂：一次 1 袋, bid。饭后宜用温开水冲服。儿童酌减。

【不良反应】

尚不明确。

【禁忌证】

对本品过敏者。

【注意事项】

（1）忌辛辣、生冷、油腻食物。（2）风热感冒或湿热证慎用。（3）含有马兜铃科植物细辛，不宜久用。

【制剂与规格】

（1）丸剂：大蜜丸：9 g。小蜜丸：9 g（每10丸重1.8 g）。水丸：每袋装6 g；9 g。浓缩丸：每袋装9 g。（2）颗粒：5 g（无蔗糖）；15 g（含糖型）。

感冒清热颗粒（胶囊）

【药物组成】

感冒清热颗粒（胶囊）药物组成：荆芥穗、防风、紫苏叶、白芷、柴胡、薄荷、葛根、芦根、苦地丁、桔梗、苦杏仁。

【功能与主治】

疏风散寒，解表清热。用于风寒感冒，头痛发热，恶寒身痛，鼻流清涕，咳嗽，咽干。

【临床应用】

感冒：外感风寒或内有郁热所致头痛发热，恶寒身痛，鼻流清涕，咳嗽，咽干，舌红，苔薄白或薄黄，脉浮；上呼吸道感染见上述证候者，初起即服效果尤佳。

【用法与用量】

颗粒剂：温开水冲服。一次1袋，bid。胶囊：一次3～4粒，bid。

【不良反应】

偶见红斑、皮疹。

【禁忌证】

对本品过敏者。

【注意事项】

（1）忌烟酒及辛辣、生冷、油腻食物。（2）风热感冒表现为发热重，微恶风，有汗，口渴，鼻流浊涕，咽喉红肿热痛，咳黄痰者不宜用。（3）不宜同服滋补性中药。（4）高血压、心脏病慎服。（5）慢性肝、肾疾病，糖尿病，老年人、儿童、妊娠期和哺乳期应在医师指导下服用。（6）发热超过38.5℃应及时就医。（7）用药3 d症状无缓解应及时就医。

【药物相互作用】

（1）与其他解热镇痛药合用，可能增加肾毒性。（2）可使环孢素血药浓度升高。

【制剂与规格】

（1）颗粒：3 g（乳糖型）；6 g（无蔗糖）；12 g（含糖型）。（2）胶囊：0.45 g。

正柴胡饮颗粒

【药物组成】

正柴胡饮颗粒药物组成：柴胡、防风、生姜、赤芍、陈皮、甘草。

【功能与主治】

发散风寒，解热镇痛。用于外感风寒初起，症见恶寒、发热、无汗、头痛、鼻塞、喷嚏、咽痒、咳嗽、四肢酸痛。

【临床应用】

感冒：外感风寒初起所致，发热、恶寒、头痛、身痛、鼻塞、流涕、无汗、咽痒、咳嗽、四肢酸痛，舌质淡红，苔薄白，脉浮紧；流感初起、轻度上呼吸道感染见上述证候者。

【用法与用量】

颗粒剂：温开水冲服。一次 1 袋，tid。

【不良反应】

尚不明确。

【禁忌证】

对本品过敏者；妊娠期。

【注意事项】

（1）忌烟酒及辛辣、生冷、油腻食物。（2）过敏体质者慎用。（3）不宜同服滋补性中药。（4）风热感冒者不宜用，表现为发热明显，微恶风，有汗，口渴，鼻流浊涕，咽喉肿痛，咳吐黄痰。（5）糖尿病及高血压、心脏病、肝病、肾病等慢性病严重者，儿童、年老体弱者应在医师指导下服用。（6）用药 3 d 症状无缓解应及时就医。

【制剂与规格】

颗粒：3 g（无蔗糖）；10 g（含糖型）。

二、辛凉解表

柴胡注射液

【药物组成】

柴胡注射液药物组成：柴胡。辅料为氯化钠、聚山梨酯 80。

【功能与主治】

清热解表。用于外感风热所致感冒、流行性感冒及疟疾发热。症见身热面赤，头痛，周身酸楚，口干而渴。

【临床应用】

感冒：因外感风热所致发热，微恶风，头胀痛，汗出，咽干咽痛，鼻塞流浊涕，咳嗽，咯黄黏痰，口渴欲饮，舌红，苔薄白，脉浮数；上呼吸道感染见上述证候者。

时行感冒：因外感时邪所致高热恶寒，头身疼痛，口干口渴，舌质红，苔薄白，脉浮数；流行性感冒见上述证候者。

疟疾：因感受疟邪，邪伏少阳，正邪交争所致寒战高热，头痛，烦渴。

【用法与用量】

注射剂：肌内注射。成人，一次 2～4 mL，一日 1～2 次。

【不良反应】

（1）可有皮肤潮红或苍白、皮疹、瘙痒，罕见呼吸急促、呼吸困难、急性肺水肿、心悸、紫绀、血压下降、过敏性休克、过敏样反应等，严重者甚至致死。（2）少见畏寒、寒战、发热、疼痛、乏力等。（3）少见头晕、头痛、麻木、眩晕、晕厥、抽搐、意识模糊等。（4）少见口干、恶心、呕吐、腹痛、腹泻等。（5）用药部位疼痛、皮疹、瘙痒、局部红肿硬结等。

【禁忌证】

对本品过敏者；妊娠期；儿童。

【注意事项】

（1）用药前应仔细询问患者用药史和过敏史。有药物过敏史或有家族过敏史、过敏体质者慎用。（2）本品可发生过敏性休克等严重不良反应，应在有抢救条件的医疗机构使用。若出现过敏反应或其他严重不良反应须立即停药并及时救治。（3）为退热解表药，无发热者不宜用。（4）用药过程中应密切观察用药反应，特别是开始 30 min。若有异常立即停药并采取相应措施。（5）药液出现浑浊、沉淀、变色等切勿使用。（6）不可与其他药物混合使用。

【制剂与规格】

注射液：2 mL。

金花清感颗粒

【药物组成】

金花清感颗粒药物组成：金银花、石膏、麻黄（蜜炙）、苦杏仁、黄芩、连翘、浙贝母、知母、牛蒡子、青蒿、薄荷、甘草等。

【功能与主治】

疏风宣肺，清热解毒。用于外感时邪引起的发热，恶寒轻或不恶寒，咽红咽痛，鼻塞流涕，口渴，咳嗽或咳而有痰等，舌质红，苔薄黄，脉数；流感所引起上述证候者。

【临床应用】

流感:外感时邪,咳而有痰,咽红咽痛,口渴,恶寒,鼻塞流涕,发热,舌质红、苔薄黄;各类流感包括甲型 H1N1 流感所引起上述证候者。

【用法与用量】

颗粒剂:温开水冲服。一次 1 袋,bid,连服 3～5 d,或遵医嘱。

【不良反应】

(1)可有微汗、皮疹、头痛。(2)偶见转氨酶(ALT 及 AST)升高、消化不良。(3)罕见引起胃肠道出血,加重消化性溃疡。

【禁忌证】

对本品过敏者;妊娠期;活动期消化性溃疡。

【注意事项】

(1)忌辛辣、生冷、油腻食物,饮食宜清淡。(2)高血压、心功能不全、青光眼、免疫缺陷者、过敏体质者慎用。(3)6月龄以下婴儿慎用或遵医嘱。(4)用药 3 d 症状未缓解应及时就医。

【制剂与规格】

颗粒:每袋装 5 g(相当于饮片 17.3 g)。

银翘解毒丸(颗粒、胶囊、软胶囊、片)

【药物组成】

银翘解毒丸(颗粒、胶囊、软胶囊、片)药物组成:金银花、连翘、薄荷、荆芥、淡豆豉、牛蒡子(炒)、桔梗、淡竹叶、甘草。

【功能与主治】

疏风解表,清热解毒。用于风热感冒,症见发热头痛,咳嗽口干,咽喉疼痛。

【临床应用】

感冒:外感风热所致发热,微恶风寒,鼻塞流黄浊涕,身热,无汗,头痛,咳嗽,口干,咽喉肿痛,舌苔薄黄,脉浮数;上呼吸道感染见上述证候者。

【用法与用量】

丸剂和片剂用芦根汤或温开水送服。大蜜丸:一次 9 g,bid。浓缩蜜丸:一次 3 g,一日 2～3 次。浓缩丸:一次 5 g,tid。水蜜丸:一次 3～6 g,一日 2～3 次。颗粒剂:一次 1 袋,温开水冲服,tid,重症加服 1 次。胶囊:一次 2 粒,一日 2～3 次。软胶囊:一次 2 粒,tid。片剂:一次 4 片,一日 2～3 次。

【不良反应】

偶见过敏反应,罕见过敏性休克,如心慌、胸闷、憋气、呼吸困难、大汗淋漓、面色苍白、眼前发黑、恶心呕吐等。

【禁忌证】

对本品过敏者。

【注意事项】

（1）忌烟酒及辛辣、生冷、油腻食物。（2）风寒感冒表现为恶寒重,发热轻,无汗,头痛,鼻塞,流清涕,喉痒咳嗽者不宜用。（3）妊娠期慎用。（4）不宜同服滋补性中药。（5）糖尿病、高血压、心脏病、肝病、肾病等慢性病严重者,儿童、年老体弱者应在医师指导下服用。（6）用药3 d症状无缓解应及时就医。

【制剂与规格】

（1）丸剂:大蜜丸:9 g。浓缩蜜丸:3 g。浓缩丸:每10丸重1.5 g。水蜜丸:每袋装6 g;每瓶装30 g;60 g。（2）颗粒:2.5 g（含乳糖）;15 g（含糖型）。（3）胶囊:0.4 g。（4）软胶囊:0.45 g。（5）片剂:0.3 g（糖衣,片芯重）;0.5 g（素片）;0.52 g（薄膜衣）。

芎菊上清丸(颗粒、片)

【药物组成】

芎菊上清丸(颗粒、片)药物组成:川芎、菊花、连翘、薄荷、蔓荆子(炒)、黄芩、栀子、黄连、羌活、藁本、防风、白芷、荆芥穗、桔梗、甘草。

【功能与主治】

清热解表,散风止痛。用于外感风邪所致恶风身热,偏正头痛,鼻流清涕,牙疼喉痛。

【临床应用】

伤风:因感受风邪所致。症见鼻塞流涕,喷嚏,发热恶风,头痛,头晕,口苦咽干,舌质红,苔薄黄,脉浮数;上呼吸道感染见上述证候者。

头痛:因感受风邪所致。症见头痛,头晕目眩,头目不清,恶风,苔薄黄;偏头痛见上述证候者。

【用法与用量】

大蜜丸:一次9 g,bid。水丸:一次6 g,bid。颗粒剂:温开水冲服,一次1袋,tid。片剂:一次4片,bid。

【不良反应】

尚不明确。

【禁忌证】

对本品过敏者。

【注意事项】

（1）忌烟酒及辛辣、生冷、油腻食物。（2）肝火上攻、风阳上扰头痛慎用。（3）过敏体质者慎用。（4）不宜同服滋补性中药。（5）糖尿病、高血压、心脏病、肝病、肾病等慢性病严重者，妊娠期和哺乳期、儿童、年老体弱者应在医师指导下服用。（6）服药后排便次数增多且不成形者，应酌情减量。（7）用药 3 d 后症状未改善应及时就医。

【制剂与规格】

（1）丸剂：大蜜丸：9 g。水丸：每袋装 6 g；每 100 粒重 6 g。（2）颗粒：每袋装 10 g。（3）片剂（糖衣，片芯重）：0.25 g；0.3 g。

牛黄清感胶囊

【药物组成】

牛黄清感胶囊药物组成：黄芩、金银花、连翘、人工牛黄、珍珠母。

【功能与主治】

疏风解表，清热解毒。用于外感风热、内郁化火所致发热，咳嗽，咽喉肿痛等；舌红苔黄，脉弦滑。

【临床应用】

外感风热，内郁化火所致。症见发热重，微恶寒，咽喉肿痛，咳嗽等；上呼吸道感染、流行性感冒、咽喉炎、扁桃体炎见上述证候者。

【用法与用量】

口服胶囊：一次 2～4 粒，tid。儿童酌减或遵医嘱。

【不良反应】

尚不明确。

【禁忌证】

对本品过敏者；妊娠期。

【注意事项】

（1）忌烟酒及辛辣、生冷、油腻食物。（2）不宜同服滋补性中药。（3）过敏体质者慎用。（4）脾胃虚寒慎用，症见腹痛、喜暖、泄泻。（5）风寒感冒不宜用，表现为恶寒重，发热轻，无汗，头痛，鼻塞，流清涕，喉痒咳嗽。（6）高血压、心脏病、肝病、肾病、糖尿病等慢性病严重者，儿童、年老体弱者应在医师指导下服用。（7）用药 3 d 症状无缓解应就医。

【制剂与规格】

胶囊：0.3 g。

祖卡木颗粒

【药物组成】

祖卡木颗粒药物组成：山奈、睡莲花、破木布果、薄荷、大枣、洋甘菊、甘草、蜀葵子、大黄、罂粟壳。

【功能与主治】

调节异常气质，清热，发汗，通窍。用于感冒咳嗽，发热无汗，咽喉肿痛，鼻塞流涕。

【临床应用】

感冒：因外感风热，症见发热，微恶风寒，无汗，咳嗽，咽喉肿痛，鼻塞流涕等；上呼吸道感染见上述证候者。

【用法与用量】

颗粒剂：温开水冲服，成人，一次 12 g，tid。

【不良反应】

尚不明确。

【禁忌证】

对本品过敏者；妊娠期和哺乳期；儿童。

【注意事项】

（1）运动员慎用。（2）糖尿病遵医嘱。（3）本品含罂粟壳，不宜久服。

【制剂与规格】

颗粒：每袋装 6 g；12 g。

复方银花解毒颗粒

【药物组成】

复方银花解毒颗粒药物组成：青蒿、金银花、荆芥、薄荷、野菊花、大青叶、连翘、鸭跖草、淡豆豉、前胡。

【功能与主治】

辛凉解表，清热解毒。用于普通感冒、流行性感冒属风热证，症见发热，微恶风，鼻塞流涕，咳嗽，咽痛，头痛，全身酸痛，苔薄白或微黄，脉浮数。

【临床应用】

普通感冒、流行性感冒属风热证见上述证候者。

【用法与用量】

颗粒剂:温开水冲服,一次1袋,tid,重症者加服1次。

【不良反应】

偶见恶心,呕吐,腹痛。

【禁忌证】

对本品过敏者。

【注意事项】

(1)忌辛辣、生冷、油腻食物,饮食宜清淡。(2)风寒感冒者不宜服用。(3)高血压、心功能不全、过敏体质者慎用。(4)用药3d症状未缓解应及时就医。

【制剂与规格】

颗粒:每袋装15g。

三、清热解毒

金叶败毒颗粒

【药物组成】

金叶败毒颗粒药物组成:金银花、大青叶、蒲公英、鱼腥草。

【功能与主治】

清热解毒。用于风温肺热病热在肺卫证,症见发热,咽痛或乳蛾红肿,流涕,咳嗽,咯痰,头痛,口渴等。

【临床应用】

感冒、急性扁桃体炎见上述证候者。

【用法与用量】

颗粒剂:温开水冲服,一次10g,tid。

【不良反应】

偶见转氨酶(ALT及AST)、尿素氮轻度异常。

【禁忌证】

对本品过敏者。

【注意事项】

(1)忌辛辣、生冷、油腻食物,饮食宜清淡。(2)肝、肾功能异常者,用药期间应注意复查肝、肾功能。(3)用药3d症状未缓解应及时就医。

【制剂与规格】

颗粒：每袋装 10 g。

四、表里双解

防风通圣丸（颗粒）

【药物组成】

防风通圣丸（颗粒）药物组成：麻黄、荆芥穗、防风、薄荷、大黄、芒硝、滑石、栀子、石膏、黄芩、连翘、桔梗、当归、白芍、川芎、白术（炒）、甘草。

【功能与主治】

解表通里，清热解毒。用于外寒内热，表里俱实，恶寒壮热，头痛咽干，小便短赤，大便秘结，瘰疬初起，风疹湿疮。

【临床应用】

感冒：外感风寒、内有蕴热所致恶寒壮热，头痛，咽干，小便短赤，舌红苔黄厚，脉浮紧或弦数；上呼吸道感染见上述证候者。

风疹湿疮：内蕴湿热、复感风邪所致恶寒发热，头痛，咽干，小便短赤，大便秘结，丹斑隐疹，瘙痒难忍或湿疮；荨麻疹、湿疹见上述证候者。

瘰疬：颈部一侧或两侧见结块肿大如豆，或兼见恶寒发热，小便短赤，大便秘结；淋巴结结核早期见上述证候者。

【用法与用量】

大蜜丸：一次 9 g，bid。水丸：一次 6 g，bid。浓缩丸：一次 8 丸，bid。颗粒剂：温开水冲服，一次 3 g，bid。

【不良反应】

过敏反应如皮疹等。

【禁忌证】

对本品过敏者；运动员。

【注意事项】

（1）忌烟酒及辛辣、油腻、腥味食物。（2）虚寒证者不宜用。（3）不宜同服滋补性中药。（4）妊娠期、高血压、心脏病慎用。（5）肝病、糖尿病、肾病等慢性病严重者，儿童、哺乳期、年老体弱及脾虚便溏者应在医师指导下服用。（6）用药后排便次数增多且不成形者应酌情减量。（7）发热超过 38.5 ℃者或用药 3 d 症状无缓解应及时就医。（8）不宜久用。

【制剂与规格】

（1）丸剂：大蜜丸：9 g。水丸：每袋装 6 g；每 20 丸重 1 g。浓缩丸：每 8 丸相当于原药材 6 g。（2）颗粒：每袋装 3 g。

五、扶正解表

玉屏风颗粒

【药物组成】

玉屏风颗粒药物组成：黄芪、白术（炒）、防风。

【功能与主治】

益气，固表，止汗。用于表虚不固，自汗恶风，面色无华，或体虚易感风邪者。

【临床应用】

自汗：多由气虚卫外不固所致。症见自汗，恶风，气短，乏力，舌淡，脉虚弱。

体虚易感冒：由表虚不固所致神疲乏力，自汗恶风，反复感冒，舌淡，脉虚。

【用法与用量】

颗粒剂：温开水冲服，宜餐前服。成人一次 1 袋，tid。儿童，＞3 岁可按成人剂量，＜3 岁 1/2 袋，或遵医嘱。

【不良反应】

尚不明确。

【禁忌证】

对本品过敏者。

【注意事项】

（1）忌油腻食物。（2）热病汗出不宜用。（3）阴虚盗汗慎用。（4）小儿、妊娠期、高血压、糖尿病应在医师指导下服用。（5）用药 2 周症状无改善或症状加重者，应停药并就医。

【制剂与规格】

颗粒：每袋装 5 g。

‖ 第二节　泻下剂 ‖

润肠通便

麻仁润肠丸（软胶囊）

【药物组成】

麻仁润肠丸（软胶囊）药物组成：火麻仁、大黄、苦杏仁（炒）、白芍、陈皮、木香。

【功能与主治】

润肠通便。用于肠胃积热，胸腹胀满，大便秘结。

【临床应用】

便秘：胃肠积热所致大便秘结，胸腹胀满，口苦，尿黄，舌红苔黄或黄燥，脉滑数；习惯性便秘见上述证候者。

【用法与用量】

大蜜丸：一次 6～12 g，bid。小蜜丸：一次 6～12 g，bid。水蜜丸：一次 1 袋，bid。软胶囊：一次 8 粒，一日 1～2 次。年老体弱者酌情减量。

【不良反应】

少见轻微腹痛。

【禁忌证】

对本品过敏者；妊娠期；严重器质性病变所致排便困难如结肠癌；严重肠道憩室；肠梗阻及炎性肠病等。

【注意事项】

（1）清淡饮食，忌酒及辛辣食物。（2）虚寒性便秘不宜用。（3）年轻体壮者便秘时不宜用。（4）月经期慎用。（5）不宜同服滋补性中药。（6）高血压、心脏病、肝病、糖尿病、肾病等慢性病严重者，儿童、哺乳期、年老体弱者应在医师指导下服用。（7）胸腹胀满严重者应及时就医。（8）用药 3 d 症状无缓解应及时就医。（9）不宜久用。

【制剂与规格】

（1）丸剂：大蜜丸：6 g。小蜜丸：每袋装 6 g；每 30 丸重 6 g。水蜜丸：3.2 g；每 10 丸重 1.6 g。（2）软胶囊：0.5 g。

‖ 第三节　清热剂 ‖

一、清热泻火

黄连上清丸（颗粒、胶囊、片）

【药物组成】

黄连上清丸（颗粒、胶囊、片）药物组成：黄连、黄芩、黄柏（酒炒）、石膏、栀子（姜制）、大黄（酒制）、连翘、菊花、荆芥穗、白芷、蔓荆子（炒）、川芎、防风、薄荷、旋覆花、桔梗、甘草。

【功能与主治】

散风清热，泻火止痛。用于风热上攻、肺胃热盛所致头晕目眩，暴发火眼，牙齿疼痛,口舌生疮,咽喉肿痛,耳痛耳鸣,大便秘结,小便短赤。

【临床应用】

暴风客热:因风热上攻,肺胃热盛,引动肝火上蒸头目所致。症见眼内刺痒交作,畏光流泪,眵多,白睛红赤,头痛,身热,口渴,尿赤,舌苔黄,脉浮数;急性结膜炎见上述证候者。

聤耳:因风热邪毒上犯,或肺胃热盛,毒热结聚,循经上蒸于耳窍,气血相搏,化腐成脓所致。症见急剧发作,耳痛显著,眩晕流脓,重听耳鸣,头痛发热,鼻塞流涕,舌红苔薄黄,脉浮数;急性化脓性中耳炎见上述证候者。

口疮:因风热邪毒内侵,或肺胃热盛,循经上攻于口所致。症见口腔黏膜充血发红,水肿破溃,渗出疼痛,口热口臭,口干口渴,身痛不适,便干尿黄,舌红苔黄,脉浮滑数;急性口炎、复发性口疮见上述证候者。

牙宣:因肺胃热盛,风热内侵,火热蕴郁,循经上蒸于龈所致。症见牙龈红肿,出血渗出,疼痛,口干口渴,口臭口黏,便秘尿黄,舌苔黄,脉浮弦数;急性牙龈、牙周炎见上述证候者。

尽牙痛:因风热邪毒侵袭,并有肺胃火盛,蕴热化火结毒,循经郁结牙龈冠周所致。症见冠周牙龈充血肿胀,渗出化脓,疼痛剧烈,口热口臭,口渴口干,张口可受限,便秘,尿黄,舌苔黄厚,脉弦实数;急性智齿冠周炎见上述证候者。

喉痹:因风热邪毒内侵,并肺胃热盛,蕴热生火相接,循经上攻于咽喉所致。症见咽喉红肿疼痛,头痛,身热,尿黄便干,舌苔黄,脉弦数;急性咽炎见上述证候者。

【用法与用量】

大蜜丸:一次6 g。水蜜丸:一次3～6 g。水丸:一次3～6 g。颗粒剂:一次2 g。胶囊:一次2粒。片剂:一次6片。均 bid。

【不良反应】

偶见肝损害。

【禁忌证】

对本品过敏者;妊娠期;阴虚火旺及脾胃虚寒者。

【注意事项】

(1)忌辛辣刺激食物。(2)过敏体质者慎用。(3)不宜同服温补性中药。(4)服药后排便次数增多且不成形者,应酌情减量。(5)心脏病、肝病、糖尿病、肾病等慢性病严重者,小儿、年老体弱,大便溏软者应在医师指导下服用。(6)用药3 d后症状未改善,或出现其他严重症状时应及时就医。

【制剂与规格】

(1)丸剂:大蜜丸:6 g。水蜜丸:每袋装3 g;6 g。每瓶装60 g。水丸:每袋装6 g。每40丸重3 g。(2)颗粒:每袋装2 g。(3)胶囊:0.4 g。(4)片剂:0.3 g(糖衣,片芯重);

0.31 g（薄膜衣）。

牛黄解毒丸（胶囊、软胶囊、片）

【药物组成】

牛黄解毒丸（胶囊、软胶囊、片）药物组成：人工牛黄、石膏、黄芩、大黄、雄黄、冰片、桔梗、甘草。

【功能与主治】

清热解毒。用于火热内盛，咽喉肿痛，牙龈肿痛，口舌生疮，目赤肿痛。

【临床应用】

口疮：因胃火亢盛所致口舌生疮，疼痛剧烈，或此起彼伏，反复发作，口干喜饮，大便秘结，舌质红苔黄，脉沉实有力；口炎、口腔溃疡见上述证候者。

牙痛：因三焦火盛所致牙龈红肿热痛，发热，甚则牵引头痛，日轻夜重，口渴引饮，大便燥结，小便黄赤，或面颊红肿，颌下瘰疬疼痛，苔黄，脉滑数有力；急性牙周炎、牙龈炎见上述证候者。

喉痹：因火毒内盛，火热上攻所致咽痛红肿，壮热烦渴，大便秘结，腹胀胸满，小便黄赤，舌红苔黄，脉滑数有力；急性咽炎见上述证候者。

【用法与用量】

大蜜丸：一次 3 g。水蜜丸：一次 3 g。水丸：一次 2 g。胶囊：一次 3 粒。软胶囊：一次 4 粒。片剂：一次 3 片。均一日 2～3 次。

【不良反应】

不良反应的报道较多，涉及神经、循环、泌尿、消化、呼吸、血液多个系统，少见慢性砷中毒、肝损害、药疹、喉头水肿、过敏性休克、消化道出血、血尿、鼻衄、出血性膀胱炎、血小板减少、哮喘、精神异常、药物依赖等症状。

【禁忌证】

对本品过敏者；妊娠期和哺乳期；婴幼儿。

【注意事项】

（1）忌烟酒及辛辣、油腻食物。（2）阴虚火旺、虚火上炎所致口疮、牙痛、咽痹不宜用。（3）组方中雄黄含砷约 75%，用量较大，毒性强，不可过量、久服。有连续用药半年以上出现砷中毒的报告。（4）3 岁以上儿童、年老体弱、平素脾胃虚弱、大便溏薄者慎用，高血压、心脏病、肝病、糖尿病、肾病等慢性病应在医师指导下服用。（5）用药后排便次数每日 2～3 次者应减量，3 次以上者应停药并向医师咨询。（6）用药 3 d 后症状无改善或加重者，应立即停药并及时就医。

【制剂与规格】

（1）丸剂：大蜜丸：3 g。水蜜丸：每瓶装 30 g；60 g。每 100 丸重 5 g。水丸：每袋装 4 g。（2）胶囊：0.3 g。（3）软胶囊：0.4 g。（4）片剂：0.25 g；0.3 g。

牛黄上清丸(胶囊、片)

【药物组成】

牛黄上清丸(胶囊、片)药物组成：人工牛黄、黄芩、黄连、黄柏、大黄、栀子、石膏、菊花、连翘、荆芥穗、白芷、薄荷、赤芍、地黄、当归、川芎、冰片、桔梗、甘草。

【功能与主治】

清热泻火，散风止痛。用于热毒内盛、风火上攻所致头痛眩晕，目赤耳鸣，咽喉肿痛，口舌生疮，牙龈肿痛，大便燥结。

【临床应用】

头痛：因热毒内盛，风火上攻所致。症见头痛，伴有头晕，面红耳赤，口干口苦；原发性高血压、血管神经性头痛见上述证候者。

眩晕：因热毒内盛，风火上攻所致。症见眩晕，面红，目赤，耳鸣，耳聋；原发性高血压见上述证候者。

暴风客热：因热毒内盛，风火上攻，引动肝火，上犯头目所致。症见眼内刺痒交作，畏光流泪，眵多，白睛红赤，头痛，身热，口渴，尿赤，舌苔黄，脉浮数；急性结膜炎见上述证候者。

喉痹：因热毒内盛，风火上攻，蕴热生火相接，循经上蒸咽喉所致。症见咽喉红肿疼痛，头痛，身热，尿黄，便干，舌苔黄，脉弦数；急性咽炎见上述证候者。

口疮、口糜：因热毒内盛，风火上攻，蕴热生火产毒，结聚口腔所致。症见黏膜充血发红，水肿破溃，渗出疼痛，口干口渴，身痛乏力，便干尿黄，舌红苔黄，脉弦洪数；急性口炎、复发性口疮见上述证候者。

牙宣：因热毒内盛，风火上攻，火热相搏，蕴结上犯牙龈所致。症见牙龈红肿，出血渗出疼痛，口干口渴，口臭口热，便秘，尿黄，舌苔黄，脉浮弦数；急性牙龈炎、牙周炎见上述证候者。

牙痈：因热毒内盛，复感风火上攻，蕴热化火结毒，循经至冠周牙龈，症见牙龈充血肿胀，渗出化脓，疼痛剧烈，口热口臭，张口可受限，便秘，尿黄，舌苔黄厚，脉弦实数；急性智齿冠周炎见上述证候者。

【用法与用量】

大蜜丸：一次 6 g。小蜜丸：一次 6 g。水丸：一次 3 g。胶囊：一次 3 粒。片剂：一次 4 片。均 bid。

【不良反应】

偶见皮疹、贫血，罕见过敏性休克。

【禁忌证】

对本品过敏者;妊娠期。

【注意事项】

（1）阴虚火旺所致头痛眩晕,牙痛咽痛不宜用。（2）忌烟酒及辛辣食物。（3）不宜同服温补性中药。（4）高血压、心脏病、肝病、糖尿病、肾病等慢性病严重者,儿童、哺乳期、年老体弱及脾虚便溏者应在医师指导下服用。（5）用药后排便次数增多且不成形者,应酌情减量。（6）用药3d症状无缓解应及时就医。（7）不宜久用。

【制剂与规格】

（1）丸剂:大蜜丸:6g。小蜜丸:每100丸重20g。水丸:每16丸重3g。（2）胶囊:0.3g。（3）片剂:0.25g（糖衣基片）;0.265g（薄膜衣）;0.3g。

一清颗粒(胶囊)

【药物组成】

一清颗粒(胶囊)药物组成:大黄、黄芩、黄连。

【功能与主治】

清热泻火解毒,化瘀凉血止血。用于火热血毒所致身热烦躁,目赤口疮,咽喉牙龈肿痛,大便秘结,吐血,咯血,鼻血,痔血等;咽炎、扁桃体炎、牙龈炎见上述证候者。

【临床应用】

暴风客热:火毒血热上攻于目所致目赤肿痛,口渴咽干,大便秘结,小便黄赤,舌红苔黄,脉数;急性结膜炎见上述证候者。

口疮:心脾火毒熏蒸口舌所致口舌发红,起小疱或溃烂,疼痛,灼热,口臭,便秘,舌红苔黄,脉数;急性口炎、口疮见上述证候者。

喉痹:肺胃火毒客于咽喉所致咽喉红肿疼痛,声音嘶哑,口干喜饮,便秘,尿赤,舌红苔黄,脉数;急性咽炎见上述证候者。

乳蛾:肺胃火毒熏灼咽核所致咽核红肿疼痛,吞咽时疼痛加重,口干喜饮,便秘,尿赤,舌红苔黄,脉数;急性扁桃体炎见上述证候者。

便秘:火毒内热结于胃肠所致大便干燥,小便黄赤,烦躁,兼有腹胀,口干口臭,舌红苔黄燥,脉滑数。

牙宣:胃火炽盛,熏蒸牙龈所致牙龈红肿疼痛,烦渴多饮,口臭,便秘,尿黄,舌红苔黄,脉数;牙龈炎、牙周炎见上述证候者。

吐血:火毒血热灼伤胃络所致吐血,血色鲜红,夹有食物残渣,身热烦躁,牙龈肿痛,便秘,尿赤,舌红苔黄,脉数有力;消化性溃疡出血见上述证候者。

咯血:火毒血热灼伤肺络所致咯血,血色鲜红,夹有痰涎,咽痒,咳嗽,舌红苔黄,脉数有力;支气管扩张见上述证候者。

衄血:肺胃热盛,灼伤络脉所致鼻出血,齿龈或牙缝出血,血色鲜红,身热,烦躁,口鼻干燥,牙龈肿痛,大便秘结,小便黄赤,舌红苔黄,脉数有力;干燥性鼻炎、萎缩性鼻炎、牙周炎见上述证候者。

痔血:火热壅遏肠道,灼伤络脉所致大便带血,血色鲜红,肛门肿胀,舌红苔黄,脉数;痔疮、肛裂出血见上述证候者。

【用法与用量】

颗粒剂:温开水冲服,一次1袋,一日3～4次。胶囊:一次2粒,tid。

【不良反应】

偶见皮疹,恶心,腹泻,腹痛。

【禁忌证】

对本品过敏者。

【注意事项】

(1)忌烟酒及辛辣、油腻食物。(2)小儿、妊娠期、年老体弱者慎用。(3)阴虚火旺、脾胃虚寒者慎用。(4)本品苦寒,易伤正气,不可过量、久服。(5)心脏病、肝病、糖尿病、肾病等慢性病严重者应在医师指导下服用。(6)用药后排便次数每日2～3次者应适当减量,3次以上应停用并向医师咨询。(7)扁桃体化脓或发热超过38.5 ℃应及时就医。(8)用药3 d后症状无改善或加重者,应停药并就医。

【制剂与规格】

(1)颗粒:每袋装5 g;7.5 g。(2)胶囊:0.5 g。

二、清热解毒

板蓝根颗粒

【药物组成】

板蓝根颗粒药物组成:板蓝根。

【功能与主治】

清热解毒,凉血利咽,消肿。用于肺胃热盛所致咽喉肿痛,口咽干燥,腮部肿胀;急性扁桃体炎、腮腺炎见上述证候者。

【临床应用】

喉痹:因火毒炽盛,上灼于咽所致咽部红肿疼痛,发热,舌红,苔黄,脉数;急性咽炎见上述证候者。

乳蛾:因肺胃热毒壅盛,上蒸喉核所致喉核红肿、疼痛剧烈,或化脓,吞咽困难,发热,舌红,苔黄,脉数;急性扁桃体炎见上述证候者。

痄腮：因瘟疫时毒，热毒蕴结所致发热、腮部肿胀，舌红，苔黄，脉数；急性腮腺炎见上述证候者。

【用法与用量】

颗粒剂：温开水冲服。无蔗糖型，一次 3～6 g。含糖型，一次 5～10 g。均一日 3～4 次。

【不良反应】

尚不明确。

【禁忌证】

对本品过敏者。

【注意事项】

（1）忌烟酒及辛辣、生冷、油腻食物。（2）风寒感冒，表现为恶寒重，发热轻，无汗，鼻塞，流清涕，口不渴，咳稀白痰者不宜用；阴虚火旺之喉痹、乳蛾者不宜用。（3）妊娠期慎用。（4）不宜同服滋补性中药。（5）高血压、心脏病、糖尿病、肾病等慢性病严重者，小儿、年老体虚者应在医师指导下服用。（6）用药 3 d 症状无缓解或加重应及时就医。

【制剂与规格】

颗粒：每袋装 3 g（无蔗糖，相当于饮片 7 g）；5 g（含糖型，相当于饮片 7 g）；10 g（含糖型，相当于饮片 14 g）。

疏风解毒胶囊

【药物组成】

疏风解毒胶囊药物组成：虎杖、连翘、板蓝根、柴胡、败酱草、马鞭草、芦根、甘草。

【功能与主治】

疏风清热，解毒利咽。用于急性上呼吸道感染属风热证，症见发热，恶风，咽痛，头痛，鼻塞，流浊涕，咳嗽等。

【临床应用】

感冒：因风热侵袭所致。症见发热，恶风，咽喉红肿疼痛，头痛，鼻塞，流浊涕，咳嗽等；急性上呼吸道感染见上述证候者。

【用法与用量】

胶囊：温开水送服。成人，一次 4 粒，tid。

【不良反应】

尚不明确。

【禁忌证】

对本品过敏者。

【注意事项】

尚不明确。

【制剂与规格】

胶囊:0.52 g。

清热解毒颗粒

【药物组成】

清热解毒颗粒药物组成:黄连、水牛角、玄参、金银花、地黄、大青叶、连翘、知母、石膏。

【功能与主治】

清热解毒,养阴生津,泻火。用于风热型感冒、流感、流行性腮腺炎、轻中度乙型脑炎。

【临床应用】

感冒:由外感风热,内郁化火所致。症见发热重,微恶风寒,头痛,咽痛,口干,舌红,脉浮数;急性上呼吸道感染见上述证候者。

时行感冒:由外感时行疫毒之邪,内郁化火所致。症见发热较重,发病较急,身热面赤,烦躁口渴,咽喉肿痛,舌红,脉浮数;流行性感冒见上述证候者。

痄腮:由外感瘟疫时毒所致。症见腮颊灼热肿胀疼痛,发热,烦躁,舌红,脉数;流行性腮腺炎见上述证候者。

暑温:由感受暑热邪毒所致。症见高热,头痛,烦躁,口渴,舌红,脉数;轻、中度乙型脑炎见上述证候者。

【用法与用量】

颗粒剂:温开水冲服,一次 1～2 袋,tid。小儿酌减或遵医嘱。

【不良反应】

尚不明确。

【禁忌证】

对本品过敏者;妊娠期。

【注意事项】

(1)忌烟酒及辛辣、生冷、油腻食物。(2)不宜同服滋补性中药。(3)适用于风热证,表现为发热面赤,烦躁口渴,咽喉肿痛。(4)风寒感冒者不宜用,其表现为恶寒重,发热轻,无汗,头痛,鼻塞,流清涕,喉痒咳嗽。(5)脾胃虚寒,症见腹痛、喜暖、泄泻者慎用。过敏体质者慎用。(6)高血压、心脏病、肝病、肾病、糖尿病等慢性病严重者,小儿、年老体弱者应在医师指导下服用。(7)用药 3 d 症状无改善或症状加重,或出现新的严重症状如胸闷、心悸等应停药并就医。

【制剂与规格】

颗粒:每袋装 5 g;9 g;18 g。

复方黄黛片

【药物组成】

复方黄黛片药物组成:青黛、雄黄(水飞)、太子参、丹参。

【功能与主治】

清热解毒,益气生血。

【临床应用】

用于初治的急性早幼粒细胞白血病。

【用法与用量】

口服片剂:一次 5 ~ 10 片, tid。逐步加大剂量,到 10 d 左右,达到一日 30 片,分 3 次服。疗程最长不超过 60 d。

【不良反应】

(1)可有恶心、呕吐、腹痛、腹泻、胃痛等,一般可适应性消失,无需停药。症状明显者可伍用强的松。(2)偶肝功能异常,治疗结束后大多可恢复正常。(3)偶见皮疹、干燥、色素沉着、口干、眼干、头痛等。

【禁忌证】

对本品过敏者。

【注意事项】

(1)忌辛辣、生冷、油腻食物,饮食宜清淡。(2)妊娠期和哺乳期慎用。(3)肝功能异常者慎用。

【制剂与规格】

片剂(薄膜衣):0.27 g。

唐草片

【药物组成】

唐草片药物组成:老鹳草、金银花、瓜蒌皮、柴胡、香薷、黄芪、甘草、木棉花、鸡血藤、糯稻根、龙葵、白花蛇舌草等。

【功能与主治】

清热解毒、活血益气。用于艾滋病。

【临床应用】

艾滋病以及艾滋病 CD4 淋巴细胞计数在$(0.2 \sim 0.4) \times 10^9/L$ 者,可提高 CD4 淋巴细胞计数,改善乏力,脱发、食欲减退、腹泻等症状,改善活动功能。

【用法与用量】

口服片剂:一次 8 片, tid, 连服 6 个月。

【不良反应】

恶心、消化不良,失眠等,一般不需停药可自行缓解。

【禁忌证】

对本品过敏者。

【注意事项】

(1)忌生冷、辛辣刺激食物,避免饮用含酒精类饮料。(2)儿童、老年人、妊娠期和哺乳期慎用。(3)急性感染期、严重机会性感染、机会性肿瘤、过敏体质者、严重精神及神经疾病服用应遵医嘱。

【制剂与规格】

片剂(薄膜衣):0.4 g。

清热八味胶囊(散、丸)

【药物组成】

清热八味胶囊(散、丸)药物组成:檀香、石膏、红花、苦地丁、瞿麦、胡黄连、麦冬、人工牛黄。

【功能与主治】

清热解毒。用于炽热,血热,腑脏热,肺热咳嗽,痰中带血,肝火肋痛。

【临床应用】

上呼吸道感染,支气管肺炎,咳嗽,咳痰,肺热咳嗽。

【用法与用量】

胶囊:一次 3～5 粒,一日 1～2 次,白糖水为引。散剂:温开水冲服,一次 1.5～3 g,一日 1～2 次。水丸:一次 8～15 丸,一日 1～2 次,白糖水为引。

【不良反应】

尚不明确。

【禁忌证】

对本品过敏者。

【注意事项】

（1）忌生冷、辛辣刺激食物,忌烟酒、浓茶。（2）妊娠期和哺乳期慎用。

【制剂与规格】

（1）胶囊:0.3 g。（2）散剂:每袋装 15 g。（3）水丸:每 10 粒重 2 g。

三、清热祛暑

保济丸（口服液）

【药物组成】

保济丸（口服液）药物组成:广藿香、苍术、白芷、化橘红、厚朴、菊花、蒺藜、钩藤、薄荷、茯苓、薏苡仁、广东神曲、稻芽、木香、葛根、天花粉。

【功能与主治】

解表,祛湿,和中。用于暑湿感冒,症见发热头痛,腹痛腹泻,恶心呕吐,肠胃不适;亦用于晕车晕船。

【临床应用】

感冒:外感表邪、胃失和降所致发热头痛,腹痛腹泻,嗳食嗳酸,恶心呕吐,肠胃不适,消化不良,舌质淡,苔腻,脉浮;胃肠型感冒见上述证候者。

泄泻:感受时邪、饮食不慎所致吐泻不止,下利清稀或如米泔水,腹痛或不痛,胸膈满闷,四肢清冷,舌苔白腻,脉濡弱;急性胃肠炎见上述证候者。

晕动症:乘坐交通工具时出现头晕,恶心,面色苍白,汗出肢冷。

【用法与用量】

水丸:一次 1.85～3.7 g, tid,温开水送服。口服液:一次 10～20 mL, tid。

【不良反应】

尚不明确。

【禁忌证】

对本品过敏者;妊娠期。

【注意事项】

（1）忌烟酒及辛辣、生冷、油腻食物。（2）外感燥热者不宜用。（3）急性肠道传染病之严重恶心、呕吐、腹泻不止者不宜用。（4）不宜同服滋补性中药。（5）高血压、心脏病、肝病、糖尿病、肾病等慢性病严重者,以及哺乳期、婴幼儿、年老体虚应在医师指导下服用。（6）体温超过 38.5 ℃、腹泻严重者、用药 3 d 症状无缓解应及时就医。

【制剂与规格】

（1）水丸：每瓶装 1. 85 g；3. 7 g。（2）口服液（合剂）：10 mL。

藿香正气水（口服液、软胶囊）

【药物组成】

藿香正气水（口服液、软胶囊）药物组成：广藿香油、紫苏叶油、白芷、厚朴（姜制）、大腹皮、生半夏、陈皮、苍术、茯苓、甘草浸膏。酊剂含乙醇。

【功能与主治】

解表化湿，理气和中。用于外感风寒、内伤湿滞或夏伤暑湿所致感冒，症见头痛昏重，胸膈痞闷，脘腹胀痛，呕吐泄泻或恶寒发热；胃肠型感冒见上述证候者。

【临床应用】

感冒：因外感风寒、内伤湿滞所致恶寒发热，头身困重疼痛，胸脘满闷，恶心纳呆，舌质淡红，舌苔白腻，脉浮缓；胃肠型感冒见上述证候者。

呕吐：因湿阻中焦所致呕吐，脘腹胀痛，伴发热恶寒，周身酸困，头身疼痛；胃肠型感冒见上述证候者。

泄泻：因湿阻气机、大肠湿热所致泄泻暴作，便下清稀，肠鸣腹痛，脘闷纳呆，伴有恶寒发热，周身酸楚；胃肠型感冒见上述证候者。

中暑：因外感暑湿、气机受阻所致，突然恶寒发热，头晕昏沉，胸脘满闷，恶心欲呕，甚则昏仆，舌苔白厚腻；胃肠型感冒见上述证候者。

【用法与用量】

酊剂、口服液：一次 5～10 mL，bid，用时摇匀。 软胶囊：一次 2～4 粒，bid。

【不良反应】

过敏反应如皮疹、紫癜等。

【禁忌证】

对本品过敏者；妊娠期。

【注意事项】

（1）忌辛辣、生冷、油腻食物。（2）风热感冒及阴虚火旺者不宜用。（3）不宜同服滋补性中药。（4）高血压、心律失常、心脏病、肝病、肾病、糖尿病等慢性病严重者，小儿、年老体弱者应在医师指导下服用。（5）酊剂含乙醇40%～50%，用药后不得驾驶，勿从事高空、机械作业及操作精密仪器等。（6）用药 3 d 症状无缓解应及时就医。

【药物相互作用】

酊剂含乙醇，勿与头孢菌素、硝基咪唑类、呋喃唑酮、酮康唑、甲苯磺丁脲、格列本脲合用，以免发生双硫仑样反应。

【制剂与规格】

（1）酊剂：10 mL。（2）口服液（合剂）：10 mL。（3）软胶囊：0.45 g。

十滴水

【药物组成】

十滴水药物组成：樟脑、干姜、桉油、小茴香、肉桂、辣椒、大黄。酊剂含乙醇。

【功能与主治】

健胃，祛暑。用于因中暑所致头晕，恶心，腹痛，胃肠不适。

【临床应用】

中暑：夏秋季节感受暑湿所致头晕，头重如裹，恶心，脘腹胀痛，胃肠不适或泄泻，身热不扬，舌苔白腻，脉濡缓。

【用法与用量】

酊剂：一次 2～5 mL 口服。儿童酌减。

【不良反应】

皮疹、猩红热样药疹等。

【禁忌证】

对本品过敏者；妊娠期；乙醇过敏者。

【注意事项】

（1）忌酒及辛辣、油腻、海鲜腥味食物。（2）不宜同服滋补性中药。（3）高血压、心脏病、肝病、糖尿病、肾病等慢性病严重者，儿童、哺乳期、年老体弱及脾虚便溏者应在医师指导下服用。（4）酊剂含乙醇，驾驶及高空作业者慎用。（5）用药 3 d 症状无缓解应及时就医。（6）不宜过量、久用。

【制剂与规格】

酊剂：5 mL；10 mL；100 mL；500 mL。

四、清热利湿

四妙丸

【药物组成】

四妙丸药物组成：黄柏（盐炒）、苍术、薏苡仁、牛膝。

【功能与主治】

清热利湿。用于湿热下注所致的痹病，症见足膝红肿，筋骨疼痛。

【临床应用】

痹病:因湿热下注,筋络痹阻所致。症见下肢关节肿痛,痛处灼热,筋脉拘紧,关节屈伸不利,小便热赤,舌质红,舌苔黄,脉滑数;类风湿关节炎、风湿热、痛风性关节炎、膝关节炎见上述证候者。

此外,还用于肝胆湿热下注所致阴囊湿疹,湿热内蕴所致亚急性湿疹、慢性湿疹。较少用于丹毒、慢性渗出性关节炎、小儿急性肾炎。

【用法与用量】

水丸:一次 6 g, bid。1～3 个月一个疗程。

【不良反应】

尚不明确。

【禁忌证】

对本品过敏者;妊娠期。

【注意事项】

(1)忌辛辣、生冷、肥甘、腥味食物,忌酒。(2)风寒湿痹,虚寒痿症慎用。

【制剂与规格】

水丸:每 15 粒重 1 g。

五、清脏腑热

双黄连合剂(口服液、颗粒、胶囊、片)

【药物组成】

双黄连合剂(口服液、颗粒、胶囊、片)药物组成:金银花、黄芩、连翘。

【功能与主治】

疏风解表,清热解毒。用于外感风热所致感冒,症见发热、咳嗽、咽痛。

【临床应用】

感冒:因外感风热所致发热,微恶风,汗泄不畅,头胀痛,鼻塞,流黄浊涕,咳嗽,舌红苔薄黄、脉浮数;上呼吸道感染见上述证候者。

其他:流感、支气管炎、肺炎、扁桃体炎、咽炎,热毒壅盛所致口腔炎、舌叶状乳头炎。

【用法与用量】

合剂、口服液:成人,一次 10～20 mL, tid。儿童酌减。颗粒剂:温开水冲服,成人,一次 5～10 g, tid。儿童,6 月龄以下,一次 2～3 g;6 月龄～1 岁,一次 3～4 g;1～3 岁,一次 4～5 g;＞3 岁酌情增量,均 tid。胶囊:成人,一次 4 粒, tid。儿童酌减或遵医嘱。片剂:成人,一次 4 片, tid。儿童酌减或遵医嘱。

【不良反应】

偶见皮肤瘙痒、皮疹，罕见多形红斑、过敏性休克。

【禁忌证】

对本品过敏者。

【注意事项】

（1）忌烟酒及辛辣、生冷、油腻食物。（2）风寒感冒，表现为恶寒重，发热轻，无汗，头痛，鼻塞，流清涕，喉痒咳嗽者不宜用。（3）脾胃虚寒者慎用。（4）不宜同服滋补性中药。（5）高血压、心脏病、肝病、糖尿病、肾病等慢性病严重者，以及妊娠期、小儿、年老体虚者应在医师指导下服用。（6）用药3 d后症状无改善，或症状加重，或出现新的严重症状如胸闷、心悸等应立即停药并及时就医。

【制剂与规格】

（1）合剂：100 mL；200 mL。（2）口服液：10 mL；20 mL。（3）颗粒：5 g（无蔗糖）。（4）胶囊：0.4 g。（5）片剂（糖衣，薄膜衣）：0.53 g。

银黄口服液（颗粒、胶囊、片）

【药物组成】

银黄口服液（颗粒、胶囊、片）药物组成：金银花提取物（绿原酸）、黄芩提取物（黄芩苷）。含化片有薄荷脑。

【功能与主治】

清热疏风，利咽解毒。用于外感风热、肺胃热盛所致咽干，咽痛，喉核肿大，口渴，发热；急、慢性扁桃体炎，急、慢性咽炎，上呼吸道感染见上述证候者。

【临床应用】

乳蛾：由外感风热，邪热入里，肺胃热盛所致。症见咽喉疼痛剧烈，咽痛连及耳根及颌下，吞咽困难，喉核红肿较甚，表面有黄白色脓点，或连成假膜，高热，渴饮，口臭，舌质红赤，苔黄厚，脉洪大而数；急、慢性扁桃体炎见上述证候者。

喉痹：由外感风热，邪热入里，肺胃热盛所致。症见咽部红肿，疼痛较剧，发热，口干，大便秘结，小便黄，舌赤苔黄，脉洪数；急、慢性喉炎见上述证候者。

感冒：由外感风热，邪热入里，肺胃热盛所致。症见身热较著，微恶风，头胀痛，咳嗽，痰黏或黄，咽燥，或咽喉红肿疼痛，鼻塞，流黄浊涕，口渴欲饮，舌苔黄，脉浮数；上呼吸道感染见上述证候者。

【用法与用量】

口服液：一次10～20 mL, tid。颗粒剂：温开水冲服，一次1～2袋, bid。胶囊：一次2～4粒, qid。片剂：一次2～4片，一日3～4次。儿童酌减或遵医嘱。

【不良反应】

偶见皮疹。

【禁忌证】

对本品过敏者。

【注意事项】

（1）忌烟酒及辛辣、鱼腥食物。（2）阴虚火旺、外感风寒不宜用。（3）脾胃虚寒、大便溏者慎用。（4）不宜同服温补性中药。（5）糖尿病、高血压、心脏病、肝病、肾病等慢性病严重者，儿童、妊娠期和哺乳期、年老体弱者应在医师指导下服用。（6）扁桃体化脓及全身高热者应及时就医。（7）口服液久置可能会产生少量沉淀，不影响药效及质量，服用时应摇匀。（8）用药3 d后症状无改善，或出现其他症状应及时就医。

【制剂与规格】

（1）口服液（合剂）：10 mL。（2）颗粒：每袋装2 g（无蔗糖）；4 g（含糖型）。（3）胶囊：0.3 g。（4）片剂（糖衣，片芯重）：0.25 g。

茵栀黄口服液（颗粒）

【药物组成】

茵栀黄口服液（颗粒）药物组成：茵陈提取物、栀子提取物、黄芩提取物（以黄芩苷计）、金银花提取物。

【功能与主治】

清热解毒、利湿退黄。用于肝胆湿热所致黄疸，症见面目悉黄，胸胁胀痛，恶心呕吐，小便黄赤。急、慢性肝炎见上述证候者。

【临床应用】

黄疸：因湿热瘀毒蕴结肝胆，胆汁外溢所致。症见身目悉黄，黄色鲜亮，发热，胸闷，胁痛，恶心，呕吐，口苦，二便不畅，舌质红，舌苔黄腻，脉弦滑数；急、慢性肝炎见上述证候者。

【用法与用量】

口服液：一次10 mL，tid。颗粒剂：温开水冲服，一次2袋，tid。1个月为一疗程。

【不良反应】

尚不明确。

【禁忌证】

对本品过敏者。

【注意事项】

（1）忌酒及辛辣、油腻食物。（2）寒湿所致黄疸，症见黄色晦黯，肢凉怕冷，大便溏泄者不宜用。(3)自身免疫性肝病如自身免疫性肝炎、原发性胆汁性肝硬化、原发性硬化性胆管炎之黄疸，以及梗阻性黄疸、肝衰竭之黄疸不宜用。

【制剂与规格】

(1)口服液(合剂)：10 mL(含黄芪苷 0.4 g)。(2)颗粒：每袋装 3 g。

复方黄连素片

【药物组成】

复方黄连素片药物组成：木香、吴茱萸、白芍、盐酸小檗碱。

【功能与主治】

清热燥湿，行气止痛，止痢止泻。用于大肠湿热，赤白下痢，里急后重或暴注下泻，肛门灼热；肠炎、痢疾见上述证候者。

【临床应用】

痢疾：因饮食不洁，大肠湿热所致腹泻，脓血样大便，里急后重，腹痛，恶心，呕吐，发热；细菌性痢疾见上述证候者。

泄泻：因大肠湿热所致大便稀软，甚则如稀水样，次数明显增多，气味酸腐臭，或完谷不化，伴腹痛，恶心呕吐，不思饮食，口干渴；肠炎见上述证候者。

【用法与用量】

口服片剂：一次 4 片，tid。

【不良反应】

偶见恶心、呕吐、皮疹和药物热，停药后消失。

【禁忌证】

对本品过敏者；溶血性贫血；G6PD 缺乏；肠炎或痢疾属虚证或寒证。

【注意事项】

(1)忌辛辣、油腻食物。(2)妊娠期慎用。(3)虚寒型泻痢者慎用。(4)不可与含鞣质的中药合用。(5)本药苦寒，易伤胃气，不可过量、久服。

【制剂与规格】

片剂(糖衣)：每片含盐酸小檗碱 30 mg。

连花清瘟胶囊(颗粒)

【药物组成】

连花清瘟胶囊(颗粒)药物组成：连翘、金银花、炙麻黄、炒苦杏仁、石膏、板蓝根、绵马贯众、鱼腥草、薄荷脑、广藿香、大黄、红景天、甘草。

【功能与主治】

清瘟解毒,宣肺泄热。用于治疗流行性感冒属热毒袭肺证,症见发热或高热,恶寒,肌酸痛,鼻塞流涕,咳嗽,头痛,咽干咽痛,舌偏红,苔黄或黄腻等。

【临床应用】

时行感冒:温热毒邪所致。症见发热甚或高热,恶寒,肌酸痛,咳嗽,头痛,舌偏红,苔黄或黄腻;流行性感冒见上述证候者。

喉痹:感受风热毒邪引起,症见咽干,咽痛,咳嗽,或有发热,舌偏红,苔黄或黄腻;急性咽炎见上述证候者。

【用法与用量】

口服。胶囊:一次 4 粒,tid。颗粒剂:一次 6 g,tid。

【不良反应】

偶见皮疹、腹胀、腹泻。

【禁忌证】

对本品过敏者;运动员。

【注意事项】

(1)忌烟酒及辛辣、生冷、油腻食物。(2)不宜同服滋补性中药。(3)风寒感冒不宜用。(4)高血压、心脏病慎用。肝病、糖尿病、肾病等慢性病严重者,儿童、妊娠期和哺乳期、年老体弱及脾虚便溏者应在医师指导下服用。(5)发热超过 38.5 ℃者应及时就医。(6)用药 3 d 症状无缓解应及时就医。(7)不宜久用。

【制剂与规格】

(1)胶囊:0.35 g。(2)颗粒:每袋装 6 g。

香连丸

【药物组成】

香连丸药物组成:黄连(吴茱萸制)、木香。

【功能与主治】

清热化湿,行气止痛。用于大肠湿热所致痢疾,症见大便脓血,里急后重,发热腹痛;肠炎、细菌性痢疾见上述证候者。

【临床应用】

痢疾:湿热下注所致赤白下痢,腹痛,里急后重,舌红苔黄腻,脉滑数;细菌性痢疾见上述证候者。

泄泻:湿热下注所致腹痛,泄泻,泻下急迫或不爽,小便短赤,舌红苔黄腻,脉滑数；急性肠炎见上述证候者。

【用法与用量】

浓缩丸：一次6～12丸。水丸：一次3～6g。均一日2～3次。儿童酌减或遵医嘱。

【不良反应】

偶见恶心、胃部嘈杂或胃肠不适。

【禁忌证】

对本品过敏者。

【注意事项】

（1）忌辛辣、油腻食物。（2）妊娠期、过敏体质者慎用。（3）寒湿及虚寒下痢者慎用。（4）小儿、哺乳期、年老体虚者应在医师指导下服用。（5）用药3d症状未改善应及时就医。

【制剂与规格】

浓缩丸：每6丸相当于原生药3g；每10丸重1.5g；每12丸重约1g。水丸：每袋装6g；每瓶装30g。每20粒重1g；每40粒重约3g；每100粒重3g。

金芪降糖片（胶囊、颗粒）

【药物组成】

金芪降糖片（胶囊、颗粒）药物组成：黄芪、金银花、黄连。

【功能与主治】

清热益气。用于消渴病气虚内热证，症见口渴喜饮，易饥多食，气短乏力。轻、中度2型糖尿病见上述证候者。

【临床应用】

消渴：多因素体热盛，或过食肥甘厚腻，或过用温补食物，或长期精神刺激，或房事过度，肺胃燥热，阴津亏损，阴伤及气，气阴两虚所致。症见口渴喜饮，口干舌燥，多食易饥，体乏无力，气短困倦；轻、中度2型糖尿病见上述证候者。

【用法与用量】

餐前半小时服。片剂：一次2～3片，tid。胶囊：一次6～8粒，tid。颗粒剂：一次1袋，tid。疗程3个月或遵医嘱。

【不良反应】

少见腹胀、腹泻或便秘。偶见鼻塞、嗜睡。

【禁忌证】

对本品过敏者；妊娠期。

【注意事项】

（1）合理饮食，忌食肥甘、辛辣之物，严格控制饮食，忌烟酒。（2）属阴阳两虚消渴者慎用，重度 2 型糖尿病不宜服用。（3）避免长期精神紧张，适当体育活动。（4）病情较重，应合用其他降血糖药物。联合用药时，要及时监测血糖，避免发生低血糖反应。（5）注意早期防治糖尿病并发症，如糖尿病心脑血管病、糖尿病肾病等。（6）严重冠心病或心肌供血不足者用药应密切观察。

【制剂与规格】

（1）片剂（薄膜衣）：0.56 g。（2）胶囊：0.4 g。（3）颗粒：每袋装 5 g。

‖ 第四节　温里剂 ‖

一、温中散寒

附子理中丸（片）

【药物组成】

附子理中丸（片）药物组成：附子（制）、干姜、党参、白术（炒）、甘草。

【功能与主治】

温中健脾。用于脾胃虚寒，脘腹冷痛，呕吐泄泻，手足不温。

【临床应用】

胃痛：因中虚有寒，不能运化所致胃脘冷痛，畏寒肢冷，喜热饮食，舌淡苔白，脉细弦；急、慢性胃炎见上述证候者。

泄泻：因脾胃虚弱，寒邪困脾所致脘腹冷痛，呕吐清水，或大便稀溏，手足不温；急、慢性肠炎、肠功能紊乱见上述证候者。

【用法与用量】

大蜜丸：一次 9 g，bid。水蜜丸：一次 6 g，一日 2～3 次。浓缩丸：一次 8～12 丸，tid。片剂：一次 6～8 片，一日 1～3 次。儿童酌情减量。

【不良反应】

有发生心律失常的报道。

【禁忌证】

对本品过敏者；妊娠期。

【注意事项】

（1）忌生冷、油腻、不易消化食物。（2）急性肠胃炎、泄泻兼有大便不畅、肛门灼热不宜用。（3）大肠湿热泄泻不宜用。（4）感冒发热不宜用。（5）高血压、心脏病、肾病、咳喘、水肿、哺乳期、儿童或正在接受其他药物治疗者应在医师指导下服用。（6）含有附子，用药后若有血压升高、头痛、心悸等症状，应立即停药并及时就医。（7）吐泻严重者应及时就医。（8）应严格按剂量用法服用。（9）不宜久用，服药2周症状未改善应及时就医。

【制剂与规格】

（1）丸剂：大蜜丸：9 g。水蜜丸：每袋装6 g。浓缩丸：每8丸相当于原生药3 g。（2）片剂（糖衣，基片重）：0.25 g。

香砂养胃丸（颗粒、片）

【药物组成】

香砂养胃丸（颗粒、片）药物组成：白术、木香、砂仁、豆蔻（去壳）、广藿香、陈皮、厚朴（姜制）、香附（醋制）、茯苓、枳实（炒）、半夏（制）、甘草。

【功能与主治】

温中和胃。用于胃阳不足、湿阻气滞所致胃痛、痞满，症见胃痛隐隐，脘闷不舒，泛吐酸水，嘈杂不适，不思饮食，四肢倦怠。

【临床应用】

痞满：因脾虚不运，胃气阻滞所致不思饮食，脘腹胀满，胸脘堵闷，嘈杂不适，苔薄白，脉细滑；功能性消化不良、胃炎见上述证候者。

胃痛：因胃阳不足，湿阻气滞所致胃脘胀痛，痛窜胁背，脘闷不适，呕吐酸水；胃炎、溃疡病见上述证候者。

纳呆：因脾胃虚弱，胃不受纳，脾不运化所致不思饮食，食则饱胀，大便稀溏，体乏无力；消化不良见上述证候者。

【用法与用量】

水丸：一次9 g，bid。浓缩丸：一次8丸，tid。颗粒剂：一次1袋，bid。片剂：一次4～8片，bid。宜用温开水送服。

【不良反应】

尚不明确。

【禁忌证】

对本品过敏者。

【注意事项】

（1）忌生冷、油腻及酸性食物。（2）胃阴不足，表现胃部灼热、隐隐作痛、口干舌燥欲饮、大便干结、小便短少者不宜用；湿热中阻所致痞满、胃痛、呕吐者不宜用。

（3）妊娠期慎用。（4）小儿及年老体虚者应在医师指导下服用。（5）用药 3 d 后症状无改善或加重应及时就医。

【制剂与规格】

（1）丸剂：水丸：9 g。水蜜丸：每袋装 9 g。浓缩丸：每 8 丸相当于原生药 3 g。（2）颗粒：每袋装 5 g。（3）片剂（糖衣,薄膜衣）：0.6 g。

香砂平胃丸（颗粒）

【药物组成】

香砂平胃丸(颗粒)药物组成：苍术(炒)、厚朴(姜炙)、木香、砂仁、陈皮、甘草。

【功能与主治】

理气化湿,和胃止痛。用于湿浊中阻、脾胃不和所致胃脘疼痛,胸膈满闷,恶心呕吐,纳呆食少。

【临床应用】

痞满：湿浊中阻,脾胃不和,中焦气滞所致。症见胸脘满闷,痞塞不舒,纳呆食少,饮食乏味,呕哕恶心,肢体倦怠,大便溏软,舌苔白腻,脉细缓;胃肠功能紊乱、慢性胃炎、慢性肠炎、胃神经官能症、消化不良见上述证候者。

胃痛：湿浊中阻,胃失和降所致。症见胃脘胀满,隐隐作痛,口淡无味,不思饮食,泛泛欲呕,肢体困倦,神疲乏力,大便溏薄,舌苔白腻,脉濡缓;急慢性胃炎、消化性溃疡、胃神经官能症见上述证候者。

呕吐：湿浊中阻,脾胃不和,胃气上逆所致。症见呕吐,恶心,胸脘痞闷,不思饮食,时泛清水,倦怠体重,大便溏薄,舌苔白腻,脉濡缓;急性胃炎、胃神经官能症见上述证候者。

【用法与用量】

水丸：一次 6 g,一日 1～2 次。颗粒剂：温开水冲服,一次 1 袋,bid。儿童酌情减量。

【不良反应】

尚不明确。

【禁忌证】

对本品过敏者。

【注意事项】

（1）忌生冷、油腻食物。（2）脾胃阴虚者慎用,表现为食欲不振,口干舌燥,手足心热。（3）重度胃痛、小儿及年老体虚者应在医师指导下服用。（4）用药 3 d 症状未改善,应停用并就医。

【制剂与规格】

（1）水丸：每袋（瓶）装 6 g。（2）颗粒：每袋装 5 g；10 g。

理中丸

【药物组成】

理中丸药物组成：炮姜、党参、白术（土炒）、甘草（蜜炙）。

【功能与主治】

温中散寒，健胃。用于脾胃虚寒，呕吐泄泻，胸满腹痛，消化不良。

【临床应用】

胃痛：脾胃虚寒，运化失司所致。症见胃脘冷痛，畏寒肢冷，喜热饮食，舌淡苔白，脉细弦；消化性溃疡、慢性胃炎见上述证候者。

呕吐：脾胃虚寒，脾胃不和，胃气上逆所致。症见恶心呕吐，胃脘痞闷，不思饮食，肢体倦怠，神疲乏力，大便溏薄，舌淡苔白，脉沉细；胃肠功能紊乱见上述证候者。

泄泻：脾胃虚弱，内寒自生，升降失常，清浊相干所致。症见大便溏泄，腹中冷痛，喜温喜暖，畏寒肢冷，舌淡苔白，脉细滑；慢性腹泻见上述证候者。

【用法与用量】

大蜜丸：成人，一次 9 g，bid。浓缩丸：成人，一次 8～12 丸，tid。儿童酌情减量。

【不良反应】

尚不明确。

【禁忌证】

对本品过敏者；妊娠期；泄泻时腹部热胀痛者忌服。

【注意事项】

（1）忌生冷、油腻、不易消化食物。（2）过敏体质者慎用。（3）急性肠胃炎，湿热中阻所致胃痛、呕吐、泄泻者不宜用。（4）阴虚内热、感冒发热者慎用。（5）有慢性结肠炎、溃疡性结肠炎便脓血等慢性病史者，患泄泻后应及时就医。（6）高血压、心脏病、肝病、肾病、糖尿病等慢性病严重者，小儿、年老体弱者应在医师指导下服用。（7）用药 3 d 症状未改善或加重，应停药并就医。

【制剂与规格】

大蜜丸：9 g。浓缩丸：每 8 丸相当于原药材 3 g。

二、益气复脉

参麦注射液

【药物组成】

参麦注射液药物组成:红参、麦冬。

【功能与主治】

益气固脱,养阴生津,生脉。用于治疗气阴两虚型之休克、冠心病、病毒性心肌炎、慢性肺心病、中性粒细胞减少。能提高肿瘤病人的免疫功能,与抗肿瘤药合用有一定增效作用,并能减少抗肿瘤药所引起的毒副作用。

【临床应用】

厥脱:因元气大虚,阴液耗竭,真气欲脱所致卒然面色苍白,口唇青紫,汗出肢冷,呼吸微弱,口干舌燥,脉细数或微细欲绝等;多种原因所致休克见上述证候者。

胸痹:因心气不足,心阴亏耗所致心脉失养,胸阳失于舒展所致胸闷,心前区刺痛,心悸,气短,心烦,少寐,倦怠懒言,面色无华,舌红,少苔,脉细数;心绞痛见上述证候者。

心悸:因心气亏耗,心阴受损所致悸动不安,气短,自汗,胸闷,心烦不寐,耳鸣,口干,烘热,舌质红,脉细数;病毒性心肌炎、其他多种原因所致心律失常见上述证候者。

喘证:因气阴两虚所致喘息,短促无力,语声低微,自汗心悸,心烦不寐,口干舌燥,舌淡红,脉细数;慢性肺心病见上述证候者。

血劳:因气虚阴亏、气阴两虚所致头晕,心悸,倦怠乏力,失眠,心烦,口干舌燥,腰膝酸软,潮热盗汗,舌红,脉细数;中性粒细胞减少见上述证候者。

其他:心力衰竭,肿瘤化疗、放疗后的辅助治疗属上述证候者。

【用法与用量】

注射剂:一次 20～100 mL 加入 5％葡萄糖溶液 250～500 mL 中静滴,qd。一疗程 15 d。

【不良反应】

(1)少见潮红、皮疹、斑丘疹、红斑疹、荨麻疹、瘙痒、咳嗽、喷嚏,罕见呼吸困难、憋气、哮喘、心悸、胸闷、胸痛、紫绀、心律失常、心动过速、血压下降或血压升高、喉水肿,甚至过敏性休克、心源性猝死。(2)少见口干、舌燥、呃逆、恶心、呕吐、腹痛、腹泻、便秘、胀气、肝功能异常等。(3)罕见畏寒、寒战、发热、高热、疼痛、乏力、面色苍白、多汗等。(4)偶见头晕、头胀、头痛、麻木、烦躁、精神紧张、失眠,罕见震颤、晕厥、抽搐、意识模糊等。(5)用药部位疼痛、红肿、麻木、瘙痒、皮疹、静脉炎等。(6)其他有腰背疼痛、肌痛、视物模糊等。

【禁忌证】

对本品过敏者及有严重不良反应病史者；妊娠期和哺乳期；新生儿；婴幼儿；对药物有过敏者或有家族过敏史、过敏体质者。

【注意事项】

（1）本品可发生过敏性休克等严重不良反应，应在有抢救条件的医疗机构使用。若出现过敏反应或其他严重不良反应须立即停药并及时救治。（2）阴盛阳衰者不宜用。（3）含有皂苷，晃动后产生泡沫为正常现象，不影响疗效。（4）不能与中药藜芦、五灵脂及其制剂同用。（5）老年人、儿童、高血压、严重心肺疾患、肝肾功能不全者和初次使用者应慎重。（6）加强监护，特别是在开始 30 min，应密切观察用药反应，发现异常立即停药，并采取积极救治措施。（7）如经葡萄糖溶液稀释后，出现浑浊不可使用。（8）不可与其他药物混合使用。

【制剂与规格】

注射液：10 mL；20 mL；50 mL；100 mL。

生脉饮（颗粒、胶囊、注射液）

【药物组成】

生脉饮（颗粒、胶囊、注射液）药物组成：红参、麦冬、五味子。

【功能与主治】

口服制剂益气复脉，养阴生津。用于气阴两亏，心悸气短，脉微自汗。心绞痛、心肌炎见上述证候者。

注射剂益气养阴，复脉固脱。用于气阴两虚，脉虚欲脱的脱证，症见心悸、气短、四肢厥冷、汗出、脉欲绝。感染性休克和心源性休克、心肌炎、心绞痛、心肌梗死、心律失常见上述证候者。

【临床应用】

口服制剂用于胸痹：因气阴两虚所致。症见胸痛胸闷，心悸气短，头晕乏力，舌微红，脉细微；心绞痛见上述证候者。

心悸：因气阴两虚所致。症见心悸气短，乏力自汗，夜寐不安，多梦，健忘，口舌干燥，惊悸，怔忡，舌质略红而干燥少津，脉微细；病毒性心肌炎见上述证候者。

注射剂用于脱证：因气阴两虚所致。症见胸痛胸闷，心悸气短，面色无华或面色潮红，烦躁，口渴，小便短少，四肢厥冷，大汗淋漓，舌红少苔，脉细数或至数不匀；休克见上述证候者。

心悸：因气阴两虚所致。症见心悸，怔忡，胸闷气短，面色不华或面色潮红，头晕，自汗或盗汗，舌红，苔少，脉细数或至数不匀；病毒性心肌炎见上述证候者。

胸痹：因气阴两虚所致。症见胸闷或心痛阵作，心悸，气短，头晕，乏力，失眠，舌偏红,脉细或结代;心绞痛、心肌梗死见上述证候者。

【用法与用量】

口服液:一次 10 mL。颗粒剂:一次 1 袋。胶囊:一次 3 粒。均 tid,宜餐前服。

注射剂:一次 20～60 mL 加入 5％葡萄糖溶液 250～500 mL 中静滴,qd。

【不良反应】

注射液偶见过敏反应、室性心动过速、窦性停搏、低血压及过敏性休克等。

【禁忌证】

对本品过敏者;妊娠期。

【注意事项】

(1)忌油腻食物,不宜饮茶和吃萝卜。(2)感冒不宜用,寒凝血瘀胸痹心痛者不宜用。(3)热邪尚盛,咳而尚有表证未解者慎用。(4)凡脾胃虚弱、呕吐泄泻、腹胀便溏、咳嗽痰多者慎用。(5)过敏体质者慎用。(6)不能与中药藜芦、五灵脂、皂荚及其制剂同时服。(7)糖尿病、高血压、心脏病、肝病、肾病等慢性病严重者,儿童、哺乳期应在医师指导下使用。(8)大剂量高浓度对心脏表现先抑制后兴奋作用,故用药宜慢,并适量稀释。(9)注射液因含皂苷及挥发油,不可与其他药物混合使用。(10)注射液出现浑浊、沉淀、变色、漏气等现象时不能使用。(11)治疗期间,心绞痛持续发作,宜加用硝酸酯类药。若病情加重应及时就医。

【制剂与规格】

(1)口服液(合剂):10 mL。(2)颗粒:每袋装 2 g(无蔗糖);10 g(含糖型)。(3)胶囊:0.3 g;0.35 g。(4)注射液:10 mL;20 mL。

稳心颗粒

【药物组成】

稳心颗粒药物组成:黄精、党参、三七、琥珀、甘松。

【功能与主治】

益气养阴,活血化瘀。用于气阴两虚,心脉瘀阻所致心悸不宁,气短乏力,胸闷胸痛,头晕心烦。适用于室性、房性期前收缩等心律失常见上述证候者。

【临床应用】

心悸:因气血两虚,心脉瘀阻,心神失养所致。症见心悸不宁,怔忡,气短喘息,胸闷不舒,胸痛时作,神疲乏力,心烦少寐,舌黯有瘀点、瘀斑,脉虚或结代;心律失常见上述证候者。

【用法与用量】

颗粒剂:温开水冲服,一次 1 袋,tid,疗程 4 周或遵医嘱。

【不良反应】

偶见恶心、呕吐、腹部不适、腹胀、腹痛、腹泻、头晕、头痛、皮疹、瘙痒、胸闷等。

【禁忌证】

对本品过敏者；缓慢性心律失常。

【注意事项】

（1）忌烟酒、浓茶。（2）妊娠期慎用。（3）用药前充分搅匀药液，勿将杯底药粉丢弃。（4）含党参，不宜与藜芦同用。

【制剂与规格】

颗粒：每袋装 5 g（无蔗糖）；9 g（含糖型）。

‖ 第五节　化痰、止咳、平喘剂 ‖

一、温化寒痰

通宣理肺丸（颗粒、胶囊、片）

【药物组成】

通宣理肺丸（颗粒、胶囊、片）药物组成：紫苏叶、麻黄、前胡、苦杏仁、桔梗、陈皮、半夏（制）、茯苓、黄芩、枳壳（炒）、甘草。

【功能与主治】

解表散寒，宣肺止嗽。用于风寒束肺、肺气不宣所致感冒咳嗽，症见发热、恶寒、咳嗽、鼻塞、流涕、头痛、无汗、肢体酸痛。

【临床应用】

咳嗽：因风寒外束，肺气不宣，气逆痰阻所致发热恶寒，恶寒较甚，头痛鼻塞，咳嗽痰白，无汗而喘，骨节身痛，舌苔薄白，脉象浮紧；感冒、急性支气管炎见上述证候者。

【用法与用量】

大蜜丸：一次 12 g，一日 2～3 次。水蜜丸：一次 7 g，一日 2～3 次。浓缩丸：一次 8 丸，tid。颗粒剂：一次 1 袋，bid。胶囊：一次 2 粒，一日 2～3 次。片剂：一次 4 片，bid。

【不良反应】

尚不明确。

【禁忌证】

对本品过敏者；运动员。

【注意事项】

（1）忌烟酒及辛辣、生冷、油腻食物。（2）风热感冒或痰热咳嗽，表现为发热明显，微恶风，有汗，口渴，鼻流浊涕，咽喉肿痛，咳黄痰者不宜用。（3）阴虚干咳者不宜用。（4）不宜同服滋补性中药。（5）支气管扩张、肺脓疡、肺心病、肺结核出现咳嗽时应及时就医。（6）高血压、心脏病、糖尿病慎用。（7）肝病、肾病等慢性病严重者，儿童、妊娠期和哺乳期、年老体弱者应在医师指导下服用。（8）若发热超过38.5℃，或出现喘促气急者，或咳嗽加重、痰量明显增多者应及时就医。（9）用药3 d症状无缓解应及时就医。

【制剂与规格】

（1）丸剂：大蜜丸：6 g。水蜜丸：每100丸重10 g。浓缩丸：每8丸相当于原药材3 g。（2）颗粒：每袋装3 g（无蔗糖）；9 g。（3）胶囊：0.36 g。（4）片剂（糖衣，薄膜衣）：0.3 g。

寒喘祖帕颗粒

【药物组成】

寒喘祖帕颗粒药物组成：小茴香、芹菜子、神香草、玫瑰花、芸香草、荨麻子、铁线蕨、胡芦巴、甘草浸膏。

【功能与主治】

镇咳，化痰，温肺止喘。用于急性感冒，寒性乃孜来所致咳嗽及异常黏液质性哮喘。

【临床应用】

感冒：由外感风寒所致。症见恶寒重，发热轻，头痛，肢节酸痛，鼻塞声重，时流清涕，脉浮或紧；急性上呼吸道感染见上述证候者。

咳嗽：由外感风寒所致。症见咳嗽痰多，质稀易咳出；急性支气管炎见上述证候者。

哮喘：由外感风寒所致。症见气喘，咳嗽，痰清稀有泡沫；哮喘见上述证候者。

【用法与用量】

颗粒剂：温开水冲服，一次1袋，bid。

【不良反应】

尚不明确。

【禁忌证】

对本品过敏者。

【注意事项】

忌烟酒及辛辣、油腻食物。服用1周症状无改善应及时就医。

【制剂与规格】

颗粒：每袋装6 g；10 g；12 g。

二、清热化痰

蛇胆川贝液

【药物组成】

蛇胆川贝液药物组成：蛇胆汁、川贝母。口服液辅料为杏仁腈溶液、薄荷脑、蜂蜜、蔗糖、苯甲酸钠。

【功能与主治】

清肺，止咳，祛痰。用于肺热咳嗽，咳痰不爽，痰黏痰多。

【临床应用】

咳嗽：外感风热犯肺，或风寒郁肺化热所致咳嗽，气粗，痰稠黄，咳吐不爽，发热，咽喉肿痛，舌红，苔黄腻，脉滑数；急、慢性支气管炎见上述证候者。

【用法与用量】

口服液（合剂）、糖浆：成人一次 10 mL，bid。小儿酌减。

【不良反应】

少见过敏反应如皮疹、荨麻疹、紫癜及急性喉水肿等。

【禁忌证】

对本品过敏者。

【注意事项】

（1）忌辛辣、油腻食物。（2）风寒咳嗽，痰湿犯肺，久咳不止者不宜用。（3）妊娠期、体质虚弱、过敏体质者慎用。（4）支气管扩张、肺脓疡、肺心病、肺结核等应在医师指导下服用。（5）若有高热或体温超过 38 ℃，或出现喘促气急者，或咳嗽加重，痰量明显增多者应及时就医。

【制剂与规格】

口服液（合剂）、糖浆：10 mL。

橘红丸（颗粒、胶囊、片）

【药物组成】

橘红丸（颗粒、胶囊、片）药物组成：化橘红、浙贝母、陈皮、半夏（制）、茯苓、甘草、苦杏仁、紫苏子（炒）、桔梗、紫菀、款冬花、瓜蒌皮、石膏、地黄、麦冬。

【功能与主治】

清热润肺，化痰止咳。用于肺热咳嗽，痰多，色黄黏稠，痰不易出，胸闷口干。

【临床应用】

咳嗽:因痰浊阻肺,郁而化热,肺失宣降所致咳嗽,痰多色黄,不易咳出,胸闷,口干,纳呆,舌红,苔黄腻,脉弦数;急、慢性支气管炎见上述证候者。

【用法与用量】

大蜜丸:一次6 g或9 g,一日2～3次。水蜜丸:一次7.2 g, bid。颗粒剂:一次11 g, bid。胶囊:一次5粒, bid。片剂:一次6片, bid。

【不良反应】

尚不明确。

【禁忌证】

对本品过敏者。

【注意事项】

(1)忌烟酒及辛辣、生冷、油腻食物。(2)不宜同服滋补性中药。(3)气虚喘咳及阴虚燥咳者不宜用。(4)脾胃虚寒者如腹痛、喜暖、泄泻者不宜用。(5)有支气管扩张、肺脓疡、肺结核、肺心病等,应在医师指导下服用。(6)妊娠期、小儿、年老体虚者应在医师指导下服用。(7)若有高热或体温超过38 ℃,或出现喘促气急,或咳嗽加重,痰量明显增多应及时就医。(8)服用3 d症状无改善应停药并及时就医。

【制剂与规格】

(1)丸剂:大蜜丸:3 g;6 g。水蜜丸:7.2 g;每100丸重10 g。(2)颗粒:每袋装11 g。(3)胶囊:0.5 g。(4)片剂(糖衣):0.3 g;0.6 g。

急支糖浆(颗粒)

【药物组成】

急支糖浆(颗粒)药物组成:鱼腥草、金荞麦、四季青、麻黄、紫菀、前胡、枳壳、甘草。

【功能与主治】

清热化痰,宣肺止咳。用于外感风热所致咳嗽,症见发热,恶寒,胸膈满闷,咳嗽咽痛。

【临床应用】

咳嗽:外感风热或痰热壅肺所致。症见发热恶寒,咳嗽,痰黄,口苦,咽痛,舌红,苔薄黄,脉浮数;或咳嗽胸闷,痰多黄稠,小便短赤,舌红苔黄,脉滑数;急性气管－支气管炎、慢性支气管炎急性发作见上述证候者。

【用法与用量】

糖浆剂:成人,一次20～30 mL,一日3～4次。儿童,每次用量:< 1岁5 mL, 1～3岁7 mL, 3～7岁10 mL, > 7岁15 mL,均一日3～4次。颗粒剂:成人,一次4 g,

一日3～4次。儿童用量酌减。

【不良反应】

尚不明确。

【禁忌证】

对本品过敏者;运动员。

【注意事项】

（1）忌辛辣、生冷、油腻食物。（2）不宜同服滋补性中药。（3）寒证者及高血压、心脏病慎用。（4）糖尿病、肝肾疾病等慢性病严重者,儿童、妊娠期和哺乳期应在医师指导下服用。（5）支气管扩张、肺脓疡、肺心病、肺结核出现咳嗽时应及时就医。（6）若有高热或体温超过38 ℃,或出现喘促气急者,或咳嗽加重,痰量明显增多应及时就医。

【制剂与规格】

（1）糖浆:100 mL;200 mL。（2）颗粒:每袋装4 g。

三、润肺化痰

养阴清肺丸(膏、颗粒)

【药物组成】

养阴清肺丸(膏、颗粒)药物组成:地黄、玄参、麦冬、白芍、牡丹皮、川贝母、薄荷、甘草。

【功能与主治】

养阴润肺,清热利咽。用于阴虚肺燥,咽喉干燥疼痛,干咳,少痰或无痰,痰中带血。

【临床应用】

咳嗽:因阴虚肺燥所致干咳无痰或痰少而黏,或痰中带血,舌质红,脉细数;慢性支气管炎见上述证候者。

咽痛:因阴津不足所致咽干咽痛,咽痒不适,舌质红,脉细数;咽炎见上述证候者。

【用法与用量】

大蜜丸:一次9 g, bid。水蜜丸:一次6 g, bid。煎膏剂:一次10～20 mL, tid。颗粒剂:一次1袋, bid。儿童酌减或遵医嘱。

【不良反应】

尚不明确。

【禁忌证】

对本品过敏者;糖尿病;因痰湿壅盛所致,症见痰多黏稠或稠厚成块者。

【注意事项】

（1）忌烟酒及辛辣、生冷、油腻饮食。（2）妊娠期、过敏体质者慎用。（3）风寒咳嗽者不宜用,表现咳嗽声重、咳嗽痰多、鼻塞流清涕,舌苔厚腻。（4）脾虚便溏,痰多湿盛咳嗽慎用。（5）支气管扩张、肺脓疡、肺心病、肺结核出现咳嗽时应及时就医。（6）若有高热或体温超过 38℃,或出现喘促气急者,或咳嗽加重,痰量明显增多应及时就医。

【制剂与规格】

（1）丸剂:大蜜丸:9 g。水蜜丸:每 100 丸重 10 g。（2）煎膏:每瓶装 50 g;150 g;每瓶装 80 mL;100 mL。（3）颗粒:每袋装 6 g;15 g。

二母宁嗽丸(颗粒、片)

【药物组成】

二母宁嗽丸(颗粒、片)药物组成:川贝母、知母、石膏、栀子(炒)、黄芩、桑白皮(蜜炙)、茯苓、瓜蒌子(炒)、陈皮、枳实(麸炒)、甘草(蜜炙)、五味子(蒸)。辅料:蜂蜜。

【功能与主治】

清肺润燥,化痰止咳。用于燥热蕴肺所致咳嗽、痰黄黏稠不易咯出,胸闷气促,久咳不止,声音嘶哑,咽喉疼痛。

【临床应用】

咳嗽:因燥热犯肺所致。症见咳嗽,痰黄而黏,不易咳出,胸闷气促,久咳不止,声哑喉痛,舌苔黄,脉滑数;急、慢性支气管炎,咽喉炎见上述证候者。

【用法与用量】

大蜜丸:一次 9 g,bid。水蜜丸:一次 6 g,bid。颗粒剂:温开水冲服,一次 1 袋,bid。片剂:一次 4 片,bid。儿童酌减或遵医嘱。

【不良反应】

尚不明确。

【禁忌证】

对本品过敏者;妊娠期;糖尿病;外感风寒,痰涎壅盛者,表现为咳嗽气急,痰多稀薄色白,易咳出,伴鼻塞,流清涕,头身疼痛,恶寒发热。

【注意事项】

（1）忌烟酒及辛辣食物。（2）支气管扩张、肺脓疡、肺结核、肺心病,以及老年、儿童,应在医师指导下服用。（3）用药 3 d 症状无缓解应及时就医。

【制剂与规格】

（1）丸剂:大蜜丸:9 g。水蜜丸:每袋装 6 g;每 100 丸重 10 g。（2）颗粒:每袋装 3 g;10 g。（3）片剂:0.55 g。

润肺膏

【药物组成】

润肺膏药物组成:莱阳梨清膏、炙黄芪、党参、川贝母、紫菀（蜜炙）、百部（蜜炙）。

【功能与主治】

润肺益气,止咳化痰。用于肺虚气弱所致久咳痰嗽,胸闷不畅,气喘自汗;慢性气管炎见上述证候者。

【临床应用】

咳嗽:久病迁延,肺虚气弱所致咳嗽声微,气短,胸闷,乏力,痰少不易咳出,气喘自汗,动则加重,舌淡,苔薄白,脉弱无力;慢性支气管炎、阻塞性肺气肿见上述证候者。

【用法与用量】

煎膏剂:口服或温开水冲服,一次 15 g, bid。

【不良反应】

尚不明确。

【禁忌证】

对本品过敏者。

【注意事项】

（1）忌辛辣、油腻食物。（2）过敏体质者慎用。（3）外感咳嗽,伴恶寒发热,头痛者不宜用。（4）适用于气虚咳嗽,其表现为咳嗽气短,咳声低弱,痰吐稀薄,自汗畏风,体虚乏力。（5）支气管扩张、肺脓疡、肺心病、肺结核、糖尿病应在医师指导下服用。（6）若出现寒热表现,或出现喘促气急者,或咳嗽加重,痰量明显增多应及时就医。（7）儿童须在成人监护下服。（8）用药 1 周病情无改善,应停药并及时就医。

【制剂与规格】

煎膏:每瓶装 250 g。

强力枇杷膏（露）

【药物组成】

强力枇杷膏（露）药物组成:枇杷叶、罂粟壳、百部、桑白皮、白前、桔梗、薄荷脑。

【功能与主治】

养阴敛肺,止咳祛痰。用于痰热伤肺所致久咳劳咳。

【临床应用】

咳嗽:痰热伤肺所致咳嗽经久不愈,胸闷气短,痰少而黄或干咳无痰,口干咽燥;急、慢性支气管炎见上述证候者。

【用法与用量】

煎膏剂:一次 20 g, tid。糖浆剂:一次 15 mL, tid。

【不良反应】

偶见荨麻疹。

【禁忌证】

对本品过敏者;儿童;妊娠期和哺乳期;运动员;糖尿病。

【注意事项】

(1)忌烟酒及辛辣、生冷、油腻食物。(2)外感咳嗽及痰浊壅盛慎用。(3)过敏体质者慎用。(4)不宜同服滋补性中药。(5)有支气管扩张、肺脓疡、肺心病、肺结核出现咳嗽时应及时就医。(6)应严格按剂量用法服用,年老体弱者应在医师指导下服用。(7)用药 3 d 症状无缓解应及时就医。(8)含罂粟壳,不宜久用。

【制剂与规格】

(1)煎膏剂(膏滋):每瓶装 180 g;240 g;300 g。(2)糖浆(露剂):每瓶装 100 mL;150 mL;250 mL;330 mL。

四、疏风清热

杏贝止咳颗粒

【药物组成】

杏贝止咳颗粒药物组成:麻黄(蜜炙)、苦杏仁、桔梗、前胡、浙贝母、百部、北沙参、木蝴蝶、甘草。

【功能与主治】

清宣肺气,止咳平喘,化痰。用于外感咳嗽属表寒里热证,症见微恶寒,发热,咳嗽,咯痰,痰稠质黏,口干苦,烦躁等。

【临床应用】

感冒:外感咳嗽的表寒里热证见上述证候者。

【用法与用量】

颗粒剂:温开水冲服,一次 1 袋, tid。疗程 7 d。

【不良反应】

尚不明确。

【禁忌证】

对本品过敏者。

【注意事项】

忌辛辣、生冷、油腻食物。

【制剂与规格】

颗粒：每袋装 4 g。

五、疏风宣肺

苏黄止咳胶囊

【药物组成】

苏黄止咳胶囊药物组成：麻黄、紫苏叶、地龙、蜜枇杷叶、炒紫苏子、蝉蜕、前胡、炒牛蒡子、五味子。

【功能与主治】

疏风宣肺、止咳利咽。用于风邪犯肺、肺气失宣所致的咳嗽，咽痒，痒时咳嗽，或呛咳阵作，气急，遇冷、异味等因素突发或加重，或夜卧晨起咳剧，多呈反复性发作，干咳无痰或少痰，舌苔薄白等。用于感冒后咳嗽，咳嗽反复发作及咳嗽变异型哮喘见上述证候者。

【临床应用】

感冒后咳嗽及咳嗽变异型哮喘见上述证候者。

【用法与用量】

胶囊：一次 3 粒，tid。疗程 7～14 d。

【不良反应】

偶见恶心、呕吐、胃部不适、便秘、咽干。

【禁忌证】

对本品过敏者；妊娠期。

【注意事项】

（1）忌辛辣刺激食物。（2）运动员、高血压、心脏病慎用。

【制剂与规格】

胶囊：0.45 g。

六、平喘剂

蛤蚧定喘丸（胶囊）

【药物组成】

蛤蚧定喘丸（胶囊）药物组成：蛤蚧、百合、紫苏子（炒）、苦杏仁（炒）、紫菀、瓜蒌子、麻黄、黄芩、黄连、煅石膏、鳖甲（醋制）、麦冬、甘草、石膏。

【功能与主治】

滋阴清肺，止咳平喘。用于肺肾两虚、阴虚肺热所致虚劳久咳，年老哮喘，气短烦热，胸满郁闷，自汗盗汗。

【临床应用】

喘证：因肺肾两虚、肾不纳气，痰热内阻所致气喘，动则尤甚，干咳少痰或无痰，自汗盗汗，不思饮食，舌质红、苔薄黄，脉细数；喘息型支气管炎、肺气肿见上述证候者。

咳嗽：因肺肾两虚、阴虚内热所致虚劳久咳，症见干咳无痰或痰少黏白，兼见喘息，动则尤甚，不思饮食，舌质红，苔薄黄，脉细数；慢性支气管炎见上述证候者。

【用法与用量】

大蜜丸：一次 9 g。小蜜丸：一次 9 g。胶囊：一次 3 粒。均 bid。

【不良反应】

尚不明确。

【禁忌证】

对本品过敏者；运动员。

【注意事项】

（1）忌辛辣、油腻食物。（2）本品用于虚劳咳喘，咳嗽新发者不宜用。（3）妊娠期、过敏体质者、儿童及脾胃虚寒者慎用。（4）哺乳期、高血压、心脏病、年老体弱及脾虚便溏者应在医师指导下服用。（5）体温超过 38.5 ℃，或出现喘促气急者，或咳嗽加重、痰量明显增多者应及时就医。（6）用药 3 d 症状无缓解应及时就医。

【制剂与规格】

（1）丸剂：大蜜丸：9 g。小蜜丸：每 60 丸重 9 g。（2）胶囊：0.5 g。

桂龙咳喘宁胶囊（片）

【药物组成】

桂龙咳喘宁胶囊（片）药物组成：桂枝、白芍、苦杏仁（炒）、瓜蒌皮、法半夏、龙骨、牡蛎、生姜、大枣、黄连、炙甘草。

【功能与主治】

止咳化痰，降气平喘。用于外感风寒、痰湿阻肺所致咳嗽，气喘，痰涎壅盛等症；急、慢性支气管炎见上述证候者。

【临床应用】

咳嗽：外感风寒，痰湿阻肺所致咳嗽，气喘，痰涎壅盛，苔白滑腻，脉浮滑；急、慢性支气管炎见上述证候者。

哮喘：外感风寒，痰湿阻肺，肺气上逆所致呼吸急促，痰涎壅盛，苔白滑腻，脉浮滑数；喘息型支气管炎、哮喘见上述证候者。

【用法与用量】

胶囊：一次 3 粒，tid。片剂：一次 5 片，tid。

【不良反应】

偶见心慌、胸闷、憋气、呼吸困难等过敏反应。

【禁忌证】

对本品过敏者。

【注意事项】

（1）忌烟酒及生冷、油腻食物。（2）不宜同服滋补性中药。（3）外感风热及过敏体质者慎用。（4）支气管扩张、肺脓疡、肺心病、肺结核咳嗽加重应及时就医。（5）高血压、心脏病、肝病、糖尿病、肾病等慢性病严重者，儿童、妊娠期和哺乳期、年老体弱者应在医师指导下服用。（6）发热超过 38.5 ℃，或出现喘促气急者，或咳嗽加重、痰量明显增多者应及时就医。（7）用药 3 d 症状无缓解应及时就医。

【制剂与规格】

（1）胶囊：0.5 g（相当于饮片 1.67 g）。（2）片剂：0.41 g。

‖ 第六节 开窍剂 ‖

一、清热开窍

安宫牛黄丸

【药物组成】

安宫牛黄丸药物组成：牛黄或人工牛黄、水牛角浓缩粉、麝香或人工麝香、黄连、黄芩、栀子、雄黄、冰片、郁金、朱砂、珍珠。

【功能与主治】

清热解毒,镇惊开窍。用于热病,邪入心包,高热惊厥,神昏谵语;中风昏迷及脑炎、脑膜炎、中毒性脑病、脑出血、败血症见上述证候者。其特点是:善能清解高热神昏之效,而无寒凉泄下之弊。

【临床应用】

神昏:因风温、春温、暑温疫毒,燔灼营血,内陷心包,风动痰生,上蒙清窍所致高热烦躁,神昏谵语,喉间痰鸣,惊厥抽搐,斑疹吐衄,舌绛苔焦,脉细数者;流行性脑脊髓膜炎、乙型脑炎、中毒性脑病、败血症见上述证候者。

中风:因痰火内盛,肝阳化火,风阳挟痰,上扰神明所致突然昏迷,不省人事,两拳固握,牙关紧闭,面赤气粗,口眼歪斜,喉间痰声漉漉,舌质红,苔黄腻,脉弦滑而数者;脑梗死、脑出血见上述证候者。

惊风:小儿因外感热病,热极生风,兼及痰热内盛,闭塞神明所致高热烦躁,头痛咳嗽,喉间痰鸣,神昏谵语,惊厥抽搐,舌红绛,苔焦黄,脉弦数者;流行性脑脊髓膜炎、乙型脑炎见上述证候者。

【用法与用量】

大蜜丸:(1)规格 1.5 g:成人,一次 2 丸,qd。儿童,3 岁以内 1/2 丸,4～6 岁 1 丸,qd,或遵医嘱。(2)规格 3 g:成人,一次 1 丸,qd。儿童,3 岁以内 1/4 丸,4～6 岁 1/2 丸,qd,或遵医嘱。高热神昏,中风昏迷等经鼻饲管给药。

【不良反应】

有过敏反应及汞中毒肾病的报道。

【禁忌证】

对本品过敏者;妊娠期。

【注意事项】

(1)忌生冷、油腻食物。(2)麝香芳香走窜,有损胎气,妊娠期忌用或尽量避免使用。(3)为热闭神昏所设,寒闭神昏不得使用。(4)中风脱证神昏,包括舌苔白腻、寒痰阻窍者不宜用。(5)含朱砂、雄黄有毒之物,不宜过量久服,神志清醒后当停用。肝、肾功能不全者慎用。(6)不可与硝酸盐、硫酸盐类同用。(7)治疗过程中若出现肢寒畏冷,面色苍白,冷汗不止,脉微欲绝,由闭证变为脱证时应立即停药。(8)服用前应除去蜡皮、塑料球壳及玻璃纸,不可整丸吞服。

【药物相互作用】

含有雄黄,与亚硝盐类、亚铁盐类可生成硫代砷酸盐,疗效下降。与硝酸盐、硫酸盐类同服,可使雄黄所含的硫化砷氧化,增加毒性。因此,不宜与硝酸盐、硫酸盐类同用。

【制剂与规格】

大蜜丸：1.5 g；3 g。

清开灵颗粒（胶囊、软胶囊、片、注射液）

【药物组成】

清开灵颗粒（胶囊、软胶囊、片、注射液）药物组成：胆酸、猪去氧胆酸、珍珠母、水牛角、栀子、板蓝根、黄芩苷、金银花。

【功能与主治】

口服剂型：清热解毒，镇静安神。用于外感风热湿毒、火毒内盛所致发热，高热不退，烦躁不安，咽喉肿痛，舌质红绛，苔黄，脉数者；上呼吸道感染、病毒性感冒、急性咽炎、急性气管炎、高热等属上述证候者。

注射剂：清热解毒，化瘀通络，醒神开窍。用于热病，高热，神昏，中风偏瘫，神志不清；急性病毒性肝炎、上呼吸道感染、肺炎、脑梗死、脑出血见上述证候者。

【临床应用】

口服制剂用于感冒：由外感风热之邪所致发热，微恶风或高热不退，烦躁不安，咳嗽痰黄，咽喉肿痛，大便秘结，小便短赤，舌红绛苔黄，脉浮数；上呼吸道感染见上述证候者。

乳蛾：由外感风热，肺胃热盛所致咽喉红肿，发热；急性化脓性扁桃体炎见上述证候者。

喉痹：由外感风热时毒、火热炽盛所致咽喉红肿疼痛，发热；急性咽炎见上述证候者。

咳嗽：由感受风热，肺失宣肃，痰热阻肺所致咳嗽，胸闷，痰多色黄；上呼吸道感染、急性气管炎见上述证候者。

注射剂用于外感高热：因感受温热邪毒所致高热，烦躁，口渴饮冷，胸闷咳喘，痰多色黄，甚至神昏谵语，四肢抽搐，角弓反张，或斑疹，吐衄，舌绛苔黄，脉数；上呼吸道感染、肺炎、流脑、乙脑见上述证候者。

中风：因热毒内盛，痰阻清窍所致突然昏倒，不省人事，半身不遂，口眼歪斜，言语不利，牙关紧闭，面赤气粗，舌苔黄腻，脉弦滑；脑梗死、脑出血见上述证候者。

急性肝炎：因肝胆热盛所致高热烦躁，胁痛，口苦，纳呆，腹胀，尿赤，便结，或见黄疸，舌红苔黄，脉弦数。

【用法与用量】

颗粒剂：一次1.5～3 g，一日2～3次。胶囊：一次2～4粒，一日2～3次。片剂：一次1～2片，tid。软胶囊：一次1～2粒，tid。3岁以上儿童酌减或遵医嘱。

注射剂：（1）轻症，一日2～4 mL肌注。（2）重症，一次20～40 mL加入10%葡萄糖溶液200 mL或0.9%氯化钠溶液100 mL中静滴，qd。滴速勿过快，成人40～60

滴／分，儿童 20～40 滴／分为宜。

【不良反应】

口服制剂少见皮疹和瘙痒。注射剂可有以下不良反应：(1)过敏反应，皮疹、面红、局部疼痛等，严重过敏反应包括过敏性休克、急性喉头水肿、过敏性哮喘、过敏性间质性肾炎。(2)少见头晕、头痛、胸闷等。(3)少见支气管痉挛、咳嗽、哮喘、呼吸困难、喉头发紧等。(4)少见惊厥、全身抽搐、嗜睡、喃喃自语、烦躁不安伴体温升高。(5)偶见恶心、呕吐、腹泻、急性小肠出血。(6)罕见血尿、肌损害、低血钾。

【禁忌证】

对本品过敏者；妊娠期；新生儿和婴幼儿。

【注意事项】

(1)忌烟酒及辛辣、生冷、油腻食物。(2)风寒感冒，有表证恶寒发热者，表现为恶寒重，发热轻，无汗，头痛，鼻塞，流清涕，喉痒咳嗽者不宜用。(3)久病体虚及便溏者不宜用。(4)高血压、心脏病、有药物过敏史及过敏体质者慎用。(5)注射剂沉淀或浑浊切勿使用，不可与其他药物混合。(6)用药 3 d 症状无缓解应及时就医。

【制剂与规格】

(1)颗粒（含糖型）：3 g（含黄芩苷 20 mg）。(2)胶囊：0.25 g（含黄芩苷 10 mg）。(3)软胶囊：0.2 g（含黄芩苷 10 mg）；0.4 g（含黄芩苷 20 mg）。(4)片剂：0.5 g（含黄芩苷 20 mg）。(5)注射液：2 mL；10 mL。

安脑丸（片）

【药物组成】

安脑丸（片）药物组成：人工牛黄、水牛角浓缩粉、猪胆粉、黄连、黄芩、栀子、朱砂、珍珠、珍珠母、雄黄、冰片、郁金、石膏、煅赭石、薄荷脑。

【功能与主治】

清热解毒，醒脑安神，豁痰开窍，镇惊熄风。用于高热神昏，烦躁谵语，抽搐惊厥，中风窍闭，头痛眩晕；高血压、脑中风见上述证候者。亦用于多种急性炎症伴有高热不退，神志昏迷等。

【临床应用】

中风：因风阳内动，挟痰走窜经络，经络不畅所致高热神昏，烦躁谵语，抽搐惊厥，口舌歪斜，舌强语謇，舌红苔黄，脉弦滑而数；脑卒中见上述证候者。

头痛：因痰热内蕴，肝阳偏亢，风热上扰，清窍不利所致。症见头痛，头胀，呈抽掣痛，甚则如裂，多伴有头晕，面红赤，咽喉肿痛，心烦易怒，失眠便秘，舌质红，苔薄黄；高血压见上述证候者。

惊风：小儿因外感热邪，热极生风，兼及痰热内盛，闭塞神明所致。症见高热烦躁，头痛咳嗽，喉间痰鸣，神昏谵妄，惊厥抽搐，舌绛红，苔焦黄，脉弦数；流行性脑脊髓膜炎、乙型脑炎见上述证候者。

【用法与用量】

大蜜丸：一次 1～2 丸，bid。小蜜丸：一次 3～6 g，bid。片剂：一次 4 片，一日 2～3 次。小儿酌减或遵医嘱。

【不良反应】

尚不明确。

【禁忌证】

对本品过敏者；妊娠期。

【注意事项】

（1）忌辛辣油腻食物。（2）肝肾功能不全者慎用。（3）中风脱证神昏，舌苔白腻，寒痰阻窍者不宜用。（4）高热神昏、中风神昏等，口服困难者可鼻饲给药。（5）含有朱砂、雄黄，不宜过量久服。（6）不可与硝酸盐、硫酸盐类同用。

【制剂与规格】

（1）丸剂：大蜜丸：3 g。小蜜丸：每 11 丸重 3 g。（2）片剂（薄膜衣）：0.5 g。

二、化痰开窍

苏合香丸

【药物组成】

苏合香丸药物组成：苏合香、安息香、人工麝香、冰片、沉香、檀香、木香、香附、乳香（制）、丁香、荜茇、白术、朱砂、水牛角浓缩粉、诃子肉。

【功能与主治】

芳香开窍，行气止痛。用于痰迷心窍所致痰厥昏迷，中风偏瘫，肢体不利，以及中暑、心胃气痛。

【临床应用】

中风寒闭：因痰湿蒙塞心神所致。症见神昏不语，痰涎壅盛，面色苍白或晦黯，四肢不温，肢体不用或松懈瘫软，舌质淡，舌苔白腻，脉沉缓或细滑；急性脑血管病见上述证候者。

中暑：因感受时行瘴疠、暑湿秽浊，蒙闭心包所致。症见突然神昏，不省人事，牙关紧闭，苔白，脉迟。

胸痹：因胸阳不振，痰瘀互阻，心脉不通所致。症见胸痛胸闷，气短喘促，舌质淡，舌苔白腻,脉滑;心绞痛见上述证候者。

腹痛:因寒湿凝滞,气机不畅所致。症见脘腹冷痛,面色苍白,四肢不温。

【用法与用量】

大蜜丸:一次3g,一日1~2次。水蜜丸:一次2.4g,一日1~2次。温开水送服。高热神昏,中风昏迷等经鼻饲管给药。

【不良反应】

皮疹、过敏性休克。

【禁忌证】

对本品过敏者;妊娠期。

【注意事项】

(1)忌辛辣、油腻食物。(2)热病、阳闭证、脱证者不宜用。(3)中风正气不足者慎用,或配合扶正中药。(4)本品香燥药味过多,易耗散正气,故不宜久服。(5)高热神昏,中风昏迷等应经鼻饲管给药。

【制剂与规格】

大蜜丸:3g。水蜜丸:2.4g。

礞石滚痰丸

【药物组成】

礞石滚痰丸药物组成:金礞石(煅)、黄芩、熟大黄、沉香。

【功能与主治】

降火逐痰。用于痰火扰心所致癫狂惊悸,或咳喘痰稠,大便秘结。

【临床应用】

癫狂:因痰火扰心所致语无伦次,狂躁奔走,或喃喃自语,神情呆滞,大便秘结,舌红,苔黄腻,脉弦滑;精神分裂症见上述证候者。

咳嗽:痰热壅肺所致咳嗽不止,痰稠色黄,胸闷憋气,腹胀,便秘,舌质红,舌苔黄厚腻,脉滑数或弦滑;急性支气管炎见上述证候者。

喘证:痰热内蕴,肺气不降所致喘促气急,胸闷气短,咳痰色黄,舌质红,舌苔黄厚腻,脉滑数或弦滑;喘息型支气管炎见上述证候者。

不寐:痰热扰心所致心烦不寐,急躁易怒,神思恍惚,大便秘结,舌质红,舌苔黄腻,脉滑数或弦滑;神经衰弱见上述证候者。

惊悸:肝郁化火,痰火扰心所致心中悸动,胆怯善惊,坐卧不安,大便秘结,舌质红,舌苔黄腻,脉滑数或弦滑;神经衰弱见上述证候者。

便秘：肠胃积热，痰热内蕴，脾气不通出现大便燥结，腹胀，腹痛，口干口苦，舌质红，苔黄腻或黄燥，脉弦滑有力。

【用法与用量】

水丸：口服，一次 6～12 g, qd。

【不良反应】

尚不明确。

【禁忌证】

对本品过敏者；妊娠期。

【注意事项】

（1）忌辛辣、油腻食物。（2）非痰热实证、体虚及小儿虚寒成惊者慎用。（3）癫狂重症应配合其他治疗方法。（4）本品药性峻猛，易耗损气血，须病除即止，切勿过量久用。

【制剂与规格】

水丸：每袋（瓶）装 6 g。

‖ 第七节　扶正剂 ‖

一、健脾益气

补中益气丸（颗粒）

【药物组成】

补中益气丸（颗粒）药物组成：炙黄芪、党参、白术（炒）、炙甘草、当归、陈皮、升麻、柴胡。

【功能与主治】

补中益气，升阳举陷。用于脾胃虚弱、中气下陷所致泄泻，脱肛，阴挺，症见体倦乏力，食少腹胀，便溏久泻，肛门下坠或脱肛，子宫脱垂。

【临床应用】

泄泻：因脾胃虚弱，中气下陷所致大便溏泻，或久泻不止，水谷不化，稍进油腻等不易消化之物，则排便次数增多，气短，肢倦乏力，纳差，脘腹胀闷不舒，面色萎黄，舌淡苔白，脉细弱；慢性肠炎、慢性结肠炎、功能性消化不良、胃肠功能紊乱等见上述证候者。

脱肛：因脾胃虚弱，中气下陷所致肛门下坠或脱出，劳累、增加腹压、咳嗽等均可脱出，伴面色苍白，唇淡，气短，倦怠乏力，腹胀腹痛，舌淡少苔，脉虚无力。

阴挺:因脾胃虚弱,中气下陷所致,自觉阴道有块状物脱出,阴道坠胀,活动或体力劳动时加重,白带增多,质稀色白;伴精神疲倦,面色苍白无华,四肢无力,心悸,气短,小腹下坠,舌淡苔薄白,脉细弱;子宫脱垂或阴道脱垂见上述证候者。

其他:胃下垂、消化性溃疡、结肠癌术后腹泻、支气管扩张缓解期、肺结核、心绞痛、缺血性脑血管病、低血压、头痛、眩晕等辨证属脾胃虚弱,中气下陷者。

【用法与用量】

大蜜丸:一次9 g。浓缩丸:一次8～10粒。水丸:一次6 g。颗粒剂:一次3～6 g。均一日2～3次。宜空腹或餐前服,亦可进餐时服。

【不良反应】

尚不明确。

【禁忌证】

对本品过敏者;阴虚内热者。

【注意事项】

(1)忌生冷、油腻及不易消化食物。(2)感冒发热不宜用,不宜与感冒药同时服用。(3)有恶寒发热表证时不宜用,阴虚内热者慎用。(4)高血压、心脏病、肝病、糖尿病、肾病等慢性病严重者,儿童、妊娠期和哺乳期应在医师指导下服用。(5)不宜同服藜芦及含有其成分的中成药。(6)用药4周症状无缓解应及时就医。

【制剂与规格】

(1)丸剂:大蜜丸:9 g。浓缩丸:每8丸相当于原生药3 g。水丸:每袋装6 g。(2)颗粒:每袋装3 g。

参苓白术散(丸、颗粒)

【药物组成】

参苓白术散(丸、颗粒)药物组成:人参、白术(炒)、茯苓、山药、莲子、白扁豆(炒)、薏苡仁(炒)、砂仁、桔梗、甘草。

【功能与主治】

补脾胃,益肺气。用于脾胃虚弱,食少便溏,气短咳嗽,水肿,肢倦乏力。

【临床应用】

泄泻:因脾胃气虚,运化失常所致。症见大便溏泻,饮食不消,或大便稀薄,次数增多,脘腹胀闷不舒,纳少,或咳嗽无力,痰白清稀,面色萎黄,肢倦乏力,甚则浮肿,舌淡苔白腻,脉濡弱;肠易激综合征、胃肠功能紊乱、慢性结肠炎、消化不良、放射性直肠炎等见上述证候者。

纳呆:因脾胃气虚,升降失司所致。症见厌食或拒食,纳呆腹胀,面色萎黄,乏力,自汗,精神较差,肌肉不实或形体羸瘦,大便溏薄或完谷不化,舌淡苔腻,脉细弱;小儿厌食症、消化不良、小儿缺锌症、神经性厌食等见上述证候者。

水肿:因脾肺气虚,运化失常,水湿内停所致。症见肢体浮肿,面色萎黄或面色虚浮,神疲乏力,食少纳呆,脘腹胀闷,大便溏薄,舌淡胖有齿痕,苔薄白或白腻,脉细弱;功能性水肿见上述证候者。

咳嗽:因脾肺气虚,夹湿生痰所致。症见咳嗽气短,痰白量多,咳声重浊,因痰而嗽,痰出咳平,进食甘甜油腻加重,胸闷脘痞,呕恶食少,体倦乏力,大便时溏,舌苔白腻,脉濡滑;急慢性支气管炎、慢性咽炎、哮喘、肺气肿、慢性肺心病、老年慢性呼吸道感染等见上述证候者。

【用法与用量】

宜餐前或进食时服。散剂:一次 6～9 g;水丸:一次 6 g;颗粒剂:一次 6 g。均 tid。

【不良反应】

尚不明确。

【禁忌证】

对本品过敏者;泄泻兼有大便不通畅,肛门有下坠感者忌服。

【注意事项】

(1)忌荤腥油腻食物,不宜饮茶和吃萝卜以免影响药效。(2)湿热内蕴所致泄泻、厌食、水肿及痰火咳嗽者不宜用。(3)不宜同服藜芦、五灵脂、皂荚及含有其成分的中药。(4)不宜和感冒类药同服。(5)高血压、心脏病、肾脏病、糖尿病等慢性病严重者,以及妊娠期和哺乳期、儿童应在医师指导下服用。(6)用药 2 周症状未改善应及时就医。

【制剂与规格】

(1)散剂:每袋装 3 g;6 g;9 g。(2)水丸:每袋装 6 g;9 g;12 g。每 100 丸重 6 g。(3)颗粒:每袋装 6 g。

肾衰宁胶囊(片、颗粒)

【药物组成】

肾衰宁胶囊(片、颗粒)药物组成:太子参、大黄、茯苓、法半夏、陈皮、黄连、丹参、红花、牛膝、甘草。

【功能与主治】

益气健脾,活血化瘀,通腑泄浊。用于脾胃气虚、浊瘀内阻、升降失调所致的水肿、肾劳、溺毒,症见面色萎黄,腰痛倦怠,恶心呕吐,食欲不振,小便不利,大便黏滞;慢性肾功能不全见上述证候者。

【临床应用】

水肿：因脾胃运化失常，水湿内停所致。症见面色萎黄，浮肿，腰以下肿甚，恶心，食欲不振，小便不利，大便黏滞，舌苔腻，脉细弱；慢性肾功能衰竭见上述证候者。

肾劳（溺毒）：因脾胃气虚，水湿内停，久聚成浊，气虚血滞，浊瘀内阻，升降失调所致。症见面色萎黄，倦怠乏力，恶心呕吐，食欲不振，小便短少，大便黏滞，腰膝酸软，下肢浮肿，舌苔腻，脉细弱；慢性肾功能衰竭见上述证候者。

【用法与用量】

胶囊：一次4～6粒，一日3～4次。片剂：一次4～6片，一日3～4次。颗粒剂：温开水冲服，一次1袋，一日3～4次。45 d为一疗程。小儿用量酌减。

【不良反应】

（1）常见恶心、呕吐、腹痛、腹泻、腹胀、大便次数增加、皮疹、瘙痒等。（2）偶见头晕、乏力、心悸等。

【禁忌证】

对本品过敏者；妊娠期；有出血症状者。

【注意事项】

（1）忌生冷、辛辣及不易消化食物。（2）脾胃虚寒、服药前大便次数超过4次、高钾血症、哺乳期及月经期妇女慎用。（3）慎用植物蛋白类食物，如豆类等相关食品。（4）服药期间大便每日2～3次为宜，超过4次者需减量用药。（5）含半夏，慎与乌头碱类药物合用。（6）不建议与其他含大黄制剂同用。

【制剂与规格】

（1）胶囊：0.35 g。（2）片剂：0.43 g（相当于饮片2.4 g）；0.36 g。（3）颗粒：每袋装5 g。

二、健脾和胃

香砂六君丸

【药物组成】

香砂六君丸药物组成：党参、白术（炒）、茯苓、陈皮、木香、姜半夏、砂仁、炙甘草。

【功能与主治】

益气健脾，和胃。用于脾虚气滞，消化不良，嗳气食少，脘腹胀痛，大便溏泄。

【临床应用】

胃痛：因脾胃气虚，胃气阻滞所致胃脘不适，疼痛胀闷，喜温喜按，劳累或受凉后发作或加重，泛吐清水，神疲乏力，胸闷嗳气，食少纳呆，大便溏泻，舌淡苔白，脉细弱；

急、慢性胃炎，消化性溃疡见上述证候者。

痞满：因脾胃气虚，健运失职，胃气阻滞，升降失司所致。脘腹满闷，时轻时重，喜温喜按，胸胁胀满，嗳腐吞酸，恶心呕吐，食少便溏，少气懒言，舌淡红，苔白腻，脉细弱；功能性腹胀见上述证候者。

泄泻：因脾虚失运，清浊不分所致。大便溏泻，迁延反复，食少，食后脘闷不舒，稍进油腻则排便次数明显增多，大便中夹有未消化食物，面色萎黄，脘腹胀闷不舒，神疲倦怠，舌质淡，苔白，脉细；慢性消化不良见上述证候者。

【用法与用量】

水丸：一次 6～9 g，一日 2～3 次。浓缩丸：一次 12 丸，tid。

【不良反应】

尚不明确。

【禁忌证】

对本品过敏者。

【注意事项】

（1）清淡饮食，忌酒，忌生冷、油腻、辛辣刺激食物。（2）阴虚内热胃痛、湿热痞满、泄泻者慎用。（3）口干、舌少津、大便干燥者不宜用。（4）急性胃肠炎，表现恶心、呕吐、大便水泻频频，脘腹作痛不宜用。（5）高血压、心脏病、肝病、糖尿病、肾病等慢性病严重者，以及儿童、妊娠期和哺乳期、年老体弱者应在医师指导下服用。（6）用药 3 d 症状无缓解应及时就医。

【制剂与规格】

水丸：每袋装 6 g；9 g。每 100 粒重 6 g。浓缩丸：每 8 丸相当于原生药 3 g。

安胃疡胶囊

【药物组成】

安胃疡胶囊药物组成：甘草黄酮类化合物。

【功能与主治】

补中益气，解毒生肌。主治消化性溃疡，对虚寒型和气滞型疗效较好，并用于溃疡愈合后的维持治疗。

【临床应用】

保护和修复胃黏膜：幽门螺杆菌感染、服用阿司匹林等非甾体抗炎药、乙醇刺激、胃食管反流等所致黏膜损伤，症见反酸、上腹疼痛，胃镜检查见胃黏膜色泽潮红、充血水肿，或有出血点和糜烂，或黏液糊、呈黄色等。

消化性溃疡：（1）虚寒型消化性溃疡，因胃阳不足、中焦虚寒所致。症见胃脘隐痛、喜暖喜按，每遇寒冷或劳累易发作或加重，空腹病重，得食痛减，食后腹胀，怠倦乏力，神疲懒言，畏寒肢冷，大便溏薄，呕吐清涎，舌质淡嫩、边有齿印，苔薄白，脉沉细或迟。（2）气滞型消化性溃疡，因肝胃不和、肝郁气滞所致。症见胃脘胀痛，两肋胀闷，遇情志不遂则加重，嗳气或矢气则舒，善怒而太息，胸闷食少，泛吐酸水，口苦，眩晕，舌苔薄白、脉弦。

胃炎：急、慢性胃炎，浅表性胃炎，糜烂性胃炎，功能性消化不良。因肝胃不和、胃失和降、胃黏膜受损症见胃脘隐痛，食后胀闷、痞满，嗳气，嘈杂泛酸，纳呆少食。

解痉和镇痛：对乙酰胆碱、组胺所致胃肠平滑肌痉挛性收缩有解痉作用，与芍药苷的解痉作用有协同效应。

【用法与用量】

胶囊：一次 2 粒，qid，分别于三餐后和睡前服，8 周为一疗程。疗程结束后可一次 2 粒，tid，于三餐后服，用以巩固疗效。

【不良反应】

尚不明确。

【禁忌证】

对本品过敏者。

【注意事项】

戒酒，忌生冷、辛辣等刺激食物。

【制剂与规格】

胶囊：每粒含黄酮类化合物 0.2 g。

益气和胃胶囊

【药物组成】

益气和胃胶囊药物组成：黄芪（蜜炙）、丹参、党参、黄芩、枳壳（炒）、白芍（炒）、白术（麸炒）、仙鹤草、甘草（蜜炙）、檀香。

【功能与主治】

健脾和胃，通络止痛。用于慢性非萎缩性胃炎脾胃虚弱兼胃热瘀阻证，症见胃脘痞满胀痛，食少纳呆，大便溏薄，体倦乏力，舌淡苔薄黄，脉细。

【临床应用】

慢性非萎缩性胃炎：脾胃虚弱兼胃热瘀阻证见上述证候者。

【用法与用量】

口服胶囊：一次 4 粒，tid。

【不良反应】

尚不明确。

【禁忌证】

对本品过敏者。

【注意事项】

（1）忌酒及辛辣、生冷、油腻食物。（2）忌愤怒、忧郁，保持心情舒畅。（3）过敏体质者慎用。（4）年老体弱，高血压、心脏病、肝病、糖尿病、肾病等慢性病严重者，应在医师指导下服用。（5）儿童、妊娠期和哺乳期用药的安全性尚不明确。（6）用药 4 周症状无缓解应及时就医。

【制剂与规格】

胶囊：0.5 g。

摩罗丹

【药物组成】

摩罗丹药物组成：百合、茯苓、白术（麸炒）、延胡索（蜜炙）、乌药、鸡内金、川芎、蒲黄、当归、白芍、麦冬、石斛、玄参、三七、地榆、九节菖蒲、茵陈、泽泻。

【功能与主治】

和胃降逆，健脾消胀，通络定痛。用于慢性萎缩性胃炎，症见胃疼，胀满，痞闷，纳呆，嗳气等。

【临床应用】

胃痛：脾胃虚弱，气滞血瘀所致的胃部刺痛，夜间痛甚，纳呆腹胀，舌质黯红或有瘀斑；慢性萎缩性胃炎见上述证候者。

痞满：脾胃虚弱，健运失职所致胃部胀满，餐后加重，脘胁痞闷，纳呆嗳气；慢性萎缩性胃炎见上述证候者。

【用法与用量】

嚼服，忌整丸吞服，餐前用米汤或温开水送下。大蜜丸：一次 1～2 丸，tid。小蜜丸：一次 1～2 袋（55～110 粒），tid。浓缩丸：一次 8 丸，tid；重症可一次 16 丸，tid。

【不良反应】

尚不明确。

【禁忌证】

对本品过敏者。

【注意事项】

（1）忌烟酒及辛辣、生冷、油腻食物。（2）湿热中阻证胃痛、痞满者慎用。（3）妊娠期、过敏体质者慎用。（4）儿童、哺乳期、年老体弱，以及高血压、心脏病、肝病、糖尿病、肾病等慢性病严重者应在医师指导下服用。（5）服药3 d症状未缓解，应去就医。

【制剂与规格】

大蜜丸：9 g。小蜜丸：每袋装55粒（重约9 g）。浓缩丸：每16丸重1.84 g（相当于生药材4.5 g）。

三、健脾养血

归脾丸（合剂）

【药物组成】

归脾丸（合剂）药物组成：炙黄芪、龙眼肉、党参、白术（炒）、当归、茯苓、酸枣仁（炒）、远志（制）、木香、炙甘草。

【功能与主治】

益气健脾，养血安神。用于心脾两虚，气短心悸，失眠多梦，头昏头晕，肢倦乏力，食欲不振，崩漏便血。

【临床应用】

心脾两虚证：因思虑过度，劳伤心脾，气血两虚所致气短懒言，失眠多梦，健忘，头晕头昏，肢倦乏力，精神疲惫，食欲不振，大便溏薄，舌淡苔白，脉细弱；慢性疲劳综合征见上述证候者。

心悸：因心脾两虚，心失所养所致心慌不安，失眠健忘，神疲食少，面色萎黄，舌淡苔白，脉细弱；贫血、神经衰弱见上述证候者。

失眠：因心脾两虚，心神失养所致失眠多梦，健忘，纳呆食少，肢倦乏力，精神委靡，舌淡苔白，脉细弱；神经衰弱见上述证候者。

眩晕：因气血虚弱，脑失所养所致头晕头昏，心悸少寐，神疲乏力，食少纳呆，面色萎黄，舌淡苔白，脉细弱；贫血见上述证候者。

崩漏：因脾虚气弱不能统血所致妇女经血非时而下，淋漓不断，甚或血流如涌，色淡质清，神疲体倦，面色萎黄，舌淡苔白，脉细弱；功能失调性子宫出血见上述证候者。

便血：因脾虚气弱不能统血，血溢肠内所致便血，血色紫黯，甚至色黑，肢体倦怠，食欲不振，面色萎黄，舌淡苔白，脉细弱；消化性溃疡出血见上述证候者。

【用法与用量】

丸剂用温开水或生姜汤餐前送服。大蜜丸：一次9 g, bid。小蜜丸：一次9 g, bid。水蜜丸：一次6 g, 一日2～3次。浓缩丸：一次8～10丸, tid。合剂：一次10～20 mL, tid。

【不良反应】

尚不明确。

【禁忌证】

对本品过敏者。

【注意事项】

（1）忌辛辣、生冷、油腻食物。（2）外感或实热内盛者、阴虚火旺者不宜用。（3）高血压、心脏病、肝病、糖尿病、肾病等慢性病严重者应在医师指导下服用。

【制剂与规格】

（1）丸剂：大蜜丸：9 g。小蜜丸：每袋装 9 g；每瓶装 120 g。水蜜丸：每袋装 6 g；每瓶装 60 g。浓缩丸：每 8 丸相当于原生药 3 g。（2）合剂：10 mL；100 mL。

健脾生血颗粒(片)

【药物组成】

健脾生血颗粒(片)药物组成：党参、黄芪、茯苓、白术(炒)、山药、南五味子(醋制)、山麦冬、龟甲(醋制)、大枣、鸡内金(炒)、龙骨、牡蛎(煅)、甘草、硫酸亚铁。

【功能与主治】

健脾和胃，养血安神。用于脾胃虚弱及心脾两虚型所致血虚症，症见面色萎黄或无华，食少纳呆，腹胀脘闷，大便不调，烦躁多汗，倦怠乏力，舌胖色淡，苔薄白，脉细弱等。缺铁性贫血见上述证候者。

【临床应用】

血虚证：小儿因厌食或肠道寄生虫病，脾胃受损，气血生化乏源所致。症见倦怠乏力，气短语低，面色萎黄或苍白，唇甲色淡，心悸不宁，烦躁，多汗，苔薄白，舌质淡，脉细弱；缺铁性贫血见上述证候者。

其他：儿童高铅血症，孕妇缺铁性贫血。

【用法与用量】

颗粒剂：饭后用温开水冲服。每次用量：< 1 岁 2.5 g；1～3 岁 5 g；3～5 岁 7.5 g；5～12 岁 10 g；成人 15 g。均 tid。4 周为一疗程。

片剂：每次用量：< 1 岁 1/2 片；1～3 岁 1 片；3～5 岁 1.5 片；5～12 岁 2 片；成人 3 片。均 tid。4 周为一疗程。

【不良反应】

少见牙齿颜色变黑、食欲下降、恶心、呕吐、轻度腹泻。可自行缓解，停药后消失。

【禁忌证】

对本品过敏者；非缺铁性贫血如珠蛋白生成障碍性贫血。

【注意事项】

（1）忌油腻、辛辣食物。（2）忌饮茶,勿与含鞣酸类药合用。（3）改善饮食,加强营养,合理添加蛋白质、绿色蔬菜和水果。

【制剂与规格】

（1）颗粒:每袋装 5 g。（2）片剂:0.6 g。每袋（片）含硫酸亚铁 100 mg,维生素 C 50 mg。

四、滋阴补肾

六味地黄丸（颗粒、胶囊）

【药物组成】

六味地黄丸（颗粒、胶囊）药物组成:熟地黄、山茱萸（酒制）、山药、泽泻、茯苓、牡丹皮。

【功能与主治】

滋阴补肾。用于肾阴亏损,头晕耳鸣,腰膝酸软,骨蒸潮热,盗汗遗精,消渴。

【临床应用】

肾阴虚证:因久病伤肾,或禀赋不足,或房事过度,或过服温燥竭阴之品,所致肾阴亏损,症见腰膝酸软无力,眩晕,耳鸣,形体消瘦,潮热,盗汗,口燥咽干。

眩晕:因先天肾阴不充,或年老肾亏,或久病伤肾,或房劳精耗,以致脑髓空虚而见头晕目眩,视物昏花,神疲乏力,腰酸腿软,耳鸣;高血压见上述证候者。

耳鸣:因年老肾中精气不足,或欲念妄动,以致肾阴亏耗,耳窍失养而见耳鸣,眩晕,腰膝酸软;神经性耳鸣见上述证候者。

潮热:因素体阴虚,或病久伤肾,或误用、滥用温燥药物等,导致阴精亏虚,阴衰则阳盛,水不制火而见午后潮热,骨蒸劳热,手足心热,烦躁,口燥咽干,腰膝酸软。

盗汗:因烦劳过度,或亡血失精,或邪热耗阴,阴精亏虚,虚火内生,阴津被扰,不能内藏而外泄,以致寐中汗出,醒后自止,五心烦热,两颧色红,口渴咽干。

遗精:因恣情纵欲,房事劳伤,或禀赋不足,或手淫过度,肾精不藏所致遗精,并伴头晕,耳鸣,腰膝酸软;性功能障碍见上述证候者。

消渴:因素体阴虚,或热病伤阴,或劳欲过度导致阴虚燥热,症见口渴多饮,口干舌燥,尿频量多,形体消瘦;2 型糖尿病见上述证候者。

【用法与用量】

大蜜丸:一次 9 g。小蜜丸:一次 9 g。水蜜丸:一次 6 g。浓缩丸:一次 8 丸。颗粒剂:温开水冲服,一次 5 g。胶囊:规格 0.3 g:一次 2 粒;规格 0.5 g:一次 1 粒。浓缩丸 tid,其他均 bid。

【不良反应】

尚不明确。

【禁忌证】

对本品过敏者。

【注意事项】

（1）忌辛辣、不易消化食物。（2）体实及阳虚者不宜用。（3）脾虚、气滞、食少纳呆者慎用。（4）不宜与感冒药同服。（5）出现食欲不振，胃脘不适，大便稀，腹痛等症状时应及时就医。（6）妊娠期、小儿应在医师指导下服用。（7）用药2周症状未改善应及时就医。

【制剂与规格】

（1）丸剂：大蜜丸：9 g。小蜜丸：每袋装 9 g；每瓶装 120 g。水蜜丸：每袋装 6 g；每瓶装 60 g。浓缩丸：每 8 丸重 1.44 g（每 8 丸相当于饮片 3 g）。（2）颗粒：每袋装 5 g。（3）胶囊：0.3 g；0.5 g。

五、滋阴降火

知柏地黄丸

【药物组成】

知柏地黄丸药物组成：熟地黄、山茱萸（制）、山药、知母、黄柏、茯苓、泽泻、牡丹皮。

【功能与主治】

滋阴降火。用于阴虚火旺，潮热盗汗，口干咽痛，耳鸣遗精，小便短赤。

【临床应用】

阴虚火旺证：因先天阴液亏虚，或误用、过用温燥药物等，阴液亏耗，虚火内扰所致形体消瘦，潮热，盗汗，两颧发红，五心烦热，咽干口燥，腰膝酸软，小便短赤。

阴虚发热：因素体阴虚，或热病日久，耗伤阴液，或误用、过用温燥药物等，导致阴精亏虚，阴衰则阳盛，水不制火而见午后潮热，骨蒸劳热，夜间发热，手足心热，烦躁。

盗汗：因烦劳过度，或亡血失精，或邪热耗阴，以致阴精亏虚，虚火内生，阴津被扰，不能自藏而外泄，症见寐中汗出，醒后自止，五心烦热或潮热，两颧色红，口渴咽干。

慢喉痹：因素体阴虚或热伤津液，虚火上炎，熏灼咽喉所致咽干不适，灼热，隐痛，咽痒干咳，有异物感，腰膝酸软，五心烦热；慢性咽炎见上述证候者。

耳鸣：因年老肾中精气不足，或房事不节，以致肾阴亏耗，耳窍失养而见耳鸣，眩晕，腰膝酸软；神经性耳鸣见上述证候者。

遗精:因房事过度,恣情纵欲,或妄想不遂,扰动精室所致遗精,头晕,耳鸣,腰膝酸软,精神委靡;性功能障碍见上述证候者。

【用法与用量】

大蜜丸:一次 9 g。小蜜丸:一次 9 g。水蜜丸:一次 6 g。浓缩丸:一次 8 丸。均 bid。

【不良反应】

尚不明确。

【禁忌证】

对本品过敏者。

【注意事项】

(1)忌辛辣、油腻及不易消化食物。(2)虚寒性病证不宜用,其表现为怕冷、手足凉、喜热饮。(3)气虚发热及实证者、感冒发热不宜用。(4)脾虚便溏、气滞中满、消化不良者不宜用。(5)过敏体质者慎用。(6)高血压、心脏病、肝病、糖尿病、肾病等慢性病严重者,儿童、妊娠期和哺乳期应在医师指导下服用。(7)用药 4 周症状无缓解应及时就医。

【制剂与规格】

大蜜丸:9 g。小蜜丸:每袋装 9 g。水蜜丸:每袋装 6 g;每瓶装 60 g。浓缩丸:每 10 丸重 1.7 g;每 8 丸相当于原生药 3 g。

六、滋肾养肝

杞菊地黄丸(胶囊、片)

【药物组成】

杞菊地黄丸(胶囊、片)药物组成:熟地黄、山茱萸(制)、山药、枸杞子、菊花、茯苓、泽泻、牡丹皮。

【功能与主治】

滋肾养肝。用于肝肾阴亏,眩晕耳鸣,羞明畏光,迎风流泪,视物昏花。

【临床应用】

眩晕:因肝肾不足,阴血亏虚所致。症见头目眩晕,腰酸腰痛,口燥咽干,周身乏力;原发性高血压见上述证候者。

圆翳内障:因肝肾不足,阴血亏虚所致。症见视力缓慢下降,视物昏花,晶珠轻度混浊;老年性白内障初期见上述证候者。

青盲:因肝肾不足,阴血亏虚所致。症见视物不清,不能久视;视神经萎缩见上述证候者。

目涩症：因肝肾不足，阴虚所致。症见双目干涩，羞明畏光；干眼症见上述证候者。

耳聋：因肝肾不足所致。症见耳鸣、耳聋，伴有腰酸腰痛，口干咽燥，潮热，盗汗。

【用法与用量】

大蜜丸：一次 9 g, bid。小蜜丸：一次 9 g, bid。水蜜丸：一次 6 g, bid。浓缩丸：一次 8 丸, tid。胶囊：一次 5～6 粒, tid。片剂：一次 3～4 片, tid。

【不良反应】

偶见眩晕、耳鸣及皮疹。

【禁忌证】

对本品过敏者。

【注意事项】

（1）忌酸冷及不易消化食物。（2）实火亢盛所致头晕、耳鸣者不宜用。（3）脾胃虚寒，大便稀溏者慎用。（4）高血压、心脏病、肝病、糖尿病、肾病等慢性病严重者，儿童、妊娠期和哺乳期应在医师指导下服用。（5）用药 4 周症状无缓解应及时就医。

【制剂与规格】

（1）大蜜丸：9 g。小蜜丸：每袋装 9 g；每瓶装 60 g；120 g。水蜜丸：每袋装 6 g；每瓶装 60 g。浓缩丸：每 8 丸相当原生药 3 g。（2）胶囊：0.3 g。（3）片剂（糖衣，片芯重）：0.3 g。

生血宝合剂（颗粒）

【药物组成】

生血宝合剂（颗粒）药物组成：何首乌（制）、黄芪、女贞子、桑椹、墨旱莲、白芍、狗脊。

【功能与主治】

滋补肝肾，益气生血。用于肝肾不足、气血两虚所致神疲乏力，腰膝酸软、头晕耳鸣，心悸气短，失眠，咽干，纳差食少；放化疗所致白细胞减少、缺铁性贫血见上述证候者。

【临床应用】

肝肾不足、气血两虚证：因体质虚弱，或病久失养，或劳累过度，或房事不节，以致肝肾不足，气血两虚而见神疲乏力，气短懒言，纳差食少，口燥咽干，腰膝酸软；放化疗所致白细胞减少，缺铁性贫血见上述证候者。

眩晕：因先天不足，或年老体亏，或久病伤身，或劳伤过度，以致肝肾不足，气血亏虚，清窍失养而见眩晕，耳鸣，面色无华，精神委靡，腰膝酸软；缺铁性贫血、高血压见上述证候者。

耳鸣:因年老体弱,或房事不节,或劳倦伤脾,以致肝肾亏耗,气血两虚而见耳鸣,目眩,腰膝酸软,食少纳呆;神经性耳聋见上述证候者。

心悸:因禀赋不足,或饮食劳倦,或思虑过度,或年高体迈,以致肝肾不足,气血亏虚,心失所养,症见心慌不安,气短,头晕,乏力,腰膝酸软;贫血、功能性心律失常见上述证候者。

失眠:因房劳过度,或久病年迈,以致肝肾亏损,气血不足,心神失养,症见失眠,神疲食少,头目晕眩,耳鸣;神经衰弱见上述证候者。

【用法与用量】

合剂:一次 15 mL, tid。颗粒剂:温开水冲服,一次 8 g,一日 2～3 次。

【不良反应】

尚不明确。

【禁忌证】

对本品过敏者。

【注意事项】

(1)忌辛辣、油腻、生冷食物。(2)用于失眠时,睡前忌吸烟,忌饮酒、饮茶和咖啡。(3)体实及阳虚者慎用。(4)感冒者慎用。(5)脘腹痞满、痰多湿盛者慎用。

【制剂与规格】

(1)合剂:100 mL。(2)颗粒:每袋装 4 g;8 g。

七、补肺益肾

百令胶囊(片)

【药物组成】

百令胶囊(片)药物组成:发酵冬虫夏草菌粉。

【功能与主治】

补肺肾,益精气。用于肺肾两虚引起的咳嗽,气喘,咯血,腰背酸痛,面目虚浮,夜尿清长;慢性支气管炎、慢性肾功能不全的辅助治疗。

【临床应用】

咳嗽:肺肾两虚所致的咳嗽无力,久咳不已,腰膝酸软,自汗,盗汗;慢性支气管炎见上述证候者。

喘证:肺肾两虚所致的咳声低微,喘促气短,动则益甚,痰少或痰白而黏,盗汗,神疲乏力,腰膝酸软,舌淡嫩,苔白,脉弱;喘息性支气管炎见上述证候者。

肾劳：肺肾两虚所致的气短乏力，多尿，尿液清长或夜尿反多，泡沫尿，腰膝酸软，面目虚浮，舌淡，苔白，尺脉弱，沉或细；慢性肾功能不全见上述证候者。

其他：用于慢性阻塞性肺疾病，糖尿病肾病，狼疮性肾炎，慢性乙型肝炎。

【用法与用量】

胶囊：规格 0.2 g：一次 5～15 粒；规格 0.5 g：一次 2～6 粒。慢性肾功能不全：规格 0.2 g：一次 10 粒；规格 0.5 g：一次 4 粒。片剂：一次 2 片。均 tid，餐前口服。8 周为一疗程。

【不良反应】

少见咽部不适。偶见寒战、高热、药疹等过敏反应。

【禁忌证】

对本品过敏者。

【注意事项】

（1）忌辛辣、生冷、油腻食物。（2）外感实证咳喘者不宜服用，过敏体质者慎用。（3）高血压、心脏病、肝病、糖尿病、肾病等慢性病严重者，儿童、妊娠期和哺乳期应在医师指导下服用。（4）服药 4 周症状无缓解应就医。

【制剂与规格】

（1）胶囊：0.2 g；0.5 g。（2）片剂：0.45 g（相当于发酵冬虫夏草菌粉 0.2 g）；0.44 g。

金水宝胶囊（片）

【药物组成】

金水宝胶囊（片）药物组成：发酵虫草菌粉。

【功能与主治】

补益肺肾、秘精益气。用于肺肾两虚，精气不足，久咳虚喘，神疲乏力，不寐健忘，腰膝酸软，月经不调，阳痿早泄；慢性支气管炎、慢性肾功能不全、高脂血症、肝硬化见上述证候者。

【临床应用】

咳嗽：肺肾两虚，精气不足所致。症见咳嗽无力，久咳不已，自汗，盗汗；慢性支气管炎见上述证候者。

喘证：久病肺肾两虚，精气不足所致。症见久咳，虚喘，气短，盗汗，神疲乏力，腰膝酸软，痰少或痰白而黏，舌淡嫩，苔白，脉弱；喘息性支气管炎见上述证候者。

阳痿、早泄：因肾中精气不足所致。症见腰膝酸软，神疲畏寒，气短乏力，阳事不举，早泄；性功能低下见上述证候者。

肺肾两虚、精气不足证：症见腰膝酸软，头晕目眩，胸闷气短，神疲乏力，甚则肢体浮肿,夜尿频数,胁肋胀痛,胸脘满闷;慢性肾功能不全、高脂血症、肝硬化见上述证候者。

【用法与用量】

胶囊:一次 3 粒。片剂:规格 0.42 g:一次 3 片;规格 0.75 g:一次 2 片。均 tid。用于慢性肾功能不全者,剂量加倍。

【不良反应】

尚不明确。

【禁忌证】

对本品过敏者。

【注意事项】

(1)忌辛辣、不易消化食物。(2)外感实证咳喘者不宜服用,过敏体质者慎用。(3)高血压、心脏病、肝病、糖尿病、肾病等慢性病严重者,儿童、妊娠期和哺乳期应在医师指导下服用。(4)服药 4 周症状无缓解应就医。

【制剂与规格】

(1)胶囊:0.33 g。(2)片剂:0.42 g(含发酵虫草菌粉 0.25 g);0.75 g(含发酵虫草菌粉 0.5 g)。

八、温补肾阳

金匮肾气丸(片)

【药物组成】

金匮肾气丸(片)药物组成:附子(制)、桂枝、牛膝、地黄、山茱萸(酒炙)、山药、牡丹皮、泽泻、茯苓、车前子(盐炙)。

【功能与主治】

温补肾阳,化气行水。用于肾虚水肿,腰膝酸软,小便不利,畏寒肢冷。

【临床应用】

水肿:由肾阳衰弱,气化不利所致。症见面浮身肿,腰以下尤甚,按之凹陷不起,心悸,气促,畏寒神疲,腰部酸胀,小便不利,舌淡,脉沉细;慢性肾炎见上述证候者。

腰痛:由肾阳亏虚,腰府失养所致。症见腰膝酸软,畏寒,四肢欠温,少气乏力,夜尿频多,舌淡,脉沉细;腰肌劳损见上述证候者。

喘证:由肾阳不足,摄纳无权所致。症见喘促日久,气息短促,呼多吸少,动则喘甚,气不得续,咳嗽时轻时重,常因咳甚而尿出,或尿后余沥,面青肢冷,脉微细或沉弱;慢性支气管炎见上述证候者。

【用法与用量】

大蜜丸：一次6 g。水蜜丸：一次4～5 g。片剂：一次4片。均bid，餐前或进食时服。

【不良反应】

偶见荨麻疹、心动过缓、胃酸增多。

【禁忌证】

对本品过敏者；妊娠期。

【注意事项】

（1）忌房欲、气恼，宜清淡、低盐饮食，忌生冷食物。（2）湿热壅盛，风水泛溢水肿者不宜用。（3）不宜和外感药同时服。（4）不宜同服赤石脂及其制剂。（5）有口干舌燥，烦躁气急，便干尿黄症状的糖尿病、慢性肾炎、高血压、心脏病不宜用。（6）含附子，不可过服久服。（7）用药2周症状无改善或出现食欲不振，头痛，胃脘不适等应及时就医。

【制剂与规格】

（1）丸剂：大蜜丸：6 g。水蜜丸：每100粒重20 g。（2）片剂（糖衣，薄膜衣）：0.27 g。

四神丸（片）

【药物组成】

四神丸（片）药物组成：补骨脂（盐炒）、肉豆蔻（煨）、吴茱萸（制）、五味子（醋制）、大枣（去核）。

【功能与主治】

温肾散寒，涩肠止泻。用于肾阳不足所致泄泻，症见肠鸣腹胀，五更溏泻，食少不化，久泻不止，面黄肢冷。

【临床应用】

泄泻：因肾阳不足，阴寒内盛，伤及脾阳所致肠鸣腹胀，五更溏泄，久泻不止，食少不化，面黄，肢冷；慢性结肠炎、肠易激综合征见上述证候者。

【用法与用量】

水丸：一次9 g，一日1～2次。片剂：一次4片，bid。

【不良反应】

尚不明确。

【禁忌证】

对本品过敏者；实热泄泻、腹痛者。

【注意事项】

忌生冷、油腻食物。湿热痢疾、湿热泄泻者不宜用。

【制剂与规格】

（1）水丸：每袋装9g。（2）片剂：0.3g（薄膜衣）；0.6g（糖衣）。

济生肾气丸

【药物组成】

济生肾气丸药物组成：肉桂、附子（制）、牛膝、熟地黄、山茱萸（制）、山药、茯苓、泽泻、车前子、牡丹皮。

【功能与主治】

温肾化气,利水消肿。用于肾阳不足、水湿内停所致肾虚水肿,腰膝酸重,小便不利,痰饮咳喘。

【临床应用】

水肿：由肾阳衰弱,气化不利所致。症见面浮身肿,腰以下尤甚,按之凹陷不起,心悸,气促,畏寒,神疲,腰部酸胀,小便不利,舌淡,脉沉细；慢性肾炎见上述证候者。

腰痛：由肾阴亏虚,腰腹失养所致。症见腰膝酸软,畏寒,四肢欠温,少气乏力,夜尿频多,舌淡,脉沉细；腰肌劳损见上述证候者。

喘咳：由肾阳不足,摄纳无权所致。症见喘促日久,气息短促,呼多吸少,动则喘甚,气不得续,咳嗽时轻时重,常因咳甚而尿出,或尿后余沥,脉微细或沉弱；慢性支气管炎见上述证候者。

【用法与用量】

大蜜丸：一次9g,bid。水蜜丸：一次6g,bid。

【不良反应】

偶见恶心等消化道症状,减量可消失。

【禁忌证】

对本品过敏者；妊娠期。

【注意事项】

（1）低盐清淡饮食,忌烟酒。（2）过敏体质者慎用。（3）湿热壅盛、风水泛滥水肿者慎用。（4）防止感染,避免过度劳累。（5）避免感受风寒,注意劳逸适度。（6）勤作松弛腰部肌体操,不可强力负重或负重久行。（7）年老体弱者应在医师指导下服用。（8）不可过量久服。

【药物相互作用】

（1）本品含钾量高,与留钾利尿药螺内酯、氨苯蝶啶合用,应注意防止高钾血症。

（2）避免与磺胺类药同时服。（3）含肉桂，忌与含赤石脂的药物同用。（4）含附子，忌与半夏、瓜蒌、贝母、白蔹、白芨及其所含成分的药物同用。

【制剂与规格】

大蜜丸：9g。水蜜丸：每袋装6g。

九、气血双补

八珍丸（颗粒、胶囊）

【药物组成】

八珍丸（颗粒、胶囊）药物组成：熟地黄、党参、当归、白芍（炒）、白术（炒）、茯苓、川芎、炙甘草。

【功能与主治】

补气益血。用于气血两虚，面色萎黄，食欲不振，四肢乏力，月经过多。

【临床应用】

气血两虚证：因素体虚弱，或久病不愈，或劳伤过度，以致气虚不能生血或血虚无以化气，气血两虚，症见面色萎黄不华，食欲不振，四肢乏力，精神恍惚，少气懒言，口唇指甲淡白；贫血见上述证候者。

月经过多：因禀赋不足，或过劳久思，或大病久病，以致损伤脾气，冲任不固，血失统摄，症见月经量多，色淡红，质清稀，小腹空坠，面色苍白，神疲体倦，气短懒言。

【用法与用量】

大蜜丸：一次9g。水蜜丸：一次6g。浓缩丸：一次8丸。颗粒剂：温开水冲服，一次1袋。胶囊：一次3粒。均bid。

【不良反应】

尚不明确。

【禁忌证】

对本品过敏者。

【注意事项】

（1）忌不易消化食物。（2）体实有热、感冒发热不宜用。（3）高血压、心脏病、肝病、糖尿病、肾病等慢性病严重者，儿童、妊娠期和哺乳期应在医师指导下服用。（4）用药4周症状无缓解应及时就医。

【制剂与规格】

（1）丸剂：大蜜丸9g。水蜜丸：每袋装6g；每瓶装60g。浓缩丸：每8丸相当于原生药8g。（2）颗粒：3.5g（无蔗糖）；8g（含糖型）。（3）胶囊：0.4g。

益气维血胶囊(片、颗粒)

【药物组成】

益气维血胶囊(片、颗粒)药物组成:黄芪、大枣、猪血提取物。

【功能与主治】

补血益气。用于气血两虚证,症见面色萎黄或苍白,头晕目眩,神疲乏力,少气懒言,自汗,唇舌色淡,脉细弱;缺铁性贫血见上述证候者。

【临床应用】

气血两虚证:多因体质虚弱,或劳倦损伤,或病久失调,以致气血两虚,症见面色萎黄或苍白,神疲乏力,少气懒言,头晕目眩,唇舌色淡,脉细弱;缺铁性贫血见上述证候者。

眩晕:由气血两虚所致。症见眩晕,心悸,面色苍白,神疲乏力,气短,唇舌色淡,脉虚弱;缺铁性贫血见上述证候者。

自汗:由气血两虚所致。症见自汗,少气,乏力,唇舌色淡,脉虚弱。

【用法与用量】

餐前服。胶囊:成人一次 4 粒,tid。3 岁以上儿童一次 4 粒,3 岁以下一次 2 粒,bid。片剂:成人一次 4 片,tid。3 岁以上儿童一次 4 片,3 岁以下一次 2 片,bid。颗粒剂:成人一次 1 袋,tid。3 岁以上儿童一次 1 袋,3 岁以下一次半袋,bid。或遵医嘱。

【不良反应】

偶见恶心、呕吐、腹泻、便秘,可自行缓解或停药后症状消失。

【禁忌证】

对本品过敏者。

【注意事项】

(1)忌辛辣、生冷、油腻食物。(2)实证、热证、感冒不宜服用。(3)过敏体质者慎用。(4)妊娠期、高血压、糖尿病应在医师指导下服用。(5)服药 2 周症状无改善,或症状加重,应就医。

【制剂与规格】

(1)胶囊:0.45 g。(2)片剂:0.57 g。(3)颗粒:每袋装 10 g。

十、益气养阴

消渴丸

【药物组成】

消渴丸药物组成:地黄、葛根、黄芪、天花粉、南五味子、山药、玉米须、格列本脲。

【功能与主治】

滋肾养阴，益气生津。用于气阴两虚所致的消渴病（非胰岛素依赖型糖尿病），症见多饮、多尿、多食、消瘦、体倦乏力、眠差、腰痛。

【临床应用】

消渴：因素体阴虚火盛，或过食肥甘厚味，或过用温燥之品，或情志郁结化火，或房事耗伤，上、中、下三焦燥热日久，以致耗气伤阴，气阴两虚。症见口渴多饮，小便频数，多食善饥，肢体消瘦，体倦无力，睡眠欠佳，腰膝酸痛；2型糖尿病见上述证候者。

【用法与用量】

浓缩丸：成人，一次5～10丸，一日2～3次，餐前15～20 min温开水送服。根据病情可从一次5丸开始，并逐渐递增，但一日量不超过30丸。至疗效满意时，逐渐减量或减少用药次数维持。

【不良反应】

（1）低血糖反应，其诱因为进餐延迟、剧烈体力活动，或药物剂量过大，或合用其他降血糖药。在肝肾功能不全、年老体弱者，若剂量偏大则可引起严重低血糖。（2）偶见药疹、发热，轻度恶心、呕吐等。（3）罕见脱发。

【禁忌证】

对本品及磺胺类过敏者；妊娠期和哺乳期；胰岛素依赖型糖尿病；2型糖尿病伴有酮症酸中毒、昏迷、严重烧伤、感染、严重外伤和重大手术者；肝、肾功能不全者；白细胞减少；中性粒细胞缺乏；血小板减少等。

【注意事项】

（1）注意合理控制饮食，忌肥甘、辛辣食物，戒烟忌酒。（2）不能同服磺酰脲类降血糖药。（3）阴阳两虚消渴症慎用，体质虚弱、高热、老年人及未成年人慎用。（4）注意早期防治糖尿病各种并发症。（5）定期检测血糖、肝肾功能和血常规。

【制剂与规格】

浓缩丸：每瓶装30 g。每10丸重2.5 g，含格列本脲2.5 mg。

贞芪扶正颗粒（胶囊）

【药物组成】

贞芪扶正颗粒（胶囊）药物组成：黄芪、女贞子。

【功能与主治】

补气养阴。用于久病虚损，气阴不足。有提高人体免疫功能，保护骨髓和肾上腺皮质功能。用于各种疾病所致虚损，配合手术和放射、化学治疗，促进正常功能的恢复。

【临床应用】

久病虚弱：大病久病，五脏俱损，气阴不足所致。症见气短懒言，面色苍白，神疲乏力，肌消瘦，口干舌燥，自汗盗汗，潮热口渴；肿瘤病人配合手术和放射、化学治疗，促进正常功能的恢复。

【用法与用量】

颗粒剂：温开水冲服，一次1袋，bid。胶囊：一次4～6粒，bid。疗程：1～2个月。

【不良反应】

尚不明确。

【禁忌证】

对本品过敏者。

【注意事项】

（1）加强营养，多食乳类、蛋类、瘦肉类、豆制品类、新鲜瓜果和蔬菜等，忌辛辣、油腻食物，戒烟酒。（2）阴阳虚寒，肢冷食少便溏者慎用，过敏体质者慎用。（3）舒畅情志，忌忧思恼怒，防抑郁，以免加重病情。（4）注意休息，避免劳累，保证充足睡眠和适量活动。

【制剂与规格】

（1）颗粒：每袋装5g（无蔗糖）；15g（含糖型）。（2）胶囊：0.35g（相当于原药材3.125g）；每6粒相当于原生药12.5g。

参芪降糖颗粒（胶囊、片）

【药物组成】

参芪降糖颗粒（胶囊、片）药物组成：人参茎叶皂苷、黄芪、山药、麦冬、五味子、枸杞子、覆盆子、地黄、天花粉、茯苓、泽泻。

【功能与主治】

益气养阴，滋脾补肾。用于气阴两虚所致消渴症，症见咽干口燥，倦怠乏力，口渴多饮，多食多尿，消瘦。

【临床应用】

消渴：因禀赋虚弱，或过食肥甘厚味，或过用温补之品，或情志过极，以致阴虚燥热，气阴两虚。症见口渴多饮，咽干口燥，多食多尿，形体消瘦，倦怠乏力；2型糖尿病见上述证候者。

【用法与用量】

颗粒剂：一次1g，重者一次3g，tid。胶囊：一次3粒，tid，重者或效果不佳者，一次8粒，tid。片剂：一次3片，tid，重者或效果不佳者，一次8片，tid。1个月为一疗程。

【不良反应】

罕见肌肉痉挛。

【禁忌证】

对本品过敏者；妊娠期；实热证者。

【注意事项】

（1）忌肥甘、辛辣食物，控制饮食，戒烟忌酒。（2）阴阳两虚型消渴症慎用，邪盛实热者慎用，待实热退后方可服用。（3）重症应合用其他降血糖药，以防病情加重。（4）注意检测血糖，避免发生低血糖反应，尤其是联合用药时。

【制剂与规格】

（1）颗粒：每袋装 3 g。（2）胶囊：0.35 g。（3）片剂：0.35 g。

天芪降糖胶囊

【药物组成】

天芪降糖胶囊药物组成：黄芪、天花粉、女贞子、石斛、人参、地骨皮、黄连（酒蒸）、山茱萸、墨旱莲、五倍子。

【功能与主治】

益气养阴，清热生津。用于 2 型糖尿病气阴两虚证，症见倦怠乏力，口渴喜饮，五心烦热，自汗，盗汗，气短懒言，心悸失眠。

【临床应用】

糖尿病：2 型糖尿病气阴两虚证见上述证候者。

【用法与用量】

口服胶囊：一次 5 粒，tid。8 周为一疗程，或遵医嘱。

【不良反应】

偶见上腹部不适。

【禁忌证】

对本品过敏者；妊娠期。

【注意事项】

（1）忌肥甘、辛辣食物，控制饮食，戒烟忌酒。（2）重症者合用其他降血糖药，以防病情加重。

【制剂与规格】

胶囊：0.32 g。

津力达颗粒

【药物组成】

津力达颗粒药物组成:人参、黄精、苍术(炒)、苦参、麦冬、地黄、制何首乌、山茱萸、茯苓、佩兰、黄连、知母、淫羊藿(炙)、丹参、葛根、荔枝核、地骨皮。

【功能与主治】

益气养阴,健脾运津。用于2型糖尿病气阴两虚证,症见口渴多饮,消谷易饥,尿多,形体渐瘦,倦怠乏力,自汗盗汗,五心烦热,便秘等。

【临床应用】

糖尿病:2型糖尿病气阴两虚证见上述证候者。

【用法与用量】

颗粒剂:温开水冲服,一次1袋,tid。8周为一疗程,或遵医嘱。

【不良反应】

尚不明确。

【禁忌证】

对本品过敏者。

【注意事项】

(1)忌肥甘、辛辣食物,控制饮食,戒烟忌酒。(2)妊娠期慎用。(3)重症合用其他降血糖药,以防病情加重。(4)定期复查血糖。

【制剂与规格】

颗粒:每袋装9g。

十一、益气复脉

芪苈强心胶囊

【药物组成】

芪苈强心胶囊药物组成:黄芪、人参、附子、丹参、葶苈子、泽泻、玉竹、桂枝、红花、香加皮、陈皮。

【功能与主治】

益气温阳,活血通络,利水消肿。用于冠心病、高血压病所致轻、中度充血性心力衰竭证属阳气虚乏,络瘀水停者,症见心慌气短,动则加剧,夜间不能平卧,下肢浮肿,倦怠乏力,小便短少,口唇青紫,畏寒肢冷,咳吐稀白痰。

【临床应用】

心悸：因阳气虚乏，络瘀水停所致。症见心慌气短，动则加剧，夜间不能平卧，下肢浮肿，倦怠乏力，小便短少，口唇青紫，畏寒肢冷，咳痰稀白，舌质淡或紫黯，苔白，脉虚弱，或沉涩；冠心病、高血压所致轻、中度充血性心力衰竭见上述证候者。

【用法与用量】

口服胶囊：一次 4 粒，tid。

【不良反应】

尚不明确。

【禁忌证】

对本品过敏者。

【注意事项】

（1）忌辛辣、生冷、油腻食物。（2）妊娠期慎用。（3）服药后症状无改善或症状加重应及时就医。

【制剂与规格】

胶囊：0.3 g。

‖ 第八节　安神剂 ‖

养心安神

天王补心丸（片）

【药物组成】

天王补心丸（片）药物组成：地黄、天冬、麦冬、酸枣仁（炒）、柏子仁、当归、党参、五味子、茯苓、远志（制）、石菖蒲、玄参、丹参、朱砂、桔梗、甘草。

【功能与主治】

滋阴养血，补心安神。用于心阴不足，心悸健忘，失眠多梦，大便干燥。

【临床应用】

心悸：因心肾阴虚，心神失养所致。症见心悸，气短，汗出，虚烦不寐，舌红少苔，脉细数或结代；病毒性心肌炎、冠心病、原发性高血压、心律失常及甲亢见上述证候者。

不寐：因阴虚血少，心神失养所致。症见失眠多梦，心悸，健忘，舌红少苔，脉细数；神经官能症、围绝经期综合征、老年性记忆力减退见上述证候者。

【用法与用量】

大蜜丸：一次 9 g, bid。小蜜丸：一次 9 g, bid。水蜜丸：一次 6 g, bid。浓缩丸：一次 8 丸, tid。片剂：一次 4～6 片, bid。

【不良反应】

尚不明确。

【禁忌证】

对本品过敏者;肝、肾功能不全者。

【注意事项】

（1）不宜饮茶、咖啡等。（2）脾胃虚寒者不宜用。（3）含朱砂,不宜过量久服。（4）不可与溴化物、碘化物同服。（5）妊娠期和哺乳期慎用。（6）严重心律失常者,冠心病发病严重者,心肌炎急性期应采取综合治疗措施,并做好心电图等监护。

【制剂与规格】

（1）丸剂:大蜜丸:9 g。小蜜丸:每袋装 9 g;每瓶装 120 g。水蜜丸:每袋装 6 g;每瓶装 60 g。浓缩丸:每 8 丸相当于原生药 3 g。（2）片剂（糖衣）:0.5 g。

柏子养心丸

【药物组成】

柏子养心丸药物组成:炙黄芪、党参、当归、川芎、柏子仁、酸枣仁、远志（制）、五味子（醋）、肉桂、茯苓、半夏曲、朱砂、炙甘草。

【功能与主治】

补气,养血,安神。用于心气虚寒,心悸易惊,失眠多梦、健忘。

【临床应用】

心悸:因心气虚寒,心失所养所致。症见心悸易惊,失眠,多梦,健忘,神疲乏力,或肢冷畏寒,舌淡苔白,脉细弱或结或代;心律失常、神经衰弱见上述证候者。

不寐:因心气虚寒,心失温养所致。症见少寐多梦,易醒难眠,心慌气短,精神恍惚,自汗,肢冷,舌淡脉细弱;神经衰弱见上述证候者。

【用法与用量】

大蜜丸:一次 9 g。小蜜丸:一次 9 g。水蜜丸:一次 6 g。均 bid。

【不良反应】

尚不明确。

【禁忌证】

对本品过敏者;妊娠期和哺乳期;儿童;肝、肾功能不全者。

【注意事项】

（1）忌辛辣之物，不宜饮茶、咖啡等。（2）肝阳上亢者不宜用。（3）含朱砂，不可过量、久服。（4）不可与溴化物、碘化物同用。

【制剂与规格】

大蜜丸：9 g。小蜜丸：每袋装 9 g；每瓶装 60 g；120 g。水蜜丸：每袋装 6 g；每瓶装 60 g；120 g。

枣仁安神颗粒（胶囊）

【药物组成】

枣仁安神颗粒（胶囊）药物组成：酸枣仁（炒）、五味子（醋制）、丹参。

【功能与主治】

养血安神。用于心血不足所致失眠、健忘、心烦、头晕；神经衰弱见上述证候者。

【临床应用】

不寐：因心血不足，心失所养所致。症见失眠多梦，健忘，气短懒言，记忆力减退，头晕，面色少华，舌淡红，苔薄，脉细弱；神经衰弱见上述证候者。

心悸：因心血不足，心失所养所致。症见心悸不宁，气短懒言，失眠多梦，记忆力减退，面色少华，舌淡红，苔薄，脉细弱；神经衰弱见上述证候者。

【用法与用量】

颗粒剂：温开水冲服，一次 5 g。胶囊：一次 5 粒。于睡前顿服。

【不良反应】

尚不明确。

【禁忌证】

对本品过敏者；因消化不良所致睡眠不佳者忌用。

【注意事项】

（1）不宜用咖啡、浓茶等兴奋饮品。（2）妊娠期慎用。（3）胃酸过多者慎用。（4）糖尿病、小儿应在医师指导下服用。（5）用药 2 周症状未缓解应及时就医。

【制剂与规格】

（1）颗粒：每袋装 5 g。（2）胶囊：0.45 g。

乌灵胶囊

【药物组成】

乌灵胶囊药物组成：乌灵菌粉。

【功能与主治】

补肾健脑,养心安神。用于心肾不交所致的失眠,健忘,心烦心悸,神疲乏力,腰膝酸软,头晕耳鸣,少气懒言,脉细或沉无力;神经衰弱见上述证候者。

【临床应用】

不寐:多因心肾不交所致。症见失眠,心烦,健忘,神疲乏力,耳鸣,心悸;神经衰弱见上述证候者。

【用法与用量】

口服胶囊:一次 3 粒,tid。

【不良反应】

偶见食欲减退、恶心、胃胀、腹泻。

【禁忌证】

对本品过敏者。

【注意事项】

(1)忌烟酒及辛辣、油腻食物。(2)睡前不宜饮用咖啡、浓茶。(3)保持心情舒畅,切忌恼怒。(4)妊娠期、过敏体质者慎用。(5)高血压、心脏病、糖尿病、肝病、肾病等慢性病严重者,儿童、年老体弱者应在医师指导下服用。(6)用药 7 d 症状无缓解,应就医。

【制剂与规格】

胶囊:0. 33 g。

‖ 第九节　止血剂 ‖

凉血止血

槐角丸

【药物组成】

槐角丸药物组成:槐角(炒)、地榆(炭)、防风、黄芩、当归、枳壳(炒)。

【功能与主治】

清肠疏风,凉血止血。用于血热所致肠风便血,痔疮肿痛。

【临床应用】

便血:因湿热壅遏大肠,灼伤血络所致。症见先血后便,血色鲜红,大便不畅,腹部胀痛,食少纳呆,舌红苔黄腻,脉濡弱;消化性溃疡出血见上述证候者。

痔疮：因风邪热毒或湿热壅遏大肠，灼伤血络所致。症见痔疮肿痛，便血，血色鲜红，大便不畅。

【用法与用量】

大蜜丸：一次 9 g。小蜜丸：一次 9 g。水蜜丸：一次 6 g。均 bid。

【不良反应】

罕见荨麻疹和固定性药疹。

【禁忌证】

对本品过敏者；失血过多；身体虚弱者。

【注意事项】

（1）忌烟酒及辛辣、生冷、油腻、不易消化食物。（2）虚寒性便血者不宜用。（3）妊娠期及 3 岁以下儿童慎用。（4）高血压、心脏病、肝病、糖尿病、肾病等慢性病严重者，哺乳期、年老体弱及脾虚便溏者应在医师指导下服用。（5）内痔出血过多或原因不明的便血应及时就医。

【制剂与规格】

大蜜丸：9 g。小蜜丸：每袋装 9 g。水蜜丸：每袋装 6 g。

升血小板胶囊

【药物组成】

升血小板胶囊药物组成：青黛、连翘、仙鹤草、牡丹皮、甘草。

【功能与主治】

清热解毒，凉血止血，散瘀消斑。用于免疫性血小板减少症。症见全身瘀点或瘀斑，发热烦渴，小便短赤，大便秘结，或见鼻衄，齿衄，舌红苔黄，脉滑数或弦数。

【临床应用】

免疫性血小板减少症见上述证候者。

【用法与用量】

口服胶囊：一次 4 粒，tid。

【不良反应】

尚不明确。

【禁忌证】

对本品过敏者；妊娠期。

【注意事项】

（1）骨髓巨核细胞减少型的血小板减少症及白细胞减少者慎用。（2）定期复查血象。

【制剂与规格】

胶囊：0.45 g。

‖ 第十节　祛瘀剂 ‖

一、活血祛瘀

血栓通胶囊（注射液）、注射用血栓通（冻干）

【药物组成】

血栓通胶囊（注射液）、注射用血栓通（冻干）药物组成：三七总皂苷。

【功能与主治】

活血祛瘀，通脉活络。用于瘀血阻络证，中风偏瘫，胸痹心痛及视网膜中央静脉阻塞症。

【临床应用】

中风：因瘀阻脑络所致。症见半身不遂，口眼歪斜，偏身麻木，言语謇涩，舌质黯，脉涩；中风后遗症见上述证候者。

胸痹：因瘀阻心脉所致。症见胸部憋闷疼痛，甚则胸痛彻背，痛处固定不移，入夜尤甚，心悸气短，舌质紫黯，脉弦涩；心绞痛见上述证候者。

暴盲：因眼脉瘀阻所致。症见外眼端好，视力急剧下降，两眼疼痛，甚则失明，舌质紫黯；视网膜中央静脉阻塞见上述证候者。

【用法与用量】

口服胶囊：一次 1 粒，tid。

血栓通注射液：（1）肌注：一次 2～5 mL，一日 1～2 次。（2）静注：一次 2～5 mL，加入 0.9％氯化钠或 50％葡萄糖溶液 20～40 mL 中，一日 1～2 次。（3）静滴：一次 2～5 mL，加入 10％葡萄糖溶液 250 mL 中，一日 1～2 次。（4）理疗：一次 2 mL，加入灭菌注射用水 3 mL，从负极导入。

注射用血栓通：用灭菌注射用水或 0.9％氯化钠溶液适量溶解。（1）静注：一次 0.15 g，加入 0.9％氯化钠溶液 30～40 mL 中，一日 1～2 次。（2）静滴：一次 0.25～0.5 g，加入 5％、10％葡萄糖或 0.9％氯化钠溶液 250～500 mL 中，一日 1～2 次。（3）肌注：一次 0.15 g，用灭菌注射用水稀释至 40 mg/mL。一日 1～2 次。（4）理疗：一次 0.1 g，加入灭菌注射用水 3 mL，从负极导入。

【不良反应】

（1）偶见过敏反应如皮疹、荨麻疹、斑丘疹、瘙痒、皮肤溃疡、溃疡性口炎、剥脱性皮炎，甚至过敏性休克。（2）偶见发热、寒战、多汗、呼吸困难、胸闷、呼吸急促、哮喘、喉水肿、心悸、心动过速、紫绀、潮红、血压下降或血压升高等。（3）少见头晕、头痛、嗜睡、恶心、呕吐、口苦、口干。（4）偶见肝、肾损伤，血尿、肝功能异常等。（5）偶见静脉炎、关节痛、注射局部疼痛。（6）与降纤酶及三七类中药针剂合用可致皮下出血。

【禁忌证】

对本品过敏者；出血性疾病急性期；既往对人参、三七过敏者；对乙醇高度过敏者。

【注意事项】

（1）本品可能引起过敏性休克，一旦出现过敏反应或者其他严重不良反应，须立即停药并给予适当的治疗；发生严重不良反应须立即给予肾上腺素等紧急处理，必要时吸氧、静脉给予糖皮质激素，畅通气道等抢救措施。（2）有出血倾向者慎用、妊娠期和月经期妇女慎用、过敏体质者、肝肾功能不全者、初次使用中药注射剂的患者应谨慎，加强监护。（3）头面部发红、潮红，轻微头胀痛是用药时常见反应，轻微皮疹可继续用药。（4）注射液遇冷可能析出结晶，可置 50℃～80℃热水中溶解，放冷至常温即可使用。（5）注射剂应单独使用，不可与其他药物混合配伍。（6）糖尿病可用0.9%氯化钠溶液代替葡萄糖溶液稀释。（7）用药期间勿从事驾驶及高空等危险作业。（8）连续用药不超过 15 d。

【制剂与规格】

（1）胶囊：0.18 g（含三七总皂苷 100 mg）。（2）血栓通注射液：2 mL：70 mg；5 mL：175 mg（三七总皂苷）。（3）注射用血栓通：0.1 g；0.15 g；0.25 g（三七总皂苷）。

血塞通胶囊（注射液）、注射用血塞通（冻干）

【药物组成】

血塞通胶囊（注射液）、注射用血塞通（冻干）药物组成：三七总皂苷。

【功能与主治】

活血祛瘀，通脉活络。用于瘀血阻络所致中风偏瘫，肢体活动不利，口眼歪斜，胸痹心痛，胸闷气憋。

【临床应用】

中风：因瘀阻脑络所致。症见半身不遂，口眼歪斜，偏身麻木，言语謇涩，舌质黯，脉涩；中风后遗症见上述证候者。

胸痹：因瘀阻心脉所致。症见胸部憋闷疼痛，甚则胸痛彻背，痛处固定不移，入夜尤甚，心悸气短，舌质紫黯，脉弦涩；心绞痛见上述证候者。

暴盲:因眼脉瘀阻所致。症见外眼端好,视力急剧下降,两眼疼痛,甚则失明,舌质紫黯;视网膜中央静脉阻塞见上述证候者。

注射剂还可用于治疗糖尿病肾病及糖尿病足。

【用法与用量】

口服胶囊:一次 100 mg, tid。

血塞通注射液:(1)肌注:一次 0.1 g,一日 1～2 次。(2)静滴:一次 0.2～0.4 g 加入 5% 或 10% 葡萄糖溶液 250～500 mL 中,qd。

注射用血塞通:(1)静滴:一次 0.2～0.4 g 加入 5% 或 10% 葡萄糖溶液 250～500 mL 中,qd。(2)静注:一次 0.2 g 加入 25% 或 50% 葡萄糖溶液 40～60 mL 中缓慢静注,qd。糖尿病可用 0.9% 氯化钠溶液稀释。15 d 为一疗程,停药 1～3 d 后可进行第 2 疗程。

【不良反应】、【禁忌证】

同血栓通(参阅血栓通)

【注意事项】

阴虚阳亢或肝阳化风者不易单独使用。其他注意事项同血栓通(参阅血栓通)。

【制剂与规格】

(1)胶囊:50 mg;100 mg。(2)血塞通注射液:2 mL:0.1 g;5 mL:0.25 g;10 mL:0.25 g。(3)注射用血塞通:0.1 g;0.2 g;0.4 g。

丹参注射液

【药物组成】

丹参注射液药物组成:丹参。

【功能与主治】

活血化瘀,通脉养心。用于瘀血闭阻所致胸痹心痛,胸闷气促,胸部疼痛,痛处固定。

【临床应用】

胸痹:因瘀血闭阻所致。症见胸部疼痛,痛处固定,入夜尤甚,甚或痛引肩背,时或心悸不宁,舌质紫黯或有瘀斑,脉弦涩;心绞痛见上述证候者。

【用法与用量】

注射剂:(1)肌内注射:一次 2～4 mL,一日 1～2 次。(2)静脉注射:一次 4 mL,加入 50% 葡萄糖溶液 20 mL 中,一日 1～2 次。(3)静脉滴注:一次 10～20 mL,加入 5% 葡萄糖溶液 100～500 mL 中,qd。

【不良反应】

(1)偶见过敏反应,皮肤潮红、皮疹、瘙痒、寒战、喉头水肿、呼吸困难、心悸、紫绀、血压下降甚至休克等。（2）偶见畏寒、寒战、发热甚至高热、乏力、身痛、面色苍白、水肿等。（3）偶见咳嗽、咽喉不适、胸闷、憋气、心悸、紫绀、心律失常、血压升高或下降等。（4）偶见恶心、呕吐、腹痛、腹胀、口干、头晕、头痛、抽搐、震颤、局部或周身麻木等。（5）用药部位潮红、疼痛、紫癜等。（6）其他，如视觉异常、面部不适等。

【禁忌证】

对本品过敏或有严重不良反应病史者；新生儿；婴幼儿；妊娠期和月经期妇女；有出血倾向者。

【注意事项】

（1）忌辛辣、油腻食物。（2）用药前应仔细询问患者用药史和过敏史。有药物过敏史或有家族过敏史、过敏体质者慎用。（3）本品可发生过敏性休克等严重不良反应，应在有抢救条件的医疗机构使用。若出现过敏反应或其他严重不良反应须立即停药并及时救治。（4）用药过程中应密切观察用药反应，特别是开始 30 min。若有异常立即停药，并采取相应措施。（5）不宜与中药藜芦及其制剂同时使用。（6）不可与其他药物混合使用。（7）药液有沉淀、浑浊严禁使用。

【制剂与规格】

注射液：2 mL；10 mL。

银杏叶胶囊（片、滴丸）

【药物组成】

银杏叶胶囊（片、滴丸）药物组成：银杏叶提取物。

【功能与主治】

活血化瘀通络。用于瘀血阻络所致胸痹心痛，中风，半身不遂，舌强语謇；冠心病稳定型心绞痛、脑梗死见上述证候者。

【临床应用】

胸痹：多因瘀血闭阻心脉所致。症见胸部疼痛，痛处不移，入夜更甚，心悸不宁，舌黯红，脉沉细涩；心绞痛见上述证候者。

中风：多因瘀血闭阻脑脉所致。症见头痛头晕，半身不遂，语言謇涩，口眼歪斜，舌黯红或紫，舌体不正，脉沉细涩；脑梗死恢复期见上述证候者。

【用法与用量】

胶囊：规格 0.25 g：一次 2 粒；规格 0.5 g：一次 1 粒。片剂，规格 0.25 g：一次 2 片；规格 0.5 g：一次 1 片。滴丸：一次 5 丸。均 tid。

【不良反应】

少见胃部不适。罕见皮炎和中性粒细胞减少。

【禁忌证】

对本品过敏者;月经期及有出血倾向者。

【注意事项】

（1）忌生冷、辛辣、油腻食物,忌烟酒、浓茶。（2）妊娠期、心力衰竭及过敏体质者慎用。（3）若心绞痛持续发作,应加用硝酸酯类药。若心绞痛加重或气促、汗出、面色苍白,应及时就医。

【制剂与规格】

（1）胶囊:0. 25 g;0. 5 g。（2）片剂:0. 25 g;0. 5 g。（3）滴丸:60 mg;63 mg(薄膜衣)。片剂和胶囊,规格0. 25 g,每片(粒)含总黄酮醇苷9. 6 mg,萜类内酯2. 4 mg;规格0. 5 g,每片(粒)含总黄酮醇苷19. 2 mg,萜类内酯4. 8 mg。

银丹心脑通软胶囊

【药物组成】

银丹心脑通软胶囊药物组成:银杏叶、丹参、灯盏细辛、绞股蓝、山楂、大蒜、三七、天然冰片、植物油、山梨酸。

【功能与主治】

苗医:蒙修,蒙柯,陇蒙柯,给俄,告俄蒙给。中医:活血化瘀,行气止痛,消食化滞。用于气滞血瘀所致胸痹,症见胸痛,胸闷,气短,心悸等;心绞痛,高脂血症、脑动脉硬化,中风、中风后遗症见上述症状者。

【临床应用】

胸痹:因气滞血瘀所致。症见疼痛剧烈,心前区憋闷,痛有定处,两胁胀痛,气短,心悸,头晕,舌质紫黯或有瘀斑,脉弦涩或结代;心绞痛见上述证候者。

中风:因气滞血瘀所致。症见半身不遂,口舌歪斜,偏身麻木,言语謇塞,舌紫黯,脉涩;中风后遗症见上述证候者。

【用法与用量】

软胶囊:一次2～4粒,口服,tid。

【不良反应】

尚不明确。

【禁忌证】

对本品过敏者。

【注意事项】

（1）忌生冷、辛辣、油腻食物。（2）妊娠期、心力衰竭、有出血倾向及过敏体质者慎用。（3）气虚血瘀、痰瘀互阻之胸痹、心悸者不宜用。（4）若心绞痛持续发作，应加用硝酸酯类药，若心绞痛加重或气促、汗出、面色苍白，应及时就医。

【制剂与规格】

软胶囊：0.4 g。

二、活血化瘀

瘀血痹胶囊（颗粒、片剂）

【药物组成】

瘀血痹胶囊（颗粒、片剂）药物组成：乳香（制）、没药（制）、红花、威灵仙、川牛膝、香附（制）、姜黄、当归、丹参、川芎、炙黄芪。

【功能与主治】

活血化瘀，通络止痛。用于瘀血阻络所致的痹证，症见肌肉关节剧痛，痛处拒按，固定不移，可有硬节或瘀斑。

【临床应用】

风湿性关节炎、风湿性疾病见上述证候者。

【用法与用量】

餐前或进食时同服。胶囊：一次 6 粒。颗粒剂：温开水冲服，一次 1 袋。片剂：一次 5 片。均 tid，或遵医嘱。

【不良反应】

可能出现月经量多、胃肠道不适等。

【禁忌证】

对本品过敏者；妊娠期。

【注意事项】

（1）忌生冷、辛辣、油腻食物，戒烟忌酒。（2）月经过多、出血性溃疡及过敏体质者慎用。（3）肝肾两虚之痹病慎用，表现为关节肿大、变形，屈伸不利，强直，腰膝酸软。（4）含有乳香、没药，脾胃虚弱者慎用。（5）含川乌、草乌有毒，不可过量。（6）儿童、年老体弱者应在医师指导下服用。（7）用药 1 周症状无改善或出现其他严重症状时，应停药并就医。

【制剂与规格】

（1）胶囊：0.4 g。（2）颗粒：每袋装 10 g。（3）片剂（薄膜衣）：0.5 g。

三、益气活血

麝香保心丸

【药物组成】

麝香保心丸药物组成：人工麝香、人参提取物、肉桂、苏合香、蟾酥、人工牛黄、冰片。

【功能与主治】

芳香温通，益气强心。用于气滞血瘀所致胸痹，症见心前区疼痛，固定不移；心肌缺血所致心绞痛、心肌梗死见上述证候者。

【临床应用】

胸痹：由气滞血瘀，脉络闭塞所致。症见胸闷，心前区疼痛，痛处固定不移，舌质黯或紫，脉弦涩；心绞痛、心肌梗死见上述证候者。

【用法与用量】

水丸：一次 1～2 丸，口服或含化，tid，或症状发作时用。

【不良反应】

舌下含化有麻木感。

【禁忌证】

对本品过敏者；妊娠期；中风属阴虚火旺证者。

【注意事项】

（1）忌烟酒及辛辣、生冷、油腻食物。（2）本品含蟾酥，不可过用、久用。（3）心绞痛持续发作、心肌梗死应及时就医，采用综合救治措施。（4）不宜与强心苷类药同用。

【制剂与规格】

水丸：22.5 mg。

脑心通丸（胶囊、片）

【药物组成】

脑心通丸（胶囊、片）药物组成：黄芪、赤芍、丹参、当归、川芎、桃仁、红花、乳香（制）、没药（制）、鸡血藤、牛膝、桂枝、桑枝、全蝎、地龙、水蛭。

【功能与主治】

益气活血、化瘀通络。用于中风所致半身不遂，肢体麻木，口眼歪斜，舌强语謇；用于胸痹所致胸闷心痛，心悸气短。

【临床应用】

中风：因气虚血滞、脉络瘀阻所致。症见半身不遂，偏身麻木，口眼歪斜，言语不利，饮水呛咳，舌质黯或有瘀点，舌体胖，苔薄白或白腻，脉沉细；缺血性脑中风恢复期或后遗症期见上述证候者。

胸痹：因心气不足，心血瘀滞，心脉痹阻所致。症见胸闷心痛，呈隐痛或刺痛，心悸，气短，乏力，自汗，脉细涩，舌淡色紫；心绞痛见上述证候者。

【用法与用量】

水丸：一次 0.8 g。胶囊：一次 2～4 粒。片剂：一次 2～4 片。均 tid。

【不良反应】

偶见皮肤瘙痒、皮疹、倦睡、恶心、腹痛和食欲减退。

【禁忌证】

对本品过敏者；妊娠期。

【注意事项】

（1）忌生冷、辛辣、油腻厚味食物。（2）中风急性期不宜用。（3）中风属痰热证、风火上扰者慎用。（4）寒凝血瘀或痰瘀互阻之胸痹者慎用。（5）有出血倾向者慎用。（6）心绞痛频繁或持续发作，应加用硝酸酯类药；若心绞痛加重或气促、汗出、面色苍白应及时就医。

【制剂与规格】

（1）水丸：每袋装 0.8 g。（2）胶囊：0.4 g。（3）片剂：0.45 g。

诺迪康胶囊

【药物组成】

诺迪康胶囊药物组成：圣地红景天。

【功能与主治】

益气活血，通脉止痛。用于气虚血瘀所致胸痹，症见胸闷，刺痛或隐痛，心悸气短，神疲乏力，少气懒言，头晕目眩等症。心绞痛见上述证候者。

【临床应用】

胸痹：因气虚血瘀所致。症见心胸疼痛，胸闷气短，心悸乏力，或易出汗，舌质紫黯或有瘀斑，脉细涩或结代；心绞痛见上述证候者。

【用法与用量】

胶囊：一次 1～2 粒，餐前服，tid。

【不良反应】

尚不明确。

【禁忌证】

对本品过敏者;妊娠期。

【注意事项】

(1) 清淡饮食,忌辛辣、生冷、油腻食物。(2) 月经期妇女及过敏体质者慎用。(3) 感冒发热不宜用。(4) 高血压、心脏病、肝病、糖尿病、肾病等慢性病严重者应在医师指导下服用。(5) 心绞痛持续、频繁发作,应加用硝酸酯类药。(6) 用药2周症状无缓解或症状加重应及时就医。

【制剂与规格】

胶囊:0.28 g。

血栓心脉宁胶囊

【药物组成】

血栓心脉宁胶囊药物组成:人参茎叶总皂苷、丹参、人工麝香、人工牛黄、冰片、蟾酥、川芎、水蛭、毛冬青、槐花。

【功能与主治】

益气活血,开窍止痛。用于气虚血瘀所致中风、胸痹,症见头晕目眩,半身不遂,胸闷心痛,心悸气短;缺血性中风恢复期、心绞痛见上述证候者。

【临床应用】

中风:因气虚血瘀、脑脉痹阻所致。症见半身不遂,头晕目眩,乏力,动则气短,脉细涩,苔薄舌紫;缺血性中风后遗症或恢复期见上述证候者。

胸痹:因气虚血瘀、心脉痹阻所致。症见胸闷、疼痛隐隐、头晕目眩、乏力、动则气短,脉细带涩,苔薄舌紫;心绞痛见上述证候者。

【用法与用量】

胶囊:一次4粒,饭后服,tid。

【不良反应】

偶见头晕、心悸、上腹胀满、反酸、嘈杂、腹部不适。

【禁忌证】

对本品过敏者;妊娠期。

【注意事项】

(1) 忌生冷、辛辣、油腻食物,忌烟酒、浓茶。(2) 寒凝、阴虚血瘀胸痹心痛者不宜单用。（3）经期妇女慎用。（4）本品含蟾酥有强心作用,正在服用强心苷类药物者慎用。（5）久服易伤脾胃。（6）心绞痛发作频繁,宜加用硝酸酯类药,症状加重应及时就医。

【制剂与规格】

胶囊:0.5 g。

参松养心胶囊

【药物组成】

参松养心胶囊药物组成:人参、麦冬、南五味子、山茱萸、炒酸枣仁、桑寄生、丹参、赤芍、土鳖虫、甘松、黄连、龙骨。

【功能与主治】

益气养阴,活血通络,清心安神。用于治疗气阴两虚,心络瘀阻所致心悸不安,气短乏力,动则加剧,胸闷,失眠多梦,盗汗,神倦懒言。

【临床应用】

心悸:由气阴两虚,心络瘀阻所致。症见心悸不安,气短乏力,动则加剧,胸部闷痛,失眠多梦,盗汗,神倦,懒言,舌质黯或有瘀点,少苔,脉细弱或结代;冠心病室性期前收缩见上述证候者。

胸痹:由气阴两虚,瘀血阻脉所致。症见胸闷不舒,阵发胸痛,心悸,气短,失眠多梦,头晕眼花,神倦懒言,盗汗,舌质黯,少苔或有瘀点,脉细弱;心绞痛见上述证候者。

【用法与用量】

口服胶囊:一次 2～4 粒,tid。一疗程 4 周,或遵医嘱。

【不良反应】

少见胃胀不适。

【禁忌证】

对本品过敏者;妊娠期。

【注意事项】

（1）忌生冷、辛辣、油腻食物,忌烟酒、浓茶。（2）应注意配合原发病的治疗。（3）心绞痛持续、频繁发作宜加用硝酸酯类药,若症状加重应及时就医。

【制剂与规格】

胶囊:0.4 g。

益心舒颗粒(胶囊、片)

【药物组成】

益心舒颗粒(胶囊、片)药物组成:人参、黄芪、丹参、麦冬、五味子、川芎、山楂。

【功能与主治】

益气复脉,活血化瘀,养阴生津。用于气阴两虚,瘀血阻脉所致胸痹,症见胸痛胸闷、心悸气短、脉结代;心绞痛见上述证候者。

【临床应用】

胸痹:因气阴两虚,瘀血阻脉所致。症见胸闷隐痛,心悸,气短,动则汗出,头晕,乏力,心烦失眠,面色不华,舌淡红或紫黯或有瘀斑,苔少,脉细数或结代;心绞痛见上述证候者。

心悸:多因气阴两虚,痰瘀阻痹所致。症见心悸不宁,胸闷气短,头晕,乏力,气少懒言,口干咽燥,失眠,多汗,面色不华,舌淡红或紫黯或有瘀斑,苔少,脉细数或结代;心律失常见上述证候者。

【用法与用量】

颗粒剂:温开水冲服,一次 4 g。胶囊:一次 3～4 粒。片剂:一次 3 片。均 tid。

【禁忌证】

对本品过敏者。

【注意事项】

(1)忌辛辣、油腻食物。(2)妊娠期及月经期慎用。(3)心绞痛持续发作及严重心律失常者应及时就医。

【制剂与规格】

(1)颗粒:每袋装 4 g。(2)胶囊:0.4 g。(3)片剂:0.4 g;0.6 g。

补肺活血胶囊

【药物组成】

补肺活血胶囊药物组成:黄芪、赤芍、补骨脂。

【功能与主治】

益气活血,补肺固肾。用于肺心病(缓解期)属气虚血瘀证,症见咳嗽气促,活动后加重,或咳喘胸闷,心悸气短,肢冷乏力,腰膝酸软,口唇紫绀,舌淡苔白或舌紫黯。

【临床应用】

肺间质纤维化、慢性阻塞性肺疾病、慢性支气管炎、肺源性心脏病属久病肺肾两虚,瘀血阻络证者。还可用于尘肺、矽肺的辅助治疗。

【用法与用量】

口服胶囊:一次 4 粒, tid。

【不良反应】

偶见口干。

【禁忌证】

对本品过敏者。

【注意事项】

（1）忌辛辣、油腻食物。（2）不宜用于咳血、术后病人。（3）不宜用于痰热、阴虚肺热及热证。

【制剂与规格】

胶囊：0.35 g。

灯盏生脉胶囊

【药物组成】

灯盏生脉胶囊药物组成：灯盏细辛、人参、五味子、麦冬。

【功能与主治】

益气养阴，活血健脑。用于气阴两虚，瘀阻脑络引起的胸痹心痛、中风后遗症，症见痴呆，健忘，手足麻木症，冠心病心绞痛，缺血性心脑血管病，高脂血症见上述证候者。

【临床应用】

缺血性心、脑血管病，高脂血症见上述证候者。

【用法与用量】

胶囊：饭后半小时服。一次2粒，tid。2个月为一疗程，疗程可连续。巩固疗效或预防复发，一次1粒，tid。

【不良反应】

尚不明确。

【禁忌证】

对本品过敏者；脑出血急性期。

【注意事项】

（1）忌肥甘厚腻食物。（2）病情加重应就医。（3）心绞痛剧烈及持续时间长者，应及时就医。

【制剂与规格】

胶囊：0.18 g。

活心丸

【药物组成】

活心丸药物组成：灵芝、人工麝香、熊胆、红花、体外培育牛黄、珍珠、人参、蟾酥、附子、冰片。

【功能与主治】

益气活血，温经通脉。主治胸痹、心痛，适用于冠心病、心绞痛。

【临床应用】

用于气滞血瘀，冠心病心绞痛所致的胸闷、胸痛、心悸气短。

【用法与用量】

浓缩素丸：口服，一次1～2丸，一日1～3次。或遵医嘱。

【不良反应】

尚不明确。

【禁忌证】

对本品过敏者。

【注意事项】

（1）忌肥甘厚腻食物。（2）妊娠期和经期妇女、运动员慎用。（3）心绞痛剧烈及持续时间长者，应及时就医。

【制剂与规格】

浓缩素丸：20 mg。

芪参益气滴丸

【药物组成】

芪参益气滴丸药物组成：黄芪、丹参、三七、降香油。

【功能与主治】

益气通脉、活血止痛。用于气虚血瘀型胸痹，症见胸闷胸痛，气短乏力，心悸，自汗、面色少华，舌体胖有齿痕、舌质黯或有瘀斑，脉沉弦；冠心病心绞痛见上述证候者。

【临床应用】

胸痹：因心气不足，心血瘀滞，心脉痹阻所致。症见胸闷心痛，呈隐痛或刺痛，心悸不安，气短懒言，面色少华，自汗，乏力，脉细涩，或结代，舌质淡紫，边有齿痕；冠心病心绞痛见上述证候者。

【用法与用量】

滴丸：饭后半小时服，一次 1 袋,tid。4 周为一疗程或遵医嘱。

【不良反应】

尚不明确。

【禁忌证】

对本品过敏者。

【注意事项】

（1）忌辛辣、生冷、油腻食物。（2）妊娠期，经量多妇女慎用。（3）心绞痛持续发作，可合用硝酸酯类药。若病情较重应及时就医。

【制剂与规格】

滴丸：每袋（支）装 0.5 g;每 40 丸重 1 g;每袋装 0.52 g（每 38 丸重 1 g）。

四、化瘀散结

扶正化瘀片（胶囊）

【药物组成】

扶正化瘀片（胶囊）药物组成:丹参、发酵虫草菌粉、桃仁、松花粉、绞股蓝、五味子（制）。

【功能与主治】

活血祛瘀，益精养肝。用于乙型肝炎肝纤维化属瘀血阻络，肝肾不足证者，症见胁下痞块，胁肋疼痛，面色晦黯，或见赤缕红斑，腰膝酸软，疲倦乏力，头晕目涩，舌质黯红或有瘀斑，苔薄或微黄，脉弦细。

【临床应用】

乙型肝炎肝纤维化见上述证候者。

【用法与用量】

片剂：规格 0.4 g：一次 4 片;规格 0.8 g：一次 2 片。胶囊：规格 0.3 g：一次 5 粒;规格 0.5 g：一次 3 粒。均 tid。24 周为一疗程。

【不良反应】

偶见胃部不适感。

【禁忌证】

对本品过敏者;妊娠期。

【注意事项】

（1）忌辛辣、生冷、不易消化食物。（2）湿热盛者慎用。

【制剂与规格】

（1）片剂（薄膜衣）：0.4 g；0.8 g。（2）胶囊：0.3 g；0.5 g。

鳖甲煎丸

【药物组成】

鳖甲煎丸药物组成：鳖甲胶、阿胶、蜂房（炒）、鼠妇虫、土鳖虫（炒）、蜣螂、硝石（精制）、柴胡、黄芩、半夏（制）、党参、干姜、厚朴（姜制）、桂枝、白芍（炒）、射干、桃仁、牡丹皮、大黄、凌霄花、葶苈子、石韦、瞿麦。

【功能与主治】

活血化瘀，软坚散结。用于胁下癥块。

【临床应用】

胁下癥块：气滞血瘀、痰瘀互阻所致的胁下癥块，触之硬痛，推之不移，舌黯无华，脉弦细；肝纤维化、肝硬化见上述证候者。

【用法与用量】

水蜜丸：口服，一次 3 g（3 g 约半瓶盖），一日 2～3 次。

【不良反应】

尚不明确。

【禁忌证】

对本品过敏者；妊娠期。

【注意事项】

忌辛辣、生冷、不易消化食物。

【制剂与规格】

水蜜丸：每瓶装 50 g。

五、化瘀宽胸

冠心苏合丸（胶囊、软胶囊）

【药物组成】

冠心苏合丸（胶囊、软胶囊）药物组成：苏合香、冰片、乳香（制）、檀香、土木香。

【功能与主治】

理气，宽胸，止痛。用于寒凝气滞，心脉不通所致胸痹，症见胸闷，心前区疼痛。

【临床应用】

胸痹：因寒凝心脉，阳气不运，闭阻气机所致。症见卒然心痛如绞，遇寒即发，形寒肢冷，甚则胸背彻痛，背痛彻胸，舌淡苔薄白，脉沉弦或沉迟；心绞痛见上述证候者。

【用法与用量】

大蜜丸：饭后嚼碎服，一次1 g。胶囊：一次2粒。软胶囊：一次2粒。均一日1～3次，亦可临睡前或发病时温开水送服。

【不良反应】

偶见过敏反应，手及腕部肿胀麻木，上腹部不适，含服可引起口周红肿、溃疡、肿胀、触痛等。

【禁忌证】

对本品过敏者；妊娠期；有出血者。本品为温通药，心绞痛、心肌梗死若中医辨证属热郁者，其他凡中医辨证属热郁者。

【注意事项】

（1）饮食清淡，忌辛辣、生冷、油腻食物，忌烟酒、浓茶。（2）热郁神昏，气虚津伤者不宜用。（3）阴虚血瘀、痰瘀互阻所致胸痹者不宜用。（4）有胃窦炎、胃溃疡、食管炎者慎用。（5）不能与亚硝酸异戊酯同用，因为两者能生成含汞离子的有毒沉淀物而中毒。（6）心绞痛发作剧烈，或发生心肌梗死时应当及时诊治。（7）不宜久用。

【制剂与规格】

（1）大蜜丸：1 g。（2）胶囊：0.35 g。（3）软胶囊：0.31 g；0.5 g。

地奥心血康胶囊

【药物组成】

地奥心血康胶囊药物组成：薯蓣科植物黄山药或穿龙薯蓣的根茎提取物，主要成分为甾体总皂苷。

【功能与主治】

活血化瘀，行气止痛。扩张冠状动脉血管，改善心肌缺血。用于预防和治疗心绞痛及瘀血内阻之胸痹、眩晕、气短、心悸、胸闷、胸痛等症。

【临床应用】

胸痹：因瘀血闭阻所致。症见胸部疼痛，痛处固定，甚或痛引肩背，时或心悸不宁，眩晕，气短，舌质紫黯或有瘀斑，脉弦涩或结代；心绞痛见上述证候者。

心悸：因瘀血闭阻所致。症见心悸不安，胸闷不舒，心痛时作，气短喘息，或见唇甲青紫，舌质紫黯或有瘀斑，脉涩或结代；功能性心律失常、心绞痛见上述证候者。

【用法与用量】

胶囊：一次 1～2 粒，tid，饭后服。

【不良反应】

（1）少见过敏反应如药疹、皮肤瘙痒症等。（2）偶见头晕，头痛，困倦乏力，嗜睡或失眠。（3）罕见肝、肾损害，甚至引起血尿。

【禁忌证】

对本品过敏者；有出血倾向者。

【注意事项】

（1）妊娠期和哺乳期、月经期妇女慎用。（2）心绞痛宜合用硝酸酯类药。（3）心绞痛发作剧烈，或发生心肌梗死时应及时就医。

【制剂与规格】

胶囊：每粒含甾体总皂苷 100 mg，相当于甾体总皂苷元 35 mg。

六、化瘀通脉

通心络胶囊

【药物组成】

通心络胶囊药物组成：人参、水蛭、土鳖虫、赤芍、乳香（制）、降香、全蝎、蜈蚣、檀香、冰片、蝉蜕、酸枣仁（炒）。

【功能与主治】

益气活血，通络止痛。用于心绞痛属心气虚乏、血瘀络阻证。症见胸部憋闷，刺痛或绞痛，固定不移，心悸自汗，气短乏力，舌质紫黯或有瘀斑，脉细涩或结代。亦用于气虚血瘀络阻型中风病，症见半身不遂，或偏身麻木，口舌歪斜，言语不利。

【临床应用】

胸痹：因心气不足，心血瘀阻，心脉失养，胸阳失展所致。症见胸闷，心前区刺痛，心悸，气短，乏力，自汗，脉细涩，舌淡色黯；心绞痛见上述证候者。

中风：因气虚血瘀，脉络阻塞不通所致。症见半身不遂，周身麻木，口眼歪斜，言语不利；缺血性中风见上述证候者。

其他：治疗高脂血症、缺血性脑血管病、偏头痛、糖尿病肾病早期。

【用法与用量】

胶囊：一次 2～4 粒，tid，饭后服。4 周为一疗程或遵医嘱。

【不良反应】

少见胃部不适或胃痛，罕见便稀，甚至腹泻。

【禁忌证】

对本品过敏者；妊娠期；月经期及有出血性疾病；阴虚火旺型中风。

【注意事项】

（1）清淡饮食，低盐低脂，忌辛辣、油腻食物。（2）中风阴虚火旺者不宜用。（3）心绞痛持续发作宜加用硝酸酯类药，症状加重应及时就医。

【制剂与规格】

胶囊：0.26 g。

灯盏花素片

【药物组成】

灯盏花素片药物组成：灯盏花素。

【功能与主治】

活血化瘀，通络止痛。用于脑络瘀阻，中风偏瘫，心脉痹阻，胸痹心痛；中风后遗症及心绞痛见上述证候者。

【临床应用】

中风：因瘀阻脑脉所致。症见半身不遂，肢体无力，半身麻木，言语謇塞，舌质黯或有瘀点瘀斑，脉涩；缺血性中风及脑出血后遗症期见上述证候者。

胸痹：因瘀阻心脉所致。症见胸部憋闷疼痛，甚则胸痛彻背，痛处固定不移，入夜尤甚，心悸气短，舌质紫黯，脉弦涩；心绞痛见上述证候者。

【用法与用量】

口服片剂：一次 2 片，tid。

【不良反应】

少见皮肤瘙痒、瘀斑，停药后自行消失。

【禁忌证】

对本品过敏者；脑出血急性期或有出血倾向者。

【注意事项】

妊娠期不宜用。心绞痛剧烈及持续时间长者，应及时就医。

【制剂与规格】

片剂：0.155 g（含灯盏花素 20 mg）。

脑安颗粒(胶囊、片、滴丸)

【药物组成】

脑安颗粒(胶囊、片、滴丸)药物组成:川芎、当归、红花、人参、冰片等。

【功能与主治】

活血化瘀,益气通络。适用于缺血性脑卒中急性期,恢复期属气虚血瘀证候者,症见急性起病,半身不遂,口舌歪斜,舌强语謇,偏身麻木,气短乏力,口角流涎,手足肿胀,舌黯或有瘀斑,苔薄白等。

【临床应用】

中风:气虚血瘀,脑络阻滞所致。症见肢体活动不利或松懈瘫软,手足肿胀,肢体发凉,伴气短乏力,动则汗出,舌体胖大,舌质淡,舌苔薄白或白腻,脉沉细或细弦;缺血性中风恢复期见上述证候者。

【用法与用量】

颗粒剂:温开水冲服,一次 1.2 g。片剂:一次 2 片。胶囊:一次 2 粒。滴丸:一次 20 丸。均 bid。一疗程 4 周,或遵医嘱。

【不良反应】

偶见头痛、头胀、头晕,恶心、腹胀和腹部不适。

【禁忌证】

对本品过敏者;出血性中风以及有出血倾向者。

【注意事项】

妊娠期和哺乳期慎用。中风病痰热证、风火上扰者慎用。

【制剂与规格】

(1)颗粒:每袋装 1.2 g。(2)胶囊:0.4 g。(3)片剂:0.53 g。(4)滴丸:50 mg。

脉血康胶囊

【药物组成】

脉血康胶囊药物组成:水蛭。

【功能与主治】

破血,逐瘀,通脉止痛。用于中风,半身不遂,癥瘕痞块,血瘀经闭,跌打损伤。

【临床应用】

中风:因暴怒血菀于上,风痰瘀阻,闭阻脑络所致。症见半身不遂,肢体麻木,口舌歪斜,言语謇涩,舌质黯有瘀斑,脉弦涩;脑梗死见上述证候者。

癥瘕:多因脏腑失调,气血阻滞,瘀血内结,气聚为瘕,血瘀为癥,症见腹中结块,坚硬不移动；肿瘤见上述证候者。

闭经：七情内伤，肝气郁结，气滞血瘀，或饮食受寒，血为寒凝，使冲任阻滞不通，胞脉闭阻所致。症见经闭，小腹疼痛，痛处固定，舌质紫黯或边有暗点。

跌打损伤：跌仆闪挫，瘀血壅滞，血闭气阻所致。症见伤处皮肤青紫，肿胀疼痛；软组织损伤见上述证候者。

【用法与用量】

口服胶囊：一次 2～4 粒，tid。

【不良反应】

尚不明确。

【禁忌证】

对本品过敏者；妊娠期。

【注意事项】

有出血倾向及阴血亏损、气虚体弱者慎用。

【制剂与规格】

胶囊：0.25 g。相当于 14 个抗凝血酶活性单位。

七、破血逐瘀

大黄䗪虫丸

【药物组成】

大黄䗪虫丸药物组成：熟大黄、土鳖虫（炒）、水蛭（制）、虻虫（去翅足，炒）、蛴螬（炒）、干漆（煅）、桃仁、苦杏仁（炒）、黄芩、地黄、白芍、甘草。

【功能与主治】

活血破瘀，通经消癥。用于瘀血内停所致的癥瘕，闭经。症见腹部肿块，肌肤甲错，面色黯黑，潮热羸瘦，经闭不行。

【临床应用】

闭经：因瘀血内停所致。症见面色黯黑，肌肤甲错，潮热羸瘦，经闭不行，舌质紫黯，有瘀斑，脉沉涩；子宫肌瘤见上述证候者。

癥瘕：因血瘀积日久所致。症见腹部肿块，面色晦黯，肌肤甲错，舌质紫黯，有瘀斑，脉沉涩；子宫肌瘤见上述证候者。

其他：瘀血内停所致的乳癖、子宫内膜异位症、闭经、慢性丙型肝炎。

【用法与用量】

大蜜丸：口服，一次 1～2 丸，一日 1～2 次。

【不良反应】

尚不明确。

【禁忌证】

对本品过敏者;妊娠期。

【注意事项】

（1）忌辛辣、生冷食物。（2）气虚血瘀者慎用。（3）年老体弱者慎用。（4）中病即止,不可过量、久服。

【制剂与规格】

大蜜丸:3 g。

八、理气活血

血府逐瘀丸（胶囊、口服液）

【药物组成】

血府逐瘀丸（胶囊、口服液）药物组成:桃仁、红花、当归、川芎、地黄、赤芍、牛膝、柴胡、枳壳（麸炒）、桔梗、甘草。

【功能与主治】

活血祛瘀、行气止痛。用于气滞血瘀所致胸痹,头痛日久,痛如针刺而有定处,内热烦闷,心悸失眠,急躁易怒。

【临床应用】

胸痹:因气滞血瘀,心脉闭塞所致。症见胸痛,痛如针刺,痛有定处,烦躁,心悸,气短,舌黯或有瘀斑,脉紧弦或涩;心绞痛见上述证候者。

心悸:因气滞血瘀,心神失养所致。症见心悸,胸闷不适,失眠多梦,舌黯或有瘀斑,脉弦紧或涩;心律失常见上述证候者。

头痛:因瘀血阻络所致。症见头痛,痛如针刺,固定不移,舌黯或有瘀斑,脉弦紧或涩;偏头痛见上述证候者。

【用法与用量】

丸剂空腹用红糖水送服。大蜜丸:一次9 g。小蜜丸:一次9 g。水蜜丸:一次6 g。水丸:一次4～8 g。胶囊:一次6粒。均 bid,1个月为一疗程。口服液:一次 10 mL, tid。

【不良反应】

尚不明确。

【禁忌证】

对本品过敏者;妊娠期。

【注意事项】

（1）忌辛辣、生冷、油腻食物。（2）体质虚弱无瘀者不宜用。（3）气虚血瘀者慎用。（4）心绞痛宜合用硝酸酯类药。（5）心绞痛发作剧烈，或发生心肌梗死时应及时就医。

【制剂与规格】

（1）丸剂：大蜜丸：9 g。小蜜丸：每袋装 9 g；每 100 丸重 20 g。水蜜丸：每袋装 6 g；每 60 丸重 6 g。水丸：每 67 丸约重 1 g。（2）胶囊：0.4 g。（3）口服液（合剂）：10 mL。

复方丹参片（颗粒、胶囊、滴丸）

【药物组成】

复方丹参片（颗粒、胶囊、滴丸）药物组成：丹参、三七、冰片。

【功能与主治】

活血化瘀，理气止痛。用于气滞血瘀所致胸痹，症见胸闷，心前区刺痛；心绞痛见上述证候者。

【临床应用】

胸痹：由气滞血瘀，阻塞心脉所致。症见胸闷疼痛，或卒然心痛如绞，痛有定处，甚则胸痛彻背，背痛彻胸，舌质紫黯或有瘀斑，脉弦涩或结代；心绞痛见上述证候者。

【用法与用量】

片剂：规格 0.32 g：一次 3 片；规格 0.8 g：一次 1 片。颗粒剂：一次 1 袋。胶囊：一次 3 粒。滴丸：口服或含化，一次 10 粒。均 tid。一疗程 4 周。

【不良反应】

偶见胃肠不适、腹泻、皮疹、月经过多。

【禁忌证】

对本品过敏者；妊娠期。

【注意事项】

（1）清淡饮食，忌辛辣、生冷、油腻食物，戒烟忌酒，忌饮浓茶。（2）寒凝血瘀胸痹心绞痛者不宜用，脾胃虚寒者慎用。（3）月经期慎用。（4）肝、肾功能不全者慎用。（5）心绞痛宜合用硝酸酯类药。（6）心绞痛发作剧烈或发生心肌梗死时应及时就医。

【制剂与规格】

（1）片剂（薄膜衣，糖衣）：0.32 g（相当于饮片 0.6 g）；0.8 g（薄膜衣，相当于饮片 1.8 g）。（2）颗粒（无蔗糖）：每袋装 1 g。（3）胶囊：0.3 g。（4）滴丸：25 mg；27 mg（薄膜衣）。

速效救心丸

【药物组成】

速效救心丸药物组成：川芎、冰片。

【功能与主治】

行气活血，祛瘀止痛。增加冠状动脉血流，缓解心绞痛。用于气滞血瘀型心绞痛。

【临床应用】

胸痹：由气滞血瘀，心脉闭塞所致。症见胸闷疼痛，或心悸，或痛有定处，或牵引左臂内侧，舌紫黯，苔薄，脉细涩；心绞痛见上述证候者。

【用法与用量】

滴丸：含服，一次 4～6 丸，tid；急性发作时，可一次 10～15 丸。

当冠心病出现胸闷、心前区不适、左肩酸沉等先兆症状时，即应迅速含服，切不可等典型的心绞痛发作后再含服。开始剂量宜小，一般 4 丸，含服后 5 min 起效。药效产生时，舌下应有苦辣味和清心透凉感。若 10 min 后不缓解，可酌情再服用 4～6 丸，如连续用 2～3 次仍不能奏效，应及时就医。

【不良反应】

偶见过敏反应如皮疹、荨麻疹及口腔溃疡、口唇肿胀等。

【禁忌证】

对本品过敏者；妊娠期。

【注意事项】

（1）忌辛辣、生冷、油腻食物。（2）寒凝血瘀、阴虚血瘀、气阴两虚、心肾阳虚之胸痹心痛者不宜单用。（3）有中、重度心衰的心肌缺血者慎用。（4）心绞痛宜合用硝酸酯类药。（5）心绞痛发作剧烈或发生心肌梗死时应及时就医。

【制剂与规格】

浓缩滴丸：40 mg。

心可舒胶囊（片）

【药物组成】

心可舒胶囊（片）药物组成：丹参、葛根（粉）、三七、木香、山楂。

【功能与主治】

活血化瘀，行气止痛。用于气滞血瘀所致胸闷，心悸，头晕，头痛，颈项疼痛；心绞痛、高脂血症、高血压、心律失常见上述证候者。

【临床应用】

胸痹：因气滞血瘀，心脉痹阻所致。症见头痛剧烈，心前区憋闷，痛有定处，两胁胀痛，气短，心悸，头晕，舌质黯紫或瘀斑，脉弦涩或结代；心绞痛见上述证候者。

心悸：因气滞血瘀，瘀阻心脉，心失所养所致。症见心悸不宁，惕惕不安，胸闷气短，舌黯脉结代；心律失常见上述证候者。

头痛：因气滞血瘀，瘀阻清窍所致。症见头痛如刺，痛有定处，头晕，健忘，舌质瘀斑，脉弦涩；原发性高血压见上述证候者。

眩晕：因气滞血瘀，瘀阻清窍，脑失所养所致。症见头晕目眩，耳鸣，头痛，胸闷，心悸，舌质黯，有瘀斑，脉弦涩；原发性高血压、高脂血症见上述证候者。

【用法与用量】

胶囊：一次4粒。片剂：规格0.31 g：一次4片；规格0.62 g：一次2片。均 tid。

【不良反应】

偶见皮肤过敏反应。

【禁忌证】

对本品过敏者；妊娠期。

【注意事项】

（1）忌生冷、辛辣、油腻食物，忌烟酒、浓茶。（2）气虚血瘀、痰瘀互阻之胸痹、心悸者不宜单用，心阳虚者不宜用。（3）出血性疾病及有出血倾向者慎用。（4）心绞痛频繁或持续发作，宜加用硝酸酯类药，症状加重应及时就医。

【制剂与规格】

（1）胶囊：0.3 g。（2）片剂：0.31 g；0.62 g。

九、滋阴活血

脉络宁注射液

【药物组成】

脉络宁注射液药物组成：牛膝、玄参、金银花、石斛。

【功能与主治】

清热养阴，活血化瘀。用于阴虚内热、血脉瘀阻所致脱疽，症见患肢红肿热痛，破溃，持续性静止痛，夜间为甚，兼见腰膝酸软，口干欲饮；血栓闭塞性脉管炎、动脉硬化性闭塞症、静脉血栓形成见上述证候者。亦用于阴风内动、瘀毒阻络证，症见半身不遂，口舌歪斜，偏身麻木，语言不利。

【临床应用】

脱疽：因阴虚内热、血脉瘀阻所致。症见肢体灼热疼痛，夜间尤甚，或见坏疽；血栓闭塞性脉管炎、动脉硬化性闭塞症见上述证候者。

中风：因阴虚内热、血脉瘀阻所致。症见半身不遂，口眼歪斜，偏身麻木，言语不利；缺血性脑卒中见上述证候者。

【用法与用量】

注射剂：静脉滴注。一次 10～20 mL，加入 5％葡萄糖或 0.9％氯化钠溶液 250～500 mL 中，滴速每分钟 20～40 滴，qd。10～14 d 为一疗程，重症可连续 2～3 个疗程。

【不良反应】

（1）少见瘙痒、皮疹、胸闷、憋气、紫绀、低血压或高血压、潮红、头晕、头痛、恶心等。（2）罕见血管性水肿、呼吸困难、喉水肿、寒战、发热、过敏样反应、过敏性休克。（3）罕见腰痛、乏力、血尿，甚至严重肾功能损害。

【禁忌证】

对本品过敏者；妊娠期；脑出血。

【注意事项】

（1）体质虚寒者不宜用。（2）有出血倾向者、过敏体质者慎用。（3）加强用药监护，尤其是老年人。用药过程中一旦发现异常或过敏反应须立即停药，及时给予处理。（4）不可与其他药物混合使用。（5）药液出现浑浊、沉淀、变色、漏气等不能使用。

【制剂与规格】

注射液：10 mL。

十、祛瘀解毒

平消胶囊（片）

【药物组成】

平消胶囊（片）药物组成：郁金、五灵脂、干漆（制）、枳壳（麸炒）、马钱子粉、白矾、硝石、仙鹤草。

【功能与主治】

活血化瘀，止痛散结，清热解毒。对毒瘀内结所致的肿瘤病人能缓解症状，抑制肿瘤生长，提高免疫力，延长生存时间。

【临床应用】

肿瘤：因热毒瘀结所致。症见胸腹疼痛，痛有定处，或有肿块，面色晦黯，舌质紫黯，或有瘀斑、瘀点，脉沉涩；食管癌、胃肠道肿瘤、肝癌、乳腺癌见上述证候者。亦可用于乳腺增生。

【用法与用量】

胶囊：一次 4～8 粒。片剂：一次 4～8 片。均 tid,饭后服。

【不良反应】

少见恶心、药疹,偶见头晕、腹泻。停药后可自行消失。

【禁忌证】

对本品过敏者;妊娠期和哺乳期。

【注意事项】

（1）清淡饮食,忌辛辣刺激食物。（2）运动员慎用。（3）抗肿瘤治疗可与手术治疗、放疗、化疗同时进行。（4）含马钱子、干漆有毒,故不可过量、久服。

【制剂与规格】

（1）胶囊:0.23 g。（2）片剂:0.24 g（薄膜衣）;0.23 g（糖衣,片芯重）。

华蟾素片（胶囊）

【药物组成】

华蟾素片（胶囊）药物组成:干蟾皮提取物。

【功能与主治】

解毒,消肿,止痛。用于中、晚期肿瘤,慢性乙型肝炎。

【临床应用】

肿瘤:因热毒内蕴所致。症见局部肿块,不痛不痒,或伴红肿热痛,口干口苦,心烦易怒,大便干结,小便黄赤,舌红,苔黄或黄腻,脉弦数。

慢性乙型肝炎:因疫毒伤肝,湿热内阻所致。症见胁肋疼痛,食欲不振,神疲乏力,舌红或红绛,苔黄或黄腻,脉弦细数。

【用法与用量】

片剂:一次 3～4 片。胶囊:一次 2 粒。均一日 3～4 次,饭后服。

【不良反应】

偶见腹痛、腹泻等胃肠道刺激反应。如无其他严重情况不需停药,继续使用,症状会减轻或消失。

【禁忌证】

对本品过敏者;妊娠期。

【注意事项】

（1）忌辛辣、生冷、不宜消化食物。（2）避免与剧烈兴奋心脏的药物配伍。（3）有一定毒性,不可过量、久用。

【制剂与规格】

（1）片剂（素片）：0.3 g。（2）胶囊：0.25 g；0.3 g。

十一、行气散结

红金消结胶囊（片）

【药物组成】

红金消结胶囊（片）药物组成：金荞麦、五香血藤、大红袍、柴胡、三七、香附、八角莲、鼠妇虫、黑蚂蚁、鸡矢藤。

【功能与主治】

彝医：补知凯扎诺，且凯色土，哈息黑。中医：疏肝理气，软坚散结，活血化瘀，消肿止痛。用于气滞血瘀所致的乳腺小叶增生，子宫肌瘤，卵巢囊肿。

【临床应用】

气滞血瘀所致的乳腺小叶增生，子宫肌瘤，卵巢囊肿。

【用法与用量】

胶囊：一次 4 粒。片剂：一次 4 片。均 tid，饭后服。

【不良反应】

尚不明确。

【禁忌证】

对本品过敏者。

【注意事项】

忌生冷、酸性、辛辣刺激食物。

【制剂与规格】

（1）胶囊：0.4 g。（2）片剂（薄膜衣）：0.42 g；0.45 g；0.5 g。

‖ 第十一节　理气剂 ‖

一、疏肝解郁

逍遥丸（颗粒）

【药物组成】

逍遥丸（颗粒）药物组成：柴胡、当归、白芍、白术（炒）、茯苓、炙甘草、薄荷。

【功能与主治】

舒肝健脾，养血调经。用于肝郁脾虚、肝气不舒所致郁闷不舒,胸胁胀痛,头晕目眩,食欲减退,月经不调。

【临床应用】

胁痛:因情志抑郁,肝郁不舒,肝克脾土所致两胁窜痛或胀痛,口苦咽干,胃脘胀满,食后加重,舌白腻,脉弦滑。

胃脘痛:因肝郁气滞,肝气犯胃所致胃脘痞满,食后胀痛,嗳气呃逆,舌质淡,苔薄白,脉弦细或弦滑;胃炎、胃下垂、消化不良见上述证候者。

郁证:因情志不遂,肝气郁结,肝脾不和所致情绪低落,闷闷不乐,喜叹息,胸闷胁痛,腹胀便溏,心烦不寐,舌苔白腻,脉弦细。

月经不调:因肝气郁结,冲任失调所致月经周期紊乱,经前烦躁易怒,乳房胀痛,经期腹痛,腹胀便溏,舌黯,脉弦细。

眩晕:因肝郁气滞,肝失疏泄,气机不畅导致气血失和,脾虚不运,清阳不升而出现头晕目眩,每遇情绪波动则加重,伴心烦不寐,大便溏,舌苔薄白或白腻,脉弦。

其他:围绝经期综合征、乳腺增生、失眠属肝郁脾虚证候者。

【用法与用量】

大蜜丸:一次 9 g, bid。水丸:一次 6～9 g, 一日 1～2 次。浓缩丸:一次 8 丸,bid。颗粒剂:温开水冲服,一次 1 袋,bid。

【不良反应】

连续服用有头昏、身倦、嗜睡、恶心、呕吐、心慌、出汗、血压升高等。

【禁忌证】

对本品过敏者。

【注意事项】

（1）忌寒凉、生冷食物。（2）胁痛属湿热毒瘀所致肝胆病,如急、慢性肝炎,急性胆囊炎,症见口苦、发热、舌苔黄厚腻者不宜用。（3）胁痛属慢性肝病,如肝硬化,症见咽干口燥、烦躁易怒、劳累加重、舌红少津者慎用。（4）肝肾阴虚胁痛,久而化火,咽干口燥,舌红少津者不宜用。（5）月经过多者、感冒时不宜用。（6）平素月经正常,突然出现月经量少,或月经错后,或阴道不规则出血应及时就医。（7）高血压、心脏病、肝病、糖尿病、肾病等慢性病严重者,儿童、年老体弱、妊娠期和哺乳期应在医师指导下服用。（8）用药 2 周症状无改善应及时就医。

【制剂与规格】

（1）丸剂:大蜜丸:9 g。水丸:每袋装 6 g;9 g。浓缩丸:每 8 丸相当于原生药 3 g。（2）颗粒（无蔗糖）:每袋装 4 g;5 g;6 g;15 g。

丹栀逍遥丸

【药物组成】

丹栀逍遥丸药物组成:柴胡(酒制)、当归、白芍(酒炒)、栀子(炒焦)、牡丹皮、白术(土炒)、茯苓、甘草(蜜炙)、薄荷。

【功能与主治】

舒肝解郁,清热调经。用于肝郁化火,胸胁胀痛,烦闷急躁,颊赤口干,食欲不振或有潮热,以及妇女月经先期,经行不畅,乳房与少腹胀痛。

【临床应用】

胁痛:因肝郁化火,肝克脾土,肝脾失调所致两胁胀痛,口苦咽干,胃脘胀闷,食后加重,苔黄腻,脉弦滑数。

胃脘痛:因肝郁化火,肝气犯胃,肝胃不和所致胃脘胀痛及两胁,口苦反酸,嗳气频繁,食后痞满加重,甚至呃逆呕吐,舌质红苔黄,脉弦滑数;胃下垂、消化不良、慢性胃炎见上述证候者。

郁证:因情志不遂,肝郁化火,肝脾不和所致情绪低落,闷闷不乐,喜叹息,胸闷胁痛,腹胀便溏,心烦不寐,甚至急躁易怒,舌红苔黄,脉弦细数。

月经不调:因肝郁化火,冲任失调所致月经紊乱,经前烦躁易怒,乳房胀痛,经期腹痛,腹胀便溏,舌红或黯,脉弦细数。

【用法与用量】

水丸:一次 6～9 g, bid,温开水送服。

【不良反应】

尚不明确。

【禁忌证】

对本品过敏者;凡虚寒者忌用。

【注意事项】

(1)忌生冷、辛辣及油腻食物。(2)妊娠期、月经期妇女慎用。(3)脾胃虚寒,脘腹冷痛,大便溏薄者不宜用。(4)用药 1 周症状未见缓解或加重应及时就医。

【制剂与规格】

水丸:每袋装 6 g。

护肝片(颗粒、胶囊)

【药物组成】

护肝片(颗粒、胶囊)药物组成:柴胡、茵陈、板蓝根、猪胆粉、绿豆、五味子。

【功能与主治】

疏肝理气，健脾消食。具有降低转氨酶作用。用于慢性肝炎及早期肝硬化。

【临床应用】

胁痛：因肝郁气滞，肝失疏泄所致胸膈痞满，两胁胀痛或窜痛，舌质黯红，脉弦；慢性肝炎、早期肝硬化见上述证候者。

黄疸：因湿热蕴结肝胆所致身目发黄，尿黄，舌苔黄腻，脉弦滑数；慢性肝炎、早期肝硬化见上述证候者。

【用法与用量】

片剂：一次 4 片。颗粒剂：一次 1 袋。胶囊：一次 4 粒。均 tid。

【不良反应】

尚不明确。

【禁忌证】

对本品过敏者。

【注意事项】

（1）忌辛辣油腻食物，戒酒。（2）药性偏寒，脾胃虚寒者不宜用。（3）不能久用。降低转氨酶时，一般疗程为 1 个月，长期服用会对肝、肾造成损害，反而起不到护肝的效果。（4）用药后若肝功能好转，可逐渐减量，不宜骤停，以免转氨酶反跳。（5）重症肝炎、肝硬化及肝衰竭者不宜用。

【制剂与规格】

（1）片剂：0.35 g（糖衣，片芯重）；0.36 g（薄膜衣）；0.38 g（薄膜衣）。（2）颗粒：每袋装 1.5 g；2 g。（3）胶囊：0.35 g。

二、疏肝和胃

气滞胃痛颗粒（片）

【药物组成】

气滞胃痛颗粒（片）药物组成：柴胡、香附（炙）、白芍、延胡索（炙）、枳壳、炙甘草。

【功能与主治】

舒肝理气，和胃止痛。用于肝郁气滞，胸痞胀满，胃脘疼痛。

【临床应用】

胃痛：因情志失调，肝郁气滞所致胃脘胀痛，痛窜胁背，气怒痛重，嗳气纳少，大便不畅；慢性胃炎、功能性消化不良、胃切除术后综合征见上述证候者。

【用法与用量】

颗粒剂:温开水冲服,一次 1 袋。片剂:规格 0.25 g:一次 6 片;规格 0.5 g:一次 3 片。均 tid。

【不良反应】

尚不明确。

【禁忌证】

对本品过敏者。

【注意事项】

(1)忌辛辣、油腻食物。(2)妊娠期慎用。(3)肝胃郁火、胃阴不足所致胃痛慎用。(4)糖尿病、高血压、心脏病、肝病、肾病等慢性病严重者,儿童、哺乳期、年老体弱者应在医师指导下服用。(5)用药 3 d 症状无改善应停药并及时就医。

【制剂与规格】

(1)颗粒:2.5 g(无蔗糖);5 g(含糖型)。(2)片剂:0.25 g(糖衣,片芯重);0.5 g(薄膜衣)。

胃苏颗粒

【药物组成】

胃苏颗粒药物组成:紫苏梗、香附、陈皮、枳壳、槟榔、香橼、佛手、鸡内金(炒)。

【功能与主治】

疏肝理气消胀,和胃止痛。用于肝胃气滞所致胃脘痛,症见胃脘胀痛,窜及两胁,嗳气或矢气则舒,情绪郁怒则加重,胸闷食少,排便不畅,舌苔薄白,脉弦。

【临床应用】

胃痛:因肝郁气滞,横逆犯胃所致胃脘胀满,牵及两胁,嗳气或矢气则舒,情绪郁怒则加重,胸闷食少,排便不畅,舌苔薄白,脉弦;慢性胃炎、消化性溃疡见上述证候者。

痞满:因肝郁气滞,肝胃不和所致脘腹胀满,牵及两胁,嗳气食少,情志不舒或情绪郁怒则加重,舌苔薄白,脉弦;慢性胃炎、功能性消化不良见上述证候者。

【用法与用量】

颗粒剂:温开水冲服,一次 1 袋,tid。一疗程 15 d。

【不良反应】

偶见口干、嘈杂感。

【禁忌证】

对本品过敏者；妊娠期。

【注意事项】

（1）忌生冷及油腻食品，戒烟忌酒。（2）脾胃虚寒或肝胃郁火者慎用。（3）糖尿病应在医师指导下服用。

【制剂与规格】

颗粒：5 g（无蔗糖）；15 g（含糖型）。

元胡止痛片（颗粒、胶囊、滴丸）

【药物组成】

元胡止痛片（颗粒、胶囊、滴丸）药物组成：延胡索（醋制）、白芷。

【功能与主治】

理气，活血，止痛。用于气滞血瘀所致胃痛，胁痛，头痛及痛经。

【临床应用】

胃痛：因情志失调，气血瘀滞所致胃脘疼痛，痛处固定不移，疼痛持久，舌质紫黯或有瘀斑，脉弦或涩；胃炎、消化性溃疡见上述证候者。

胁痛：因肝失条达，气血瘀滞所致胁肋胀痛或刺痛，痛处拒按，入夜痛甚，舌质紫黯，脉象沉涩；肝病见上述证候者。

头痛：因瘀血停留，阻滞脉络所致头痛如锥刺，痛处固定不移，舌质紫黯或瘀斑；血管神经性头痛、外伤性头痛见上述证候者。

痛经：因冲任瘀阻或寒凝经脉所致经前或经期腹痛，痛处固定不移，拒按，或伴有胸胁乳房胀痛，或经行不畅，经色紫黯有块，舌质紫黯或有瘀斑，脉弦或弦滑。

【用法与用量】

片剂：一次4～6片。颗粒剂：一次1袋。胶囊：规格0.25 g：一次4～6粒；规格0.45 g：一次2～3粒。滴丸：一次20～30丸。均tid。

【不良反应】

尚不明确。

【禁忌证】

对本品过敏者；脾胃虚寒及胃阴不足者。

【注意事项】

（1）忌酒及辛辣、生冷、油腻食物。（2）妊娠期慎用。（3）虚证痛经，表现为经期或经后小腹隐痛喜按，月经质稀或色淡，伴有头晕目花，心悸气短者不宜用。（4）高血压、心脏病、肝病、糖尿病、肾病等慢性病严重者,儿童、哺乳期应在医师指导下服用。
(5)用药 3 d 症状无缓解应及时就医。

【制剂与规格】

(1)片剂:0.25 g（糖衣,片芯重）;0.26 g（薄膜衣）。(2)颗粒:每袋装 5 g。
(3)胶囊:0.25 g;0.45 g。(4)滴丸:50 mg（每 10 丸重 0.5 g）。

三九胃泰颗粒(胶囊)

【药物组成】

三九胃泰颗粒(胶囊)药物组成:三叉苦(三桠苦)、九里香、两面针、木香、黄芩、茯苓、地黄、白芍。

【功能与主治】

清热燥湿,行气活血,柔肝止痛。用于湿热内蕴、气滞血瘀所致胃痛,症见脘腹隐痛,饱胀反酸,恶心呕吐,嘈杂纳减;浅表性胃炎、糜烂性胃炎、萎缩性胃炎见上述证候者。

【临床应用】

胃痛:因饮食不节,湿热内蕴所致胃脘疼痛,嘈杂纳减,口苦口黏,大便黏滞,舌苔黄腻;慢性胃炎见上述证候者。

痞满:因肝郁气滞,瘀血阻滞所致胃部饱胀,胃痛夜甚,舌质黯红有瘀点;胃炎、功能性消化不良见上述证候者。

【用法与用量】

颗粒剂:温开水冲服,一次 1 袋。胶囊:一次 2～4 粒。均 bid。

【不良反应】

偶见面部潮红、皮疹、皮肤瘙痒,罕见肝损害。

【禁忌证】

对本品过敏者。

【注意事项】

(1)忌不易消化、辛辣刺激食物。(2)虚寒性胃痛及寒凝血瘀胃痛者慎用。
(3)妊娠期、糖尿病、小儿、年老体弱者,应在医师指导下服用。(4)用药 2 周症状无改善,应停药并就医。(5)15 d 为一疗程,初显疗效后不宜立即停药,建议再服数个疗程。

【制剂与规格】

(1)颗粒:每袋装 2.5 g(无蔗糖);10 g(含糖型);20 g(含糖型)。(2)胶囊:0.5 g。

加味左金丸

【药物组成】

加味左金丸药物组成：黄连（姜炙）、吴茱萸（甘草制）、柴胡、延胡索（醋炙）、木香、香附（醋制）、枳壳（麸炒）、郁金、陈皮、青皮（醋炙）、黄芩、白芍、当归、甘草。

【功能与主治】

平肝降逆，疏郁止痛。用于肝郁化火、肝胃不和所致胸脘痞闷，急躁易怒，嗳气吞酸，胃痛少食。

【临床应用】

胃痛：肝胃不和，肝火犯胃所致胸脘痞闷疼痛，进食后加剧，痛连两胁，烦躁易怒，嗳气呃逆，嘈杂吞酸，口干口苦，纳食减少，舌红苔黄，脉弦数；慢性胃炎、消化性溃疡见上述证候者。

吞酸：肝胃不和，肝火犯胃所致胸脘、胸膈灼热疼痛或刺痛，口苦口干，吞酸不止，大便干，苔薄腻，脉弦；消化性溃疡、慢性胃炎、胃食管反流病见上述证候者。

呕吐：肝胃不和或肝火犯胃所致嗳气频作，胸胁满痛，烦闷不舒，呕吐酸苦，舌红，舌苔黄，脉弦数；胃炎、胃神经官能症、胆囊炎、幽门不全梗阻见上述证候者。

【用法与用量】

水丸：一次 6 g，bid，空腹温开水送服。

【不良反应】

尚不明确。

【禁忌证】

对本品过敏者。

【注意事项】

（1）忌生冷、辛辣、油腻食物。（2）妊娠期慎用。（3）肝寒犯胃及体虚无热者不宜。（4）重度胃痛、小儿、年老体虚应在医师指导下服用。（5）用药 3 d 症状无改善应就医。

【制剂与规格】

水丸：每袋装 6 g（每 100 丸重 6 g）。

荜铃胃痛颗粒

【药物组成】

荜铃胃痛颗粒药物组成：荜澄茄、川楝子、延胡索（醋炙）、香附（醋炙）、佛手、香橼、大黄（酒炙）、黄连、吴茱萸、海螵蛸、瓦楞子（煅）。

【功能与主治】

行气活血，和胃止痛。用于气滞血瘀引起的胃脘痛；慢性浅表性胃炎见上述证候者。

【临床应用】

胃痛：胃腑气机郁结，血流迟缓而形成血瘀，气血瘀滞所致胃脘胀痛，以痛为主，拒按，痛连两胁，痛有定处，疼痛持久难忍，食后或入夜痛甚，饮食不振，嗳气反酸，舌质紫黯或有瘀点、瘀斑，脉弦涩；慢性浅表性胃炎见上述证候者。

还用于气滞、血瘀证或气滞血瘀所致的十二指肠溃疡。

【用法与用量】

颗粒剂：温开水冲服，一次 5 g, tid。7 d 为一疗程，可服用 1～3 个疗程或遵医嘱。

【不良反应】

偶见面部、颈部潮红，瘙痒、皮疹。

【禁忌证】

对本品过敏者。

【注意事项】

（1）清淡饮食，忌食辛辣、生冷、油腻食物。（2）不宜同时服用滋补性中药。（3）胃阴不足、脾胃虚寒胃脘疼痛慎用。（4）妊娠期、过敏体质者慎用。（5）高血压、心脏病、糖尿病、肝病、肾病等慢性病严重者，儿童、年老体弱者应在医师指导下服用。（6）服药 3 d 症状无缓解，应就医。

【制剂与规格】

颗粒：每袋装 5 g。

三、疏肝健脾

五灵胶囊

【药物组成】

五灵胶囊药物组成：柴胡、丹参、灵芝、五味子。

【功能与主治】

疏肝健脾活血。用于肝郁脾虚挟瘀所致胁肋胀痛，腹胀嗳气，纳呆，疲乏无力；慢性乙型肝炎见上述证候者。

【临床应用】

胁痛：由肝郁脾虚血瘀所致。症见胁肋胀痛，甚则刺痛，腹部胀满，嗳气，疲乏无力，唇色紫黯，舌有瘀斑；慢性乙型肝炎见上述证候者。

【用法与用量】

胶囊：饭后口服，一次 5 粒，tid。

【不良反应】

偶见恶心、胃脘不适，罕见血小板减少。

【禁忌证】

对本品过敏者。

【注意事项】

（1）清淡饮食，忌食辛辣、生冷、油腻食物。（2）凡急性肝炎属湿热疫毒内盛者慎用。（3）肝阴不足所致胁痛者慎用。（4）妊娠期、有消化性溃疡病史者慎用。

【制剂与规格】

胶囊：0.35 g。

四、理气止痛

枳术宽中胶囊

【药物组成】

枳术宽中胶囊药物组成：枳实、白术（炒）、柴胡、山楂。

【功能与主治】

健脾和胃，理气消痞。用于脾虚气滞所致胃痞，症见呕吐，纳呆，反酸；功能性消化不良见上述证候者。

【临床应用】

痞证：脾胃虚弱，气滞食积所致腹胀，胸闷，不思饮食，倦怠乏力，大便溏薄，舌淡苔白，脉虚弱；功能性消化不良、慢性胃炎、胃下垂见上述证候者。

【用法与用量】

胶囊：饭后口服，一次 3 粒，tid，疗程为 2 周。

【不良反应】

偶见胃脘疼痛、大便次数增多。

【禁忌证】

对本品过敏者。

【注意事项】

（1）清淡饮食，忌辛辣、生冷、油腻及不易消化食物。（2）湿热中阻痞满者慎用。

【制剂与规格】

胶囊：0.43 g。

宽胸气雾剂

【药物组成】

宽胸气雾剂药物组成：细辛油、檀香油、高良姜油、荜茇油、冰片

【功能与主治】

辛温通阳，理气止痛。用于阴寒阻滞，气机郁痹所致的胸痹，症见胸闷，心痛，形寒肢冷；冠心病心绞痛见上述证候者。

【临床应用】

胸痹：因阴寒凝滞，胸阳不振，气机郁闷所致。症见胸闷气短，心痛，感寒痛甚，重则喘息，不能平卧，形寒肢冷，面色苍白，舌苔白，脉沉细；冠心病心绞痛见上述证候者。

【用法与用量】

气雾剂：喷入口腔。心绞痛发作时，将瓶倒置，喷口对准舌下或口腔喷 2～3 次。

【不良反应】

尚不明确。

【禁忌证】

对本品过敏者；乙醇过敏者。

【注意事项】

（1）忌辛辣、生冷、油腻食物。（2）含细辛油，有一定毒副作用，切勿过量。（3）儿童、妊娠期慎用。（4）心绞痛持续加重，应就医。

【制剂与规格】

气雾剂：每瓶内容物 5.8 g，其中药液 2.7 mL（含挥发油 0.6 mL），每瓶 60 揿，每揿 69 mg；每瓶内容物 13.8 g，其中药液 4.8 g（含挥发油 1.5 mL），每瓶 185 揿，每揿 63 mg。

‖ 第十二节　消导剂 ‖

消食导滞

保和丸（颗粒、片）

【药物组成】

保和丸（颗粒、片）药物组成：山楂（焦）、六神曲（炒）、莱菔子（炒）、麦芽（炒）、半

夏(制)、陈皮、茯苓、连翘。

【功能与主治】

消食，导滞，和胃。用于食积停滞，脘腹胀满，嗳腐吞酸，不欲饮食。

【临床应用】

食积：因饮食不节，食积中阻，脾胃升清降浊之功能失常所致腹痛腹胀，恶心呕吐，嗳腐吞酸，不欲饮食，大便不调；功能性消化不良、婴幼儿腹泻、慢性胃炎、慢性肠炎、慢性胆囊炎见上述证候者。

【用法与用量】

大蜜丸：一次 9 g, bid。水丸：一次 6～9 g, bid。浓缩丸：一次 8 丸, tid。颗粒剂：一次 1 袋, bid。小儿用量酌减。片剂：一次 4 片, tid。温开水送服。

【不良反应】

尚不明确。

【禁忌证】

对本品过敏者。

【注意事项】

（1）忌生冷、油腻、不易消化食物。（2）因肝病或心、肾功能不全所致饮食不消化，不欲饮食，脘腹胀满者不宜用。（3）妊娠期和哺乳期慎用，年老体弱者不宜久用。（4）用药 3 d 症状无改善或出现其他症状，应立即停用并及时就医。

【制剂与规格】

（1）丸剂：大蜜丸：9 g。水丸：每袋装 6 g；9 g。浓缩丸：每 8 丸相当于原生药 3 g。（2）颗粒：每袋装 0.45 g。（3）片剂（糖衣）：0.26 g；0.4 g。

六味安消散(胶囊)

【药物组成】

六味安消散(胶囊)药物组成：藏木香、大黄、山奈、北寒水石(煅)、诃子、碱花。为蒙、藏族验方。

【功能与主治】

和胃健脾，消积导滞，活血止痛。用于脾胃不和、积滞内停所致。症见胃痛胀满，消化不良，便秘，痛经。

【临床应用】

胃痛：因脾胃不和，积滞内停所致。症见胃脘不适，疼痛胀闷，嗳腐吞酸，或吐不消化食物，吐气或矢气后痛减，或口臭而渴，心烦，大便臭秽或溏薄或秘结，苔厚腻，脉滑实;急、慢性胃炎见上述证候者。

便秘:因脾胃不和,积滞内停所致。症见大便干结,腹胀腹痛,嗳腐吞酸,恶心呕吐,或口干口臭,心烦不安,苔厚腻,脉滑实;功能性消化不良、便秘见上述证候者。

痛经:多因冲任瘀阻或寒凝经脉,使气血运行不畅,胞宫经血瘀滞所致。症见经前或经期小腹胀痛,拒按,经量少或经行不畅,经色紫黯或夹有血块,或伴有胸胁乳房胀痛,舌紫黯或有瘀点,脉弦或弦涩。

【用法与用量】

散剂:一次 1.5～3 g。胶囊:一次 3～6 粒。均一日 2～3 次。

【不良反应】

对本品敏感或体质虚弱者,可有排便次数增多或轻微腹泻,减量或停药即消失。

【禁忌证】

对本品过敏者;妊娠期和哺乳期。

【注意事项】

(1)清淡饮食,忌酒及辛辣、生冷、油腻食物。(2)脾胃虚寒之胃痛、便秘不宜用。(3)过敏体质者、月经期慎用。(4)忌愤怒、抑郁,保持心情舒畅。(5)高血压、心脏病、肝病、糖尿病、肾病等慢性病严重者,儿童、经期、年老体弱者应在医师指导下服用。(6)严格按剂量用法服用,不宜久用。(7)用药 3 d 症状无缓解或病情加重应及时就医。

【制剂与规格】

(1)散剂:每袋装 1.5 g;18 g。(2)胶囊:0.5 g。

‖ 第十三节　治风剂 ‖

一、疏散外风

川芎茶调丸(散、颗粒、片)

【药物组成】

川芎茶调丸(散、颗粒、片)药物组成:川芎、羌活、白芷、荆芥、薄荷、防风、细辛、甘草。

【功能与主治】

疏风止痛。用于外感风邪所致头痛,或有恶寒、发热、鼻塞。

【临床应用】

头痛:因感受风邪所致偏、正头痛,遇风加重,同时伴有鼻塞,流涕等;外感头痛、偏头痛、神经性头痛、血管性疼痛见上述证候者。

感冒：因外感风邪所致，伴有头痛，恶寒，发热，鼻塞等；上呼吸道感染见上述证候者。

其他：瘀阻脑络所致的眩晕；变应性鼻炎、急性上颌窦炎、急性湿疹。

【用法与用量】

饭后清茶送服。水丸：一次 3～6 g,bid。浓缩丸：一次 8 丸,tid。散剂：一次 1/2～1 袋,bid。颗粒剂：一次 1 袋,bid。片剂：一次 4～6 片,bid。

【不良反应】

尚不明确。

【禁忌证】

对本品过敏者；妊娠期。

【注意事项】

（1）忌烟酒及辛辣、油腻食物。（2）本品以治疗外感风邪所致感冒头痛效果较好，亦用于经过诊断明确的偏头痛、神经性头痛或外伤后遗症所致头痛等。（3）久痛气虚、血虚，或因肝肾不足，阳气亢盛之头痛不宜用。（4）心脏病、肝病、糖尿病、肾病等慢性病严重者，儿童、哺乳期、年老体弱者应在医师指导下服用。（5）用药 3 d 后症状无改善或病情加重应及时就医。（6）不宜久用。

【制剂与规格】

（1）丸剂：水丸：6 g。浓缩丸：每 8 丸相当于原药材 3 g。（2）散剂：每袋装 3 g；6 g。（3）颗粒：4 g（无蔗糖）；7.8 g（含糖型）。（4）片剂（糖衣）：0.48 g。

通天口服液

【药物组成】

通天口服液药物组成：川芎、天麻、羌活、白芷、赤芍、菊花、薄荷、防风、细辛、茶叶、甘草。

【功能与主治】

活血化瘀，祛风止痛。用于瘀血阻滞，风邪上扰所致的偏头痛，症见头部胀痛或刺痛，痛有定处，反复发作，头晕目眩，或恶心呕吐，恶风。

【临床应用】

头痛：因瘀血阻滞，风邪上扰所致。症见头部胀痛或刺痛，痛有定处，遇风加重，反复加重；血管神经性头痛、紧张性头痛及偏头痛见上述证候者。

眩晕：因风阳上扰所致。症见头晕目眩，恶心呕吐，遇风尤甚；原发性高血压、椎基底动脉供血不足见上述证候者。

【用法与用量】

口服液:第1 d,即刻服 10 mL,随后于1、2、4 h后各服 10 mL。以后q6h。第2～3 d,一次 10 mL,tid。一疗程 3 d,或遵医嘱。

【不良反应】

偶见胃痛、皮疹。

【禁忌证】

对本品过敏者;妊娠期;出血性脑血管病;阴虚阳亢者。

【注意事项】

(1)忌烟酒及辛辣、油腻食物。(2)不宜同服温补性中成药。(3)肝火上炎证,高血压、心脏病慎用。(4)肝病、糖尿病、肾病等慢性病严重者,儿童、年老体弱者应在医师指导下服用。(5)不可过量、久服。(6)头晕目眩严重者,应及时就医。(7)用药3 d症状无缓解,应就医。

【制剂与规格】

口服液(合剂):10 mL。

二、平肝息风

松龄血脉康胶囊

【药物组成】

松龄血脉康胶囊药物组成:鲜松叶、葛根、珍珠层粉。

【功能与主治】

平肝潜阳,镇心安神。用于肝阳上亢所致头痛、眩晕、急躁易怒、心悸、失眠;原发性高血压、高脂血症见上述证候者。

【临床应用】

头痛:因肝阳上亢所致。症见头痛,耳鸣,心烦易怒,目赤,口苦,夜寐不安,舌红少苔,脉弦细数;高血压见上述证候者。

眩晕:因肝阳上亢所致。症见眩晕,耳鸣,腰膝酸软,少寐多梦,心烦胸闷,目赤,口苦,舌红少苔,脉弦细数;高血压、高脂血症见上述证候者。

心悸:因肝阳上亢所致。症见心悸,少寐多梦,急躁易怒,腰膝酸软,眩晕,耳鸣,口苦咽干,舌红少苔,脉弦细数;高血压、高脂血症见上述证候者。

失眠:因肝阳上亢所致。症见少寐多梦,心烦易怒,眩晕,耳鸣,目赤,口苦,舌红少苔,脉弦细数;高血压、高脂血症见上述证候者。

【用法与用量】

胶囊:一次 3 粒,tid,饭后服。4 周为一疗程。

【不良反应】

少见恶心、胃胀、腹泻、腹痛等。

【禁忌证】

对本品过敏者。

【注意事项】

（1）忌烟酒及辛辣、油腻食物。（2）妊娠期、气血不足证者慎用。（3）高血压持续不降或出现高血压危象等急症应及时就医。

【制剂与规格】

胶囊：0.5 g。

丹珍头痛胶囊

【药物组成】

丹珍头痛胶囊药物组成：高原丹参、夏枯草、川芎、当归、白芍、熟地黄、珍珠母、鸡血藤、菊花、蒺藜、钩藤、细辛。

【功能与主治】

平肝熄风，散瘀通络，解痉止痛。用于肝阳上亢，瘀血阻络所致头痛，背痛颈酸，烦躁易怒。

【临床应用】

头痛：因肝阳偏亢或瘀血阻络所致。症见头胀痛或刺痛，头晕目眩，心烦易怒，失眠多梦或头痛经久不愈，日轻夜重，舌红苔薄黄，脉细弦或舌质黯红有瘀斑，苔薄白，脉细涩；原发性头痛如偏头痛、紧张性头痛、丛集性头痛，高血压头痛见上述证候者。

【用法与用量】

胶囊：一次 3～4 粒，tid，饭后服。

【不良反应】

尚不明确。

【禁忌证】

对本品过敏者；妊娠期和哺乳期；新生儿；肾脏病。

【注意事项】

（1）忌辛辣、油腻食物，戒烟酒。（2）痰浊头痛不宜单独服。（3）含有马兜铃科植物细辛，应在医师指导下服用，定期复查肾功能。

【制剂与规格】

胶囊：0.5 g。

三、祛风化瘀

正天丸(胶囊)

【药物组成】

正天丸(胶囊)药物组成:川芎、当归、桃仁、红花、鸡血藤、黑顺片、麻黄、白芷、防风、羌活、细辛、独活、钩藤、地黄、白芍。

【功能与主治】

疏风活血,养血平肝,通络止痛。用于外感风邪、瘀血阻络、血虚失养、肝阳上亢引起的多种头痛。

【临床应用】

头痛:由外感风邪、瘀血阻络、血虚失养、肝阳上亢所致头痛,症见头面疼痛经久不愈,痛处固定不移,或局部跳痛,舌质紫黯或瘀斑;偏头痛、紧张性头痛、颈椎病型头痛、神经性头痛、经前头痛见上述证候者。

【用法与用量】

水丸:一次 6 g。胶囊:一次 2 粒。均一日 2～3 次,饭后服。15 d 为一疗程。

【不良反应】

少见皮疹、丙氨酸转氨酶(ALT)升高,偶见尿潴留、腹痛、腹泻及急性胃黏膜出血。

【禁忌证】

对本品过敏者;婴幼儿;妊娠期和哺乳期;肝、肾功能不全者。

【注意事项】

(1)忌烟酒及辛辣、油腻食物。(2)高血压、心脏病慎服。(3)有肝病、糖尿病、肾病等慢性病严重者,儿童、年老体弱者应在医师指导下服用。(4)高血压头痛及不明原因的头痛应及时就医。(5)初发头痛用药 3 d 症状无缓解,应及时就医。(6)不宜久用,经常性头痛用药 15 d 症状无缓解应及时就医。

【制剂与规格】

(1)水丸:每袋装 6 g。(2)胶囊:0. 45 g。

四、养血祛风

养血清脑丸(颗粒)

【药物组成】

养血清脑丸(颗粒)药物组成:熟地黄、当归、钩藤、珍珠母、决明子、夏枯草、白芍、川芎、鸡血藤、延胡索、细辛。

【功能与主治】

养血平肝,活血通络。用于血虚肝亢所致头痛,眩晕眼花,心烦易怒,失眠多梦等。

【临床应用】

头痛:血虚肝旺所致。症见头痛眩晕,视物昏花,心烦易怒,心悸失眠,舌淡,苔薄黄;原发性高血压、血管神经性头痛见上述证候者。

眩晕:血虚肝旺所致。症见头晕乏力,心悸,失眠多梦,两目干涩,视物昏花;原发性高血压见上述证候者。

不寐:心肝血虚,血不养神所致。症见失眠多梦,心悸,乏力;神经衰弱见上述证候者。

【用法与用量】

浓缩丸:一次 2.5 g, tid。颗粒剂:温开水冲服,一次 4 g, tid。

【不良反应】

偶见恶心、呕吐,罕见皮疹,停药后自行消失。

【禁忌证】

对本品过敏者;妊娠期和哺乳期。

【注意事项】

（1）忌烟酒及辛辣、油腻食物。（2）外感或湿痰阻络所致头痛、眩晕者慎用,脾虚便溏者慎用。（3）本品有轻度降压作用,低血压者慎用。（4）肝病、肾病、糖尿病等慢性病严重者,儿童、年老体弱者应在医师指导下服用。（5）用药 3 d 症状无缓解应及时就医。（6）不宜久用。

【制剂与规格】

（1）浓缩丸（薄膜衣）:每袋装 2.5 g。（2）颗粒:每袋装 4 g。

消银颗粒（片）

【药物组成】

消银颗粒（片）药物组成:地黄、玄参、牡丹皮、金银花、大青叶、当归、红花、赤芍、苦参、白鲜皮、防风、牛蒡子、蝉蜕。

【功能与主治】

清热凉血,养血润肤,祛风止痒。用于血热风燥型白疕和血虚风燥型白疕,症见皮疹为点滴状、基底鲜红色、表面覆有银白色鳞屑,或皮疹表面覆有较厚的银白色鳞屑,较干燥,基底淡红色,瘙痒较甚。

【临床应用】

白疕：因血热风燥或血虚风燥所致。症见皮疹色鲜红或淡红，呈点滴状或片状，表面覆有白色鳞屑或鳞屑较厚，刮之可见薄膜现象、筛状出血，瘙痒；银屑病见上述证候者。

【用法与用量】

颗粒剂：温开水冲服，一次 3.5 g。片剂：一次 5～7 片。均 tid。1 个月为一疗程。

【不良反应】

（1）少见转氨酶（ALT 及 AST）升高。（2）偶见男性出现性功能障碍。（3）长期用药可有光敏反应。（4）十分罕见诱发白血病。

【禁忌证】

对本品过敏者；妊娠期。

【注意事项】

（1）忌辛辣、油腻、牛羊肉和海鲜等发物，戒烟忌酒。（2）肝功能不全者、过敏体质者慎用。（3）含有较多寒凉滑利药物，脾胃虚寒或体虚便溏者慎用。（4）高血压、心脏病、肝病、肾病等慢性病严重者应在医师指导下服用。（5）糖尿病不宜用颗粒剂。（6）注意保持平和心态和良好作息规律，有助于病情稳定。

【制剂与规格】

（1）颗粒：每袋装 3.5 g。（2）片剂：0.3 g（糖衣，片芯重）；0.32 g（薄膜衣）。

润燥止痒胶囊

【药物组成】

润燥止痒胶囊药物组成：生地黄、何首乌、制何首乌、桑叶、苦参、红活麻。

【功能与主治】

苗医：怡象任早，墟瘕任者，滇劫挡祛卡，任哈赊嘎；雪皮风症。中医：养血滋阴，祛风止痒，润肠通便。用于血虚风燥所致皮肤瘙痒，以及热毒蕴肤所致痤疮肿痛，热结便秘。

【临床应用】

粉刺：血热蕴阻肌肤所致。症见颜面红斑、粉刺、毛囊一致性丘疹，脓包，以额头、口鼻周围为多，常伴有皮肤灼热，口渴喜冷饮，大便偏干；痤疮见上述证候者。

风瘙痒：血虚风燥所致。症见皮肤剧烈瘙痒，遇热易发作，入夜尤甚，夜寐不安，皮肤初无损害，但于过度搔抓后出现抓痕，血痂，色素沉着，湿疹化，苔藓样变；皮肤瘙痒症见上述证候者。

便秘：阴虚血燥，热结大肠所致。症见腹胀便秘，便干不畅；功能性便秘见上述证候者。

【用法与用量】

口服胶囊：一次 4 粒，tid。2 周为一疗程，或遵医嘱。

【不良反应】

尚不明确。

【禁忌证】

对本品过敏者。

【注意事项】

（1）忌烟酒及辛辣、油腻、腥发食物。（2）不宜同服温热性中药。（3）患处不宜用热水洗烫。（4）妊娠期、过敏体质者慎用。（5）儿童、年老体弱及患有其他疾病者应在医师指导下服用。（6）因糖尿病、肾病、肝病、肿瘤等所致皮肤瘙痒，不属本品适应范围。（7）切忌用手挤压患处，若有较多结节、囊肿、脓疱等应及时就医。（8）不宜滥用化妆品及外涂药物。（9）用药 7 d 症状无缓解应及时就医。

【制剂与规格】

胶囊：0.5 g。

五、祛风通络

华佗再造丸

【药物组成】

华佗再造丸药物组成：川芎、吴茱萸、冰片等。

【功能与主治】

活血化瘀，化痰通络，行气止痛。用于痰瘀阻络之中风恢复期和后遗症。症见半身不遂，拘挛麻木，口眼歪斜，言语不利。

【临床应用】

中风：由痰瘀阻络所致半身不遂，口眼歪斜，手足麻木，疼痛拘挛，肢体沉重或活动不利，舌质紫黯，舌下脉络瘀曲；中风后恢复期见上述证候者。

【用法与用量】

浓缩水蜜丸：常用量一次 4～8 g，重症一次 8～12 g，早、晚各服 1 次。连服 10 d，停药 1～2 d 为一周期。随后再服，连续 3 个周期为一疗程。可连续用 3 个疗程。预防量与维持量一次 8 g，早、晚各服 1 次。

【不良反应】

偶见咽干口苦、心烦易怒、多梦失眠、便秘、纳差等。

【禁忌证】

对本品过敏者;妊娠期;脑出血急性期。

【注意事项】

（1）忌烟酒及辛辣、生冷、油腻食物。（2）中风属痰热壅盛证,表现为面红耳赤,大便秘结者不宜用。（3）平素便秘者慎用。（4）若有燥热感,可用白菊花蜜糖水送服,或减半服用,必要时停服数天。

【制剂与规格】

浓缩水蜜丸:每袋装 8 g。每瓶装 80 g;120 g。

小活络丸

【药物组成】

小活络丸药物组成:制川乌、制草乌、胆南星、乳香(制)、没药(制)、地龙。

【功能与主治】

祛风散寒,化痰除湿,活血止痛。用于风寒湿邪闭阻、痰瘀阻络所致痹病,症见肢体关节疼痛,或冷痛或刺痛,或疼痛夜甚,关节屈伸不利、麻木拘挛。

【临床应用】

痹病:因风寒湿邪闭阻,痰瘀阻络所致。症见肢体关节疼痛,酸楚,重着,麻木,遇阴寒潮湿加剧,或关节肿大,屈伸不利,步履艰难,行动受阻,舌苔薄白或白腻,脉弦紧或濡缓;类风湿关节炎、骨关节炎、强直性脊柱炎、大骨节病、臀肌筋膜炎见上述证候者。

【用法与用量】

大蜜丸:一次 3 g, bid。浓缩丸:一次 6 丸,一日 1～2 次。饭后黄酒或温开水送服。

【不良反应】

罕见药疹、急性胃黏膜出血和心律失常。

【禁忌证】

对本品过敏者;妊娠期。

【注意事项】

（1）湿热瘀阻或阴虚有热者慎用。（2）脾胃虚弱者慎用。（3）不宜长期、过量服用。

【制剂与规格】

大蜜丸：3 g。浓缩丸：每 6 丸相当于原生药 2.3 g。

复方风湿宁胶囊（片）

【药物组成】

复方风湿宁胶囊（片）药物组成：两面针、野木瓜、宽筋藤、过岗龙、威灵仙、鸡骨香。

【功能与主治】

祛风除湿，活血散瘀，舒筋止痛。用于风湿痹痛。

【临床应用】

痹病：由风寒湿邪痹阻经络，气血运行不畅，寒湿与瘀血交阻，内舍筋骨所致。症见晨起关节疼痛较剧，局部肿胀重着，畏寒喜温，或关节肿大变形，屈伸不利，甚至关节强直，肢体麻木，晨僵；风湿性关节炎、类风湿关节炎见上述证候者。

跟痛症：由肾虚筋骨失常，复感风寒湿邪侵袭，寒凝血滞所致。症见晨起站立时疼痛明显，行走片刻疼痛减轻，行走过久疼痛又加重；跟骨骨刺、跟下滑囊炎、跟腱炎、足跟纤维垫炎、外伤性跟骨疼痛见上述证候者。

【用法与用量】

胶囊：一次 5 粒。片剂：一次 5 片。均一日 3～4 次，饭后服。

【不良反应】

尚不明确。

【禁忌证】

对本品过敏者；妊娠期和哺乳期；儿童。

【注意事项】

（1）忌寒凉及油腻食物，忌与酸味食物同服。（2）过敏体质者慎用。（3）不宜同服其他泻火及滋补性中药。（4）风湿热痹者不宜用，表现为关节肿痛如灼，痛处发热，疼痛窜痛无定处，口干唇燥。（5）严格按照剂量用法服用，高血压、心脏病、糖尿病、肝病、肾病等慢性病严重者，以及年老体弱者应在医师指导下服用。（6）用药 7 d 症状无缓解应及时就医。

【制剂与规格】

（1）胶囊：0.3 g。（2）片剂：0.2 g（基片重）；0.21 g（薄膜衣）；0.48 g（薄膜衣）。

‖ 第十四节　祛湿剂 ‖

一、散寒除湿

风湿骨痛胶囊(片)

【药物组成】

风湿骨痛胶囊(片)药物组成:制川乌、制草乌、麻黄、红花、木瓜、乌梅、甘草。

【功能与主治】

温经散寒,通络止痛。用于寒湿闭阻经络所致痹病,症见腰脊疼痛,四肢关节冷痛;风湿性关节炎见证候者。

【临床应用】

痹病:由寒湿阻络所致。症见肢体关节疼痛,喜温畏寒,或关节肿胀,局部僵硬,肢体麻木,活动不利,或颈肩腰背疼痛,遇寒痛增,苔白腻,脉弦紧;类风湿关节炎、强直性脊柱炎、骨关节炎、颈椎病、腰椎骨质增生见上述证候者。

【用法与用量】

胶囊:一次 2～4 粒。片剂:一次 2～4 片。均 bid。疗程 3 个月。若需继续治疗须停药 1 个月后遵医嘱。

【不良反应】

尚不明确。

【禁忌证】

对本品过敏者;妊娠期;有出血倾向者;阴虚内热者。

【注意事项】

(1)阴虚火旺或湿热痹病慎用。(2)心功能不全、心律失常、高血压、青光眼慎用。(3)含有毒性药物乌头碱,应在医师指导下严格按规定量服,不得任意增量。(4)若出现唇舌发麻、头痛头昏、腹痛腹泻、心烦欲呕、呼吸困难等情况,应立即停药并及时就医。

【制剂与规格】

(1)胶囊:0.3 g。(2)片剂:0.36 g;0.37 g。

追风透骨丸

【药物组成】

追风透骨丸药物组成:制川乌、制草乌、麻黄、桂枝、细辛、白芷、秦艽、防风、羌活、天麻、地龙、当归、川芎、赤芍、乳香（制）、没药（制）、香附（制）、茯苓、白术（炒）、天南星（制）、甘松、赤小豆、甘草。

【功能与主治】

祛风除湿，通经活络，散寒镇痛。用于风寒湿痹，肢节疼痛，肢体麻木。

【临床应用】

痹病：风寒湿邪痹阻经络，血行不畅所致。症见肢体麻木，关节疼痛，痛有定处，感寒加重，关节屈伸不利或畏寒肢冷，肌肤麻木不仁，舌淡苔白腻，脉弦紧或濡缓；骨关节炎、类风湿关节炎、强直性脊柱炎、坐骨神经痛见上述证候者。

【用法与用量】

水蜜丸：一次 6 g，bid。1 个月为一疗程。

【不良反应】

（1）可有恶心、呕吐、呃逆、胃烧灼感、腹胀、腹痛、腹泻等。（2）少见皮疹、瘙痒、皮肤潮红等。（3）偶见头晕、头痛、口舌麻木、肢体麻木等。（4）罕见心悸、胸闷、血压升高、心律失常。（5）罕见过敏反应、水肿等。

【禁忌证】

对本品过敏者；妊娠期；肝、肾功能不全者；属风热痹者。

【注意事项】

（1）用于风寒湿痹，湿热痹阻、脾胃湿热、脾胃虚弱者慎用。（2）高血压、心脏病、心律失常、心功能不全者慎用。（3）本品含有毒药物制川乌、制草乌、制天南星，不可过量服用、不可久服。（4）用药后若出现头痛、头晕、口舌麻木、心烦欲呕、心悸、呼吸困难、过敏反应等情况，应立即停药并及时就医。

【制剂与规格】

水蜜丸：每袋装 6 g；36 g。每 10 丸重 1 g。

正清风痛宁片（缓释片）

【药物组成】

正清风痛宁片（缓释片）药物组成：盐酸青藤碱。

【功能与主治】

祛风除湿，活血通络，消肿止痛。用于风寒湿痹证，症见肌肉酸痛，关节肿胀，疼痛，屈伸不利，僵硬，肢体麻木；类风湿关节炎、风湿性关节炎见上述证候者。

【临床应用】

痹病：风寒湿邪闭阻经络关节所致。症见四肢关节肿胀，冷痛，屈伸不利，夜间痛甚,或恶风畏寒,肢体麻木,舌质黯红,或有瘀斑,舌苔薄白,脉弦紧或细涩;类风湿关节炎、风湿性关节炎见上述证候者。

其他:用于慢性肾炎、坐骨神经痛、带状疱疹后神经痛。

【用法与用量】

口服片剂、肠溶片:一次 1～4 片,tid,2 个月为一疗程。缓释片:用于风寒湿痹证者,一次 1～2 片,bid,2 个月为一疗程;用于慢性肾炎(普通型为主),一次 2 片,bid,3 个月为一疗程。

【不良反应】

(1)偶见皮肤潮红、灼热、瘙痒、皮疹。(2)偶见胃肠不适、恶心、食欲减退、头昏、头痛、多汗。(3)偶见白细胞减少和血小板减少。(4)罕见嗜睡。

【禁忌证】

对本品过敏者;妊娠期和哺乳期;哮喘或有哮喘病史者。

【注意事项】

(1)忌生冷、辛辣刺激食物。(2)湿热痹者慎用。(3)过敏反应及时停药并给予处理。(4)每 2 周检查血常规。

【制剂与规格】

(1)片剂(肠溶片):每片含青藤碱 20 mg。(2)缓释片:每片含青藤碱 60 mg。

二、消肿利水

五苓散(胶囊、片)

【药物组成】

五苓散(胶囊、片)药物组成:泽泻、茯苓、猪苓、白术(炒)、肉桂。

【功能与主治】

温阳化气,利湿行水。用于阳不化气、水湿内停所致水肿,症见小便不利,水肿腹胀,呃逆泄泻,渴不思饮。

【临床应用】

水肿:因阳气不足,膀胱气化无力,水湿内停所致。症见小便不利,肢体水肿,腹胀不适,呃逆泄泻,渴不思饮;慢性肾炎见上述证候者。

蓄水:因外感表证未尽,病邪随经入里,影响膀胱气化功能所致。症见发汗后,微热,口渴不欲饮,小便不利,脉浮;尿潴留见上述证候者。

痰饮:因水湿内蓄于下,挟气上攻所致。症见脐下悸动,头眩,吐涎沫,短气而咳,小便不利,舌苔白腻,脉濡弱;慢性支气管炎见上述证候者。

泄泻：因脾胃湿困，清气不升，浊气不降所致。症见泄泻如水或稀薄，呕吐，身重，体倦，或兼烦渴，小便不利，舌苔白腻，脉沉缓；慢性肠炎见上述证候者。

【用法与用量】

散剂：一次 6～9 g，bid。胶囊：一次 3 粒，bid。片剂：一次 4～5 片，tid。

【不良反应】

偶见过敏反应。

【禁忌证】

对本品过敏者。

【注意事项】

（1）忌辛辣、油腻食物。（2）妊娠期慎用。（3）属湿热下注，气滞水停，风水泛溢所致水肿不宜用。（4）属阴虚津液不足之口渴、小便不利者不宜用。（5）痰热犯肺，气喘咳嗽者不宜用。（6）湿热下注，伤食所致泄泻者不宜用。

【制剂与规格】

（1）散剂：每袋装 6 g；9 g。（2）胶囊：0.45 g。（3）片剂：0.35 g。

肾炎康复片

【药物组成】

肾炎康复片药物组成：人参、西洋参、山药、地黄、杜仲（盐炒）、土茯苓、白花蛇舌草、黑豆、泽泻、白茅根、丹参、益母草、桔梗。

【功能与主治】

益气养阴，健脾补肾，清除余毒。用于气阴两虚、脾肾不足、水湿内停所致水肿，症见神疲乏力，腰膝酸软，面浮肢肿，头晕耳鸣。

【临床应用】

水肿：因脾肾不足，气阴两虚，水肿内停所致。症见神疲乏力，腰膝酸软，面目、四肢浮肿，头晕耳鸣，舌偏红、边有齿印，苔薄白腻，脉细弱或细数；慢性肾炎、蛋白尿、血尿见上述证候者。

其他：可用于特发性膜性肾病、糖尿病肾病、肾病综合征所致水肿、蛋白尿见上述证候者。亦可治疗隐匿性肾炎单纯血尿、小儿紫癜性肾炎。

【用法与用量】

片剂：规格 0.3 g：一次 8 片，tid；规格 0.48 g：一次 5 片，tid。小儿酌减或遵医嘱。

【不良反应】

尚不明确。

【禁忌证】

对本品过敏者;妊娠期。

【注意事项】

（1）低盐饮食,忌肥甘、辛辣刺激食物,忌烟酒。（2）妊娠期慎用。（3）急性肾炎水肿不宜用。（4）禁房事。

【制剂与规格】

片剂:0.3 g（糖衣,片芯重）;0.48 g（薄膜衣）。

尿毒清颗粒

【药物组成】

尿毒清颗粒药物组成:大黄、黄芪、丹参、川芎、制何首乌、党参、白术、茯苓、桑白皮、苦参、车前草、半夏（姜制）、柴胡、菊花、白芍、甘草。

【功能与主治】

通腑降浊,健脾利湿,活血化瘀。用于脾肾亏损,湿浊内停,瘀血阻滞所致的少气乏力,腰膝酸软,恶心呕吐,肢体浮肿,面色萎黄;用于慢性肾功能衰竭（氮质血症期和尿毒症早期）见上述证候者。

【临床应用】

肾劳（溺毒）:多因久病水毒浸渍,脾肾衰败,浊瘀内阻所致。症见面色萎黄,神疲乏力,纳差,恶心呕吐,腰膝酸软,或胀痛不适,痛有定处,夜尿频数而清长,肌肤甲错,肢体浮肿,舌淡,苔腻,脉弱或弦;慢性肾功能衰竭见上述证候者。

【用法与用量】

颗粒剂:温开水冲服,qid,分别于每日 6 h、12 h、18 h 各服 1 袋,22 h 服 2 袋,每日最大服用量8袋。亦可另定服药时间,但每次间隔时间勿超过 8 h。

【不良反应】

尚不明确。

【禁忌证】

对本品过敏者;妊娠期。

【注意事项】

（1）慢性肾衰竭尿毒症晚期不宜用,肝肾阴虚者慎用。（2）应在医师指导下按主治证候用药,按时按量服。（3）按肾衰竭程度,采用相应的肾衰竭饮食,忌豆类、动物内脏、肥肉、坚果果实等高植物蛋白食物。（4）用药后大便呈半糊状为正常现象,如呈水样或大便次数增多应减量。（5）可与对肾功能无损害的抗生素、降压药、利尿药、抗酸药、降尿酸药合用。（6）忌与肠道吸附剂合用。（7）对 24 h 尿量 < 1 500 mL 者,服药期间注意检测血钾。

【制剂与规格】

颗粒:每袋装 5 g（无蔗糖）。

三、清热通淋

癃清片（胶囊）

【药物组成】

癃清片（胶囊）药物组成:败酱草、白花蛇舌草、金银花、黄连、黄柏、泽泻、车前子、牡丹皮、赤芍、仙鹤草。

【功能与主治】

清热解毒,凉血通淋。用于下焦湿热所致热淋,症见尿频,尿急,尿痛,腰痛,小腹坠胀;亦用于慢性前列腺炎湿热蕴结兼瘀血证,症见小便频急,尿后余沥不尽,尿道灼热,会阴少腹腰骶部疼痛或不适等。

【临床应用】

热淋:因湿热蕴结下焦所致。症见小便短赤,尿色黄赤,淋淋涩痛,口咽干燥,舌苔黄腻,脉滑数;下尿路感染见上述证候者。

癃闭:因湿热蕴结兼瘀血所致。症见小便频急,尿后余沥不尽,尿道灼热,尿线变细会阴少腹腰骶部疼痛或不适等,舌红,苔黄腻,脉数;前列腺炎见上述证候者。

【用法与用量】

片剂:一次 6 片,bid;重症一次 8 片,tid。胶囊:规格 0.4 g:一次 6 粒,bid;重症一次 8 粒,tid;规格 0.5 g:一次 4 粒,bid;重症一次 5～6 粒,tid。

【不良反应】

尚不明确。

【禁忌证】

对本品过敏者。

【注意事项】

（1）忌辛辣、油腻食物,忌烟酒。（2）体虚胃寒者不宜用。（3）妊娠期慎用。（4）淋证属肝郁气滞或脾肾两虚者慎用。（5）肝郁气滞、脾虚气陷、肾阳衰惫、肾阴亏耗所致癃闭者慎用。

【制剂与规格】

（1）片剂:0.6 g。（2）胶囊:0.4 g;0.5 g。

三金片

【药物组成】

三金片药物组成:金沙藤、菝葜、金樱根、羊开口、积雪草。

【功能与主治】

清热解毒,利湿通淋,益肾。用于下焦湿热所致热淋,症见小便短赤,淋漓涩痛,尿急尿频;急慢性肾盂肾炎、膀胱炎、尿路感染见上述证候者。慢性非细菌性前列腺炎肾虚湿热下注证。

【临床应用】

热淋:因下焦湿热所致。症见小便短赤,淋漓涩痛,尿急频数,舌苔黄腻,脉滑数;尿路感染见上述证候者。

还用于慢性非细菌性前列腺炎肾虚湿热下注证。

【用法与用量】

片剂,(1)热淋:规格 0.17 g 或 0.18 g:一次 5 片;规格 0.28 g 或 0.29 g:一次 3 片。均一日 3～4 次。疗程依病情确定。(2)慢性非细菌性前列腺炎:规格 0.28 g 或 0.29 g:一次 3 片,tid,疗程为 4 周。

【不良反应】

偶见皮疹,转氨酶(ALT 及 AST)、尿素氮轻度升高,白细胞轻度降低。

【禁忌证】

对本品过敏者;妊娠期;糖尿病禁用糖衣片。

【注意事项】

(1)忌烟酒及辛辣食物。(2)不宜同服滋补性中药。(3)淋痛属于肝郁气滞或脾肾两虚者慎用。(4)高血压、心脏病、糖尿病、肝病、肾病等慢性病严重者,儿童、哺乳期、年老体弱者应在医师指导下服用。(5)注意检测肝、肾功能。(6)用药 3 d 症状无缓解应及时就医。

【制剂与规格】

片剂:0.17 g;0.18 g;0.28 g;0.29 g。0.17 g 和 0.18 g 相当于原药材 2.1 g;0.28 g 和 0.29 g 相当于原药材 3.5 g。

四、化瘀通淋

癃闭舒胶囊

【药物组成】

癃闭舒胶囊药物组成:补骨脂、益母草、琥珀、金钱草、海金沙、山慈菇。

【功能与主治】

温肾化气，清热通淋。用于肾气不足，湿热瘀阻所致癃闭，症见腰膝酸软，尿频，尿急，尿痛，尿细如线，伴小腹拘急疼痛。

【临床应用】

癃闭：由肾气不足、肾元衰惫，湿热淤阻、膀胱气化失司、水湿内蕴所致。症见夜尿增多，尿急，尿滴沥，伴小腹胀满，舌黯，苔黄腻，脉弦数等；前列腺增生症见上述证候者。

【用法与用量】

胶囊：规格 0.3 g：一次 3 粒；规格 0.45 g：一次 2 粒，bid。一疗程 20 d 或遵医嘱。

【不良反应】

少见轻微的口渴感、胃部不适、轻度腹泻，罕见肝损害。

【禁忌证】

对本品过敏者；妊娠期；肝功能不全者。

【注意事项】

（1）忌烟酒及辛辣、油腻食物。（2）慢性肝病慎用。（3）肺热壅盛，肝郁气滞，脾虚气陷所致癃闭不宜用。

【制剂与规格】

胶囊：0.3 g；0.45 g。

五、扶正祛湿

尪痹颗粒（胶囊、片）

【药物组成】

尪痹颗粒（胶囊、片）药物组成：地黄、熟地黄、续断、淫羊藿、骨碎补、狗脊（制）、羊骨、附片（黑顺片）、独活、桂枝、防风、伸筋草、威灵仙、红花、皂角刺、知母、白芍。

【功能与主治】

补肝肾，强筋骨，祛风湿，通经络。用于肝肾不足、风湿阻络所致尪痹，症见肌肉关节疼痛，局部肿大，僵硬畸形，屈伸不利，腰膝酸软，畏寒乏力；类风湿关节炎见上述证候者。

【临床应用】

痹病：由肝肾亏损，风湿阻络，内舍筋骨所致。症见关节疼痛或关节局部肿痛，重着，麻木，畏寒喜温，或关节肿大变形，屈伸不利，甚至关节僵直，手足乏力；类风湿关节炎见上述证候者。

【用法与用量】

颗粒剂:温开水冲服,一次6 g。胶囊:一次5粒。片剂:规格0.25 g:一次7～8片;规格0.5 g:一次4片。均 tid。3周为一疗程。服用3个疗程以上者疗效较好。

【不良反应】

尚不明确。

【禁忌证】

对本品过敏者;妊娠期。

【注意事项】

(1)忌生冷、辛辣食物。(2)湿热实证者慎用。(3)高血压、心脏病、肾病等慢性病严重者应在医师指导下服用。

【制剂与规格】

(1)颗粒:每袋装3 g;6 g。(2)胶囊:0.55 g。(3)片剂:0.25 g(糖衣);0.5 g(薄膜衣)。

风湿液

【药物组成】

风湿液药物组成:桑寄生、牛膝、鹿角胶、鳖甲胶、羌活、独活、秦艽、防风、木瓜、当归、白芍、川芎、红花、白术、红曲、甘草。

【功能与主治】

补养肝肾,养血通络,祛风除湿。用于肝肾血亏、风寒湿邪所致痹病,症见骨关节疼痛,四肢麻木;风湿性关节炎、类风湿关节炎见上述证候者。

【临床应用】

痹病:因肝肾精血不足,风湿入侵,闭阻经络所致。症见肢体、关节、肌肉、筋骨疼痛,或肢体麻木重着,屈伸不利,关节肿大;风湿性关节炎、类风湿关节炎以及强直性脊柱炎、骨关节炎、颈椎病见上述证候者。

【用法与用量】

风湿液:一次10～15 mL,一日2～3次,宜饭后服。

【不良反应】

偶见胸闷、呼吸困难、面部出汗,或皮肤潮红、丘疹、瘙痒等过敏反应。

【禁忌证】

对本品及乙醇过敏者;妊娠期和哺乳期;月经期;儿童。

【注意事项】

(1)忌寒凉及油腻食物。(2)湿热痹者不宜用,主要表现为关节肿痛如灼、痛处发热,疼痛窜痛无定处,口干唇燥。(3)不宜同服其他泻火及滋补性中药。(4)过敏体质者慎用。(5)高血压、心脏病、肝病、糖尿病、肾病等慢性病严重者,以及年老体弱者应在医师指导下服用。(6)用药 7 d 症状无缓解应及时就医。

【制剂与规格】

风湿液(酒剂):10 mL;100 mL;250 mL。

六、益肾通淋

普乐安胶囊(片)

【药物组成】

普乐安胶囊(片)药物组成:油菜花花粉。

【功能与主治】

补肾固本。用于肾气不固所致癃闭,症见腰膝酸软,排尿不畅,尿后余沥或失禁。

【临床应用】

癃闭:肾虚所致。症见排尿困难,淋漓不畅,夜尿频数,腰膝酸软,舌淡苔白,脉细弱;慢性前列腺炎及前列腺增生见上述证候者。

【用法与用量】

胶囊:餐前服,一次 4～6 粒,tid。片剂:一次 3～4 片,tid。1 个月为一疗程。

【不良反应】

少见轻度大便溏薄,罕见血尿、肝损害。

【禁忌证】

对本品过敏者。

【注意事项】

(1)忌辛辣、生冷、油腻食物。(2)感冒发热者不宜用。(3)肝郁气滞、脾虚气陷所致癃闭者慎用。(4)高血压、心脏病、肝病、糖尿病、肾病等慢性病者,应在医师指导下服用。(5)用药 2 周症状无缓解应及时就医。

【制剂与规格】

(1)胶囊:0.375 g。(2)片剂(薄膜衣):0.57 g;0.64 g。均含油菜花粉 0.5 g。

七、辟秽止泻

克痢痧胶囊

【药物组成】

克痢痧胶囊药物组成：白芷、苍术、石菖蒲、细辛、荜茇、鹅不食草、猪牙皂、丁香、硝石、白矾、雄黄、冰片。

【功能与主治】

解毒辟秽，理气止泻。用于泄泻和痧气（中暑）。

【临床应用】

用于腹泻和中暑。

【用法与用量】

口服胶囊：一次 2 粒，一日 3～4 次。

【不良反应】

尚不明确。

【禁忌证】

对本品过敏者；婴幼儿；妊娠期和哺乳期；肝、肾功能不全者。

【注意事项】

（1）清淡饮食，忌辛辣、生冷、油腻食物。（2）过敏体质者慎用。（3）不宜同服滋补性中药。（4）有炎性肠病、便脓血等慢性病史应去就医。（5）高血压、心脏病、糖尿病等慢性病严重者，儿童、年老体弱者应在医师指导下服用。（6）服药 3 d 症状无缓解应及时就医。

【制剂与规格】

胶囊：0.28 g。

‖ 第十五节 调脂剂 ‖

化浊降脂

血脂康胶囊

【药物组成】

血脂康胶囊药物组成：红曲。本品为红曲提取物精制而成，内含天然他汀类物质约 20％以上。有调血脂、保护血管内皮、抑制过氧化损伤等作用。

【功能与主治】

化浊降脂，活血化瘀，健脾消食。用于痰阻血瘀所致高脂血症，症见气短，乏力，头晕，头痛，胸闷，腹胀，食少纳呆等。

【临床应用】

高脂血症：痰阻血瘀所致。症见头晕头重，胸闷泛恶，腹胀，纳呆，肢体麻木，心悸气短，舌黯或有瘀斑瘀点，脉弦滑或弦涩。用于高脂血症以及动脉粥样硬化所致心、脑血管疾病的辅助治疗。

【用法与用量】

胶囊：一次 2 粒，于早、晚餐后服；轻、中度一次 2 粒，于晚餐后服。

【不良反应】

（1）偶见肠胃不适如胃部灼热、胃肠胀气、胃痛。（2）偶见转氨酶（ALT 及 AST）和肌酸激酶一过性升高。（3）罕见乏力、口干、头晕、头痛、肌痛、皮疹、水肿、胆囊区疼痛、眼结膜充血、尿道刺激症状。

【禁忌证】

对本品过敏者；活动性肝炎。

【注意事项】

（1）忌油腻食物。（2）妊娠期和哺乳期慎用。（3）肝功能不全者慎用。（4）注意检测血脂、转氨酶（ALT 及 AST）和肌酸激酶。若转氨酶升高达正常值上限 3 倍，或肌酸激酶显著升高时应停药。

【制剂与规格】

胶囊：0.3 g。

‖ 第十六节　固涩剂 ‖

补肾缩尿

缩泉丸（胶囊）

【药物组成】

缩泉丸（胶囊）药物组成：益智仁（盐炒）、乌药、山药。

【功能与主治】

补肾缩尿。用于肾虚所致小便频数，夜卧遗尿。

【临床应用】

多尿:由肾气虚寒,膀胱气化失常所致。症见小便频数,小便清长,夜间尤甚,腰膝酸软,舌质淡,脉沉细弱;神经性尿频见上述证候者。

遗尿:由肾气不固,膀胱失约所致。症见小儿夜间遗尿,伴神疲倦怠,舌淡苔薄,脉沉细;功能性遗尿见上述证候者。

【用法与用量】

水丸:成人一次 3～6 g,一日 2～3 次。胶囊:成人一次 6 粒,5 岁以上儿童 3 粒,均 tid。宜餐前服。

【不良反应】

尚不明确。

【禁忌证】

对本品过敏者。

【注意事项】

(1)忌辛辣、生冷、油腻食物,忌酒。(2)肝经湿热所致遗尿不宜用。(3)感冒发热不宜用。(4)高血压、心脏病、肝病、肾病、糖尿病等慢性病,儿童、妊娠期应在医师指导下服用。(5)服药 2 周症状无缓解应就医。

【制剂与规格】

(1)水丸:每袋装 6 g。每瓶装 45 g;54 g;60 g。每 20 丸重 1 g。(2)胶囊:0.3 g。

(王洪江　李鹏鹏　王美英)

第二章

外科用药

‖ 第一节 清热剂 ‖

一、清热利湿

消炎利胆片(颗粒、胶囊)

【药物组成】

消炎利胆片(颗粒、胶囊)药物组成:溪黄草、穿心莲、苦木。

【功能与主治】

清热,祛湿,利胆。肝胆湿热所致胁痛、口苦;急性胆囊炎、胆管炎见上述证候者。

【临床应用】

胁痛:因湿热蕴结肝胆,疏泄失职所致。症见胁痛,口苦,厌食油腻,尿黄,舌苔黄腻,脉弦滑数;急性胆囊炎、胆管炎见上述证候者。

胆胀:因肝胆湿热蕴结所致。症见右胁胀痛,口苦,厌食油腻,小便黄,舌红苔黄腻,脉弦滑数;急性胆囊炎、胆管炎见上述证候者。

【用法与用量】

片剂:规格 0.25 g 和 0.26 g:一次 6 片;规格 0.52 g:一次 3 片。颗粒剂:一次 2.5 g。胶囊:一次 4 粒。均 tid。疗程 2 周。

【不良反应】

(1)偶见恶心、呕吐、腹痛、腹泻、皮疹、头晕、头痛、乏力、月经不调。(2)罕见过敏样反应、过敏性休克、全身抽搐、失眠、心悸、剧烈咳嗽、呼吸困难等。

【禁忌证】

对本品过敏者;妊娠期。

【注意事项】

（1）忌辛辣、油腻食物，戒酒。（2）合并胆道梗阻时不宜使用。（3）药性苦寒，非肝胆湿热证，如脾胃虚寒者慎用。（4）慢性胆囊炎及胆石症不属急性发作期慎用。（5）肝肾功能不全者慎用，如使用应定期检测肝肾功能。（6）严重消化性溃疡、心脏病及重症肌无力、过敏体质者慎用。（7）注意病情变化，如发热、黄疸、上腹痛等症加重时应及时请外科诊治。（8）苦木有小毒，不可过量、过久服用。建议疗程不超过2周。

【制剂与规格】

（1）片剂：0.26 g（薄膜衣），相当于饮片2.6 g；0.52 g（薄膜衣），相当于饮片5.2 g；0.25 g（糖衣，片芯重），相当于饮片2.6 g。（2）颗粒（无蔗糖）：每袋装2.5 g。（3）胶囊：0.45 g。

金钱胆通颗粒

【药物组成】

金钱胆通颗粒药物组成：连钱草、金钱草、茵陈、虎杖、柴胡、蒲公英、香附（制）、丹参、决明子、乌梅。

【功能与主治】

清利湿热、疏通肝胆、止痛排石。用于胆石症湿热郁结于少阳胆腑之胁痛。痛在右胁，固定不移，或继发绞痛，上引肩背，便秘尿黄，甚至身目俱黄发热，舌质黯红，苔厚腻或黄腻，脉弦滑或弦紧。

【临床应用】

胆石症：湿热郁结于少阳胆腑之胁痛，见上述证候者。

【用法与用量】

颗粒剂：温开水冲服。每日首次2袋，后3次各服1袋，qid。3周为一个疗程。

【不良反应】

少见大便稀薄，停药后恢复正常。

【禁忌证】

对本品过敏者。

【注意事项】

（1）忌油腻、辛辣刺激食物，戒酒。（2）年老体弱者慎用。

【制剂与规格】

颗粒：每袋装8 g。

银屑胶囊（颗粒）

【药物组成】

银屑胶囊（颗粒）药物组成：土茯苓、菝葜。

【功能与主治】

祛风解毒。用于银屑病。

【临床应用】

银屑病：皮疹色鲜红或淡红，呈点滴状或片状，表面覆有白色鳞屑或鳞屑较厚，刮之可见薄膜现象、筛状出血，瘙痒。

【用法与用量】

胶囊：一次4粒。颗粒剂：温开水冲服，一次1袋。均一日2～3次，或遵医嘱。

【不良反应】

尚不明确。

【禁忌证】

对本品过敏者。

【注意事项】

忌腥味、辛辣刺激食物。

【制剂与规格】

（1）胶囊：0.45 g。（2）颗粒：每袋装6 g（相当于饮片27 g）；15 g（相当于原药材27 g）。

二、清热除湿

除湿止痒软膏

【药物组成】

除湿止痒软膏药物组成：蛇床子、黄连、黄柏、白鲜皮、苦参、虎杖、紫花地丁、扁蓄、茵陈、苍术、花椒、冰片等。

【功能与主治】

清热除湿，祛风止痒。急性、亚急性湿疹证属湿热型或湿阻型的辅助治疗。特别适用于婴幼儿、妊娠期和哺乳期妇女皮肤病（湿疹、特异性皮炎等）。

【临床应用】

急性、亚急性湿疹证属湿热型或湿阻型以及特异性皮炎。

【用法与用量】

软膏剂：外用。一日 3～4 次，涂抹患处。

【不良反应】

尚不明确。

【禁忌证】

对本品过敏者；皮肤破溃处。

【注意事项】

（1）忌辛辣、油腻及腥发食物，戒烟忌酒。（2）过敏体质者、妊娠期慎用。（3）不宜同服温热性药物或使用其他外用药。（4）切勿接触眼睛、口腔等黏膜处。（5）用药 7 d 症状无缓解应就医。

【制剂与规格】

软膏：10 g；20 g。

三、清热燥湿

金蝉止痒胶囊

【药物组成】

金蝉止痒胶囊药物组成：金银花、栀子、黄芩、苦参、黄柏、龙胆、白芷、白鲜皮、蛇床子、蝉蜕、连翘、地肤子、地黄、青蒿、广藿香、甘草。

【功能与主治】

清热解毒，燥湿止痒。用于湿热内蕴所致丘疹性荨麻疹，夏季皮炎等皮肤瘙痒症状。

【临床应用】

丘疹性荨麻疹，夏季皮炎等皮肤瘙痒症状。

【用法与用量】

胶囊：饭后服，一次 6 粒，tid。

【不良反应】

少见口干、食欲减退、恶心、呕吐、腹泻、头昏，停药后可消失。

【禁忌证】

对本品过敏者；妊娠期。

【注意事项】

（1）忌辛辣、腥味食物。（2）婴幼儿，脾胃虚寒者慎用。

【制剂与规格】

胶囊：0.5 g。

四、清热解毒

季德胜蛇药片

【药物组成】

季德胜蛇药片药物组成：七叶一枝花、蟾蜍皮、蜈蚣、地锦草等（国家保密配方）。

【功能与主治】

清热解毒，消肿止痛。用于毒蛇、毒虫咬伤。对蝮蛇、眼镜蛇、五步蛇等毒蛇咬伤中毒有显著疗效；蝎子、蜈蚣等毒虫咬伤肿痛同样有效。

【临床应用】

毒蛇、毒虫咬伤：因蛇虫咬伤，风毒入侵，内攻脏腑所致。症见局部牙咬痕迹，红肿疼痛或起水泡，头晕头痛，寒战发热，四肢乏力，肌痛；各种毒蛇及毒虫咬伤见上述证候者。

【用法与用量】

片剂：首剂 20 片，随后每隔 6 h 服 10 片，危急重症将剂量增加为 10～20 片，并缩短间隔时间。不能口服者可鼻饲。至中毒症状明显消失即可停药。被毒虫咬伤后，将药片用水溶解后外搽，涂于伤口周围约半寸处，可起到消肿止痛作用。

【不良反应】

研碎用酒精调糊局部外用，偶见瘙痒、皮疹。

【禁忌证】

对本品过敏者；妊娠期和哺乳期。

【注意事项】

（1）忌辛辣、油腻食物。（2）在被毒蛇、毒虫咬伤后，除应用药物外，还须尽早采取阻止毒素吸收的措施，如结扎止血带，每隔 15～20 min 放松 1～2 min。消除毒素，如用 0.9% 氯化钠冲洗伤口，挤出或吸出毒液等。（3）脾胃虚寒、年老体弱、肝肾功能不全者慎用。（4）不可过量、久服。

【制剂与规格】

片剂（糖衣）：0.4 g。

肛泰栓(软膏)

【药物组成】

肛泰栓(软膏)药物组成:地榆炭、五倍子、冰片、盐酸小檗碱、盐酸罂粟碱。

【功能与主治】

凉血止血,清热解毒,燥湿敛疮,消肿止痛。栓剂:适用于湿热下注所致的内痔、混合痔的内痔部分Ⅰ、Ⅱ期出现的便血、肿胀、疼痛,以及炎性外痔出现的肛门坠胀疼痛、水肿、局部不适。软膏:湿热瘀阻所致的内痔、外痔、混合痔出现的便血、肿胀、疼痛。

【临床应用】

内痔:由湿热瘀阻或湿热下注所致,大便时出血,疼痛,有痔核脱出,可自行回纳。

外痔:由湿热瘀阻或湿热下注所致,肛门坠胀疼痛,肛缘肿胀,局部不适,有异物感;炎性外痔见上述证候者。

混合痔:由湿热瘀阻或湿热下注所致,内痔部分Ⅰ、Ⅱ期出现的便血、肿胀、疼痛。

【用法与用量】

栓剂:直肠给药,一次1粒,一日1次,睡前或便后用。将配备的指套戴在示指上,撕开栓剂包装,取出栓剂,轻轻塞入肛门内约2 cm。软膏剂:肛门给药,一次1 g,一日1次,睡前或便后外用。先将局部用温水洗净,擦干。拧下药盖,揭开封口膜,用盖上的尖端刺破管口,取出1个给药管,套在药管上拧紧,插入肛门内推入。亦可外涂于局部。

【不良反应】

偶见食欲不振、腹部不适、腹泻。

【禁忌证】

对本品过敏者;严重肾功能不全者。

【注意事项】

(1)忌辛辣刺激食物。(2)运动员、肝肾功能不全者慎用。

【制剂与规格】

(1)栓剂:1 g。(2)软膏:10 g。

复方黄柏液

【药物组成】

复方黄柏液药物组成:黄柏、金银花、连翘、蒲公英、蜈蚣。

【功能与主治】

清热解毒,消肿祛腐。用于疮疡溃后,伤口感染,属阳证者。

【临床应用】

疮疡:由热毒、火毒引起,症见局部红肿热痛,溃后脓液稠厚,或外伤所致溃疡,可伴有发热,口渴,苔黄,脉数;软组织急性化脓性感染溃后见上述证候者。

其他:有报道用于宫颈糜烂、溃疡期褥疮、湿疹、接触性皮炎、带状疱疹、脂溢性皮炎、夏季皮炎、多形性日光疹、霉菌性龟头炎、尖锐湿疣术后伤口。

【用法与用量】

外用溶液。浸泡纱布条外敷于感染伤口内,或破溃的脓肿内。若溃疡较深,可用直径 0.5～1 cm 的无菌胶管,插入溃疡深部,以注射器抽取本品进行冲洗。用量一般 10～20 mL,一日 1 次。或遵医嘱。

【不良反应】

尚不明确。

【禁忌证】

对本品过敏者;妊娠期。

【注意事项】

(1)忌辛辣、腥味、油腻食物。(2)过敏体质者慎用。(3)使用前应按常规换药法清洁或清创病灶。(4)在 2 ℃～10 ℃密闭保存,开瓶后不宜久存。

【制剂与规格】

溶液(涂剂):20 mL;100 mL;120 mL;150 mL。每 1 mL 相当于饮片 0.2 g。

连翘败毒丸(膏、片)

【药物组成】

连翘败毒丸药物组成:金银花、连翘、蒲公英、紫花地丁、大黄、栀子、黄芩、黄连、黄柏、苦参、白鲜皮、木通、防风、白芷、蝉蜕、荆芥穗、羌活、麻黄、薄荷、柴胡、天花粉、玄参、浙贝母、桔梗、赤芍、当归、甘草。

连翘败毒膏(片)药物组成:金银花、连翘、大黄、紫花地丁、蒲公英、栀子、白芷、黄芩、赤芍、浙贝母、桔梗、玄参、木通、防风、白鲜皮、甘草、蝉蜕、天花粉。

【功能与主治】

清热解毒,消肿止痛。丸剂用于热毒蕴结肌肤所致的疮疡,症见局部红肿热痛、未破溃者。膏剂、片剂用于疮疖溃烂,灼热发烧,流脓流水,丹毒疱疹,疥癣痛痒。

【临床应用】

疮疡:由风热毒邪蕴结肌肤所致。症见肌肤红赤,肿胀,微热,疼痛,舌尖红,脉浮数;体表急性感染性疾病见上述证候者。

丹毒:由热毒瘀滞皮肤所致。症见突发全身发热,患部色红如染丹,边缘微隆起,边界清楚,疼痛,手压之红色减退,抬手复赤,舌红苔黄,脉滑数;网状淋巴管炎见上述证候者。

热疮:因外感风湿热毒所致。症见群集小疱,疮面渗出,灼热刺痒,周身不适,心烦郁闷,舌红苔黄,脉弦数;疱疹、皮肤瘙痒见上述证候者。

【用法与用量】

水丸:一次 9 g。片剂:一次 4 片。煎膏剂:一次 15 g。均 bid。

【不良反应】

偶见肝损害。

【禁忌证】

对本品过敏者;妊娠期;疮疡阴证、气血两虚者。

【注意事项】

(1)忌烟酒及辛辣、油腻、海鲜之物。(2)不宜同服滋补性中药。(3)高血压、心脏病慎服。(4)糖尿病、肝病、肾病等慢性病严重者,儿童、年老体弱者应在医师指导下服用。(5)用药 3 d 症状无缓解应及时就医。

【制剂与规格】

(1)水丸:每袋装 9 g;每瓶装 60 g;每 100 粒重 6 g。(2)片剂:0.6 g(糖衣,薄膜衣)。(3)煎膏:每袋装 15 g;每瓶装 60 g;120 g;180 g。

如意金黄散

【药物组成】

如意金黄散药物组成:黄柏、大黄、姜黄、白芷、天花粉、陈皮、厚朴、苍术、生天南星、甘草。

【功能与主治】

清热解毒,消肿止痛。用于热毒瘀滞肌肤所致疮疡初起,红肿热痛或丹毒流注。症见肌肤红肿热痛,亦用于跌打损伤。

【临床应用】

疮疡:因热毒蕴滞肌肤所致。症见疮形高肿,皮色焮红,灼热疼痛;急性蜂窝织炎、急性化脓性淋巴结炎、肛周脓肿见上述证候者。

丹毒:因热毒蕴滞肌肤所致。症见突发全身发热,患处色红如丹染,边缘微隆起,边界清楚,疼痛,手压之红色减退,抬手复赤,舌红苔黄,脉滑数。

流注:因热毒蕴滞肌肤所致。症见疮形高肿,皮温微热,疼痛,可见一处或多处发生；体表多发性脓肿见上述证候者。

【用法与用量】

散剂：为外用药，不可内服。局部红肿、焮热、疼痛，用清茶或凉水调敷；漫肿无头，用醋或葱酒调敷；亦可用植物油或蜂蜜调敷。一日数次。

【不良反应】

少见皮疹等过敏反应。

【禁忌证】

对本品过敏者；妊娠期；疮疡阴证者。

【注意事项】

（1）忌辛辣、油腻、海鲜之物。（2）调敷时根据疮疡的不同表现，用不同的汁液调制后外敷。（3）疮疡化脓或破溃时应及时就医。（4）用药 3 d 后病情无好转应及时就医。

【制剂与规格】

散剂：每袋（瓶）装 3 g；6 g；9 g；12 g；30 g。

地榆槐角丸

【药物组成】

地榆槐角丸药物组成：地榆（炭）、槐角（蜜炙）、槐花（炒）、黄芩、大黄、当归、地黄、赤芍、红花、防风、荆芥穗、枳壳（麸炒）。

【功能与主治】

疏风凉血，泻热润燥。用于脏腑实热、大肠火盛所致肠风便血，痔疮肛瘘，湿热便秘，肛门疼痛。

【临床应用】

痔疮：因脏腑实热，大肠火盛所致。症见大便出血，或有痔核脱出，可自行回纳或不可自行回纳，肛缘有肿物，色鲜红或青紫、疼痛。内痔，炎性外痔和血栓外痔见上述证候者。

肛瘘：因脏腑实热，大肠火盛所致。症见肛旁渗液或流脓，或时有时无。

【用法与用量】

大蜜丸：一次 9 g，bid。水蜜丸：一次 5 g，bid。

【不良反应】

尚不明确。

【禁忌证】

对本品过敏者；妊娠期；失血过多；身体虚弱者。

【注意事项】

（1）忌烟酒及辛辣、油腻、海鲜食物。（2）3岁以下儿童、哺乳期与经期慎用。（3）脾胃虚寒者慎用。（4）不宜同服温热性药物。（5）痔疮便血，肿痛严重和便血呈喷射状，未明确诊断的便血，须及时就医。（6）高血压、心脏病、肝病、糖尿病、肾病等慢性病严重者，儿童、年老体弱者应在医师指导下服用。（7）用药3 d症状无缓解应及时就医。（8）不宜久用。

【制剂与规格】

大蜜丸：9 g。水蜜丸：每瓶装30 g；每100丸重10 g。

湿润烧伤膏

【药物组成】

湿润烧伤膏药物组成：黄连、黄柏、黄芩、地龙、罂粟壳、芝麻油、蜂蜡。

【功能与主治】

清热解毒，止痛，生肌。用于烧、烫、灼伤。

【临床应用】

烧烫伤：常规清洁创面后，均匀涂于创面厚度0.5～2 mm。每4～6 h换药一次。

食管烧伤：一次30 g，可口服或从胃管注入，一日4次。

其他：有报道用于肿瘤化疗后口腔溃疡、化脓性乳腺炎、糖尿病足、下肢慢性溃疡、褥疮、婴儿尿布皮炎。

【用法与用量】

软膏剂：外用。均匀涂于烧、烫、灼伤等创面，厚度0.5～2 mm，根据具体情况每天4～6次。换药前，须将残留在创面上的药物及液化物拭去，暴露创面用药。

【不良反应】

罕见荨麻疹、过敏性皮炎。

【禁忌证】

对本品过敏者。

【注意事项】

（1）芝麻过敏者慎用。（2）由烧伤创面引起的全身性发病者须在烧伤湿性医疗技术医师指导下使用。（3）创面引流通畅，保持创面干燥。（4）创面发生湿疹应停药，对症处理。（5）夏季高温或者反复挤压、碰撞会使该膏体变稀，但这种改变并不影响药效。如出现此种情况，可拧紧软管盖于开水中热浸数分钟，取出后倒置，自然冷却至常温，即可恢复原状。（6）不可久用。

【制剂与规格】

软膏：每支 30 g；40 g。每 1 g 相当于饮片 0.21 g。

五、通淋消石

排石颗粒

【药物组成】

排石颗粒药物组成：连钱草、车前子（盐水炒）、茼麻子、川木通、石韦、瞿麦、滑石、徐长卿、忍冬藤、甘草。

【功能与主治】

清热利水，通淋排石。用于下焦湿热所致石淋，症见腰腹疼痛，排尿不畅或伴有血尿。

【临床应用】

石淋：因湿热蕴结下焦，煎熬尿液所致。症见小便艰涩，或排尿突然中断，少腹拘急，或腰腹绞痛难忍，尿中带血，舌红，苔薄黄，脉弦；泌尿系结石见上述证候者。

【用法与用量】

颗粒剂：温开水冲服。含糖型一次 20 g，无蔗糖一次 5 g, tid。

【不良反应】

尚不明确。

【禁忌证】

对本品过敏者；妊娠期。

【注意事项】

（1）忌辛辣、油腻食物。（2）久病肾阴不足或脾气亏虚、脾虚便溏者慎用。（3）过敏体质者慎用。（4）双肾结石或结石直径 ≥ 1.5 cm，或结石嵌顿时间较长伴肾积水者慎用，或根据需要采取其他方法。（5）多饮水并适当活动。

【制剂与规格】

颗粒：每袋装 5 g（无蔗糖）；20 g（含糖型）。

六、清热利尿

双石通淋胶囊

【药物组成】

双石通淋胶囊药物组成：关黄柏、粉萆薢、败酱草、青黛、滑石、车前子、石菖蒲、茯苓、苍术、丹参。

【功能与主治】

清热利湿,化浊通淋。湿热壅阻所致慢性前列腺炎。症见尿道灼热,小便频急,尿后余沥不尽,尿道滴白,阴部潮湿,会阴、少腹、腰骶部疼痛或不适,舌质红苔黄,脉弦或弦滑。

【临床应用】

慢性前列腺炎:属湿热壅阻证见上述证候者。

【用法与用量】

口服胶囊:一次 4 粒,tid。一疗程 28 d。

【不良反应】

偶见胃脘胀满等轻度胃肠不适。

【禁忌证】

对本品过敏者。

【注意事项】

忌辛辣刺激食物。

【制剂与规格】

胶囊:0.5 g。

七、清热消肿

马应龙麝香痔疮膏

【药物组成】

马应龙麝香痔疮膏药物组成:人工麝香、人工牛黄、珍珠、炉甘石粉(煅)、硼砂、冰片、琥珀。

【功能与主治】

清热燥湿、活血消肿,去腐生肌。用于湿热瘀阻所致各类痔疮、肛裂,症见大便出血,或疼痛,有下坠感;亦用于肛周湿疹。

【临床应用】

内痔:湿热瘀阻所致。症见大便时出血,有痔核脱出;Ⅰ、Ⅱ、Ⅲ期内痔见上述证候者。

肛裂:湿热瘀阻所致,大便带血,肛周疼痛。

肛周湿疹:湿热瘀阻所致,肛门周围湿疹。

其他：鼻衄、带状疱疹、褥疮、糖尿病性皮炎、冻疮、子宫颈糜烂、小儿尿布性皮炎。

【用法与用量】

软膏剂：外用，取适量涂擦患处。用于痔疮便血肿痛时，将备用的注入管轻轻插入肛门内，挤入药膏约2g。用于肛裂时，把药膏敷于裂口内，敷药前应将肛门洗净。

【不良反应】

罕见月经不调。

【禁忌证】

对本品过敏者；妊娠期。

【注意事项】

（1）忌油腻、辛辣刺激食物，戒烟忌酒。（2）保持大便通畅。（3）儿童、哺乳期、年老体弱者应在医师指导下使用。（4）内痔出血过多或原因不明的便血应及时就医。（5）用药3d症状无缓解应及时就医。

【制剂与规格】

软膏：10g；20g。

八、软坚散结

内消瘰疬丸

【药物组成】

内消瘰疬丸药物组成：夏枯草、海藻、蛤壳（煅）、连翘、白蔹、大青盐、天花粉、玄明粉、浙贝母、枳壳、当归、地黄、熟大黄、玄参、桔梗、薄荷脑、甘草。

【功能与主治】

化痰、软坚、散结。用于痰湿凝滞所致瘰疬痰核或肿或痛。症见皮下结块，不热不痛。

【临床应用】

瘰疬：因痰湿凝滞所致。症见颈项及耳前耳后的一侧或两侧，或颌下、锁骨上窝、腋窝结块肿大，一个或数个，皮色不变，推之能动，不热不痛，以后逐渐增大窜生；淋巴结结核见上述证候者。

【用法与用量】

浓缩丸：一次8丸，tid。水丸：一次9g，一日2～3次。温开水送服。

【不良反应】

尚不明确。

【禁忌证】

对本品过敏者；妊娠期。

【注意事项】

（1）忌辛辣、油腻和海鲜腥味食物。（2）疮疡阳证者慎用。（3）大便稀溏者慎用。

【制剂与规格】

浓缩丸：每瓶装 100 丸；每 10 丸重 1.8 g。水丸：每瓶（袋）装 9 g。

‖ 第二节　温经理气活血剂 ‖

一、散结消肿

小金丸(胶囊、片)

【药物组成】

小金丸(胶囊、片)药物组成：制草乌、地龙、木鳖子(去壳去油)、当归(酒炒)、五灵脂(醋炒)、乳香(制)、没药(制)、枫香脂、香墨、人工麝香。

【功能与主治】

散结消肿，化瘀止痛。用于痰气凝滞所致瘰疬、瘿瘤、乳岩、乳癖，症见肌肤或肌肤下肿块一处或数处，推之能动，或骨及骨关节肿大、皮色不变、肿硬作痛。

【临床应用】

瘰疬：由痰气凝滞所致。症见颈项及耳前耳后结核，一个或数个，皮色不变，推之能动，不热不痛者；淋巴结结核见上述证候者。

瘿瘤：由痰气凝滞所致。症见颈部正中皮下肿块，不热不痛，随吞咽上下活动；甲状腺腺瘤、结节性甲状腺肿见上述证候者。

乳癖：由肝郁痰凝所致。症见乳部肿块，一个或多个，皮色不变，经前疼痛；乳腺增生见上述证候者。

乳岩：由痰凝血瘀所致。症见乳房局部肿块，质地坚硬，高低不平，固定不移；乳腺癌不宜手术者。

【用法与用量】

糊丸：打碎后服，一次 1.2～3 g；小儿酌减。胶囊：一次 4～10 粒。片剂：一次 2～3 片；小儿酌减。均 bid。

【不良反应】

偶见皮肤红肿、瘙痒等过敏反应，停药后可自行消失。

【禁忌证】

对本品过敏者；妊娠期和哺乳期；疮疡阳证者。

【注意事项】

（1）忌辛辣、油腻及海鲜等发物。（2）运动员慎用。（3）含有乳香、没药，脾胃虚弱、肝肾功能不全者慎用。（4）痈疽阳证，红肿热痛不宜用。（5）含制草乌，不宜久用。

【制剂与规格】

（1）糊丸：每瓶装 0.6 g；1.2 g；3 g；每袋装 1.2 g；2.4 g。糊丸有 3 种规格：每 100 丸重 3 g；每 100 丸重 6 g；每 10 丸重 6 g。（2）胶囊：0.3 g；0.35 g。（3）片剂：0.36 g。

西黄丸（胶囊）

【药物组成】

西黄丸（胶囊）药物组成：牛黄或体外培育牛黄、麝香或人工麝香、乳香（醋制）、没药（醋制）。

【功能与主治】

清热解毒，消肿散结。用于热毒壅结所致痈疽疔毒、瘰疬、流注、癌肿。

【临床应用】

痈肿疮疖：因热毒内壅所致。症见局部红肿热痛，或溃破渗液，伴口干口苦，大便干燥，小便黄赤，或见恶寒发热。舌红苔黄，脉数。

疔疮：因热毒壅盛所致。症见局部皮肤有粟粒样小疮或脓头，或麻或痒，红肿热痛，伴口苦咽干，大便干燥，小便黄赤，或见恶寒发热。舌红苔黄，脉数。

肿瘤：因热毒内结，经络不通所致。症见局部肿块，不痛不痒，或伴红肿热痛，烦躁不安，口干口苦，便秘，尿黄。舌红苔黄，脉数。

【用法与用量】

糊丸：口服，一次 3 g，bid。胶囊：一次 4～8 粒，bid。

【不良反应】

偶见皮疹等过敏性皮炎。

【禁忌证】

对本品过敏者；妊娠期。

【注意事项】

（1）忌辛辣刺激食物。（2）运动员慎用。（3）脾胃虚寒者慎用。

【制剂与规格】

（1）糊丸：每 20 丸（粒）重 1 g；每瓶装 3 g。（2）胶囊：0.25 g。

‖ 第三节　活血化瘀剂 ‖

一、化瘀通脉

脉管复康片（胶囊）

【药物组成】

脉管复康片（胶囊）药物组成：丹参、鸡血藤、郁金、乳香、没药。

【功能与主治】

活血化瘀，通经活络。用于瘀血阻滞，脉管不通，血脉不畅所致脉管炎、硬皮病、动脉硬化性下肢血管闭塞症。对冠心病、脑血栓后遗症属上述证候者也有一定疗效。

【临床应用】

脱疽：由气血凝滞、经络阻塞所致。症见肢体酸胀疼痛，皮色黯红或紫黯，皮肤发凉而干燥，或见坏疽；脉管炎、动脉硬化闭塞症见上述证候者。

硬皮病：由血脉瘀阻所致。症见皮肤发硬变厚，感觉减退，关节肿胀，面色黧黑，肌肤甲错，甚至指端溃疡，舌质黯红，苔白，脉沉涩或沉缓。

胸痹：由气滞血瘀，心脉痹阻所致。症见胸闷心痛，遇劳则发，烦躁失眠，舌质紫黯，脉沉涩；冠心病见上述证候者。

中风：由气滞血瘀，闭阻脑络所致。症见半身不遂，口舌歪斜，言语不利，舌质紫黯，脉沉涩；缺血性脑卒中后遗症见上述证候者。

【用法与用量】

片剂：一次 2.4 g，tid。胶囊：一次 4 粒，tid。饭后服。

【不良反应】

罕见困倦、心动过缓及过敏反应。

【禁忌证】

对本品过敏者；妊娠期。

【注意事项】

（1）忌辛辣、油腻食物，忌烟酒。（2）月经期、肺结核、气虚寒凝血瘀者慎用。

【制剂与规格】

（1）片剂：0.3 g（糖衣，基片）；0.6 g（薄膜衣）。（2）胶囊：0.45 g。

二、消肿活血

京万红软膏

【药物组成】

京万红软膏药物组成：黄连、黄芩、黄柏、栀子、大黄、地榆、槐米、半边莲、金银花、紫草、苦参、胡黄连、白蔹、地黄、桃仁、红花、当归、川芎、血竭、赤芍、木鳖子、土鳖虫、乳香、没药、木瓜、罂粟壳、五倍子、乌梅、棕榈、血余、白芷、苍术、冰片。

【功能与主治】

活血解毒，消肿止痛，去腐生肌。用于轻度水、火烫伤，疮疡肿痛，创面溃烂。

【临床应用】

烧伤、烫伤：由外来热源损伤所致。症见局部皮肤色红或起水泡，或泡下基底部皮色鲜红，疼痛；Ⅰ度、浅Ⅱ度烧、烫伤见上述证候者。

疮疡：由热毒瘀滞或热盛肉腐所致。症见局部红肿热痛，日久成脓，破溃；体表急性化脓性感染见上述证候者。

其他：慢性溃疡及压疮、糖尿病足、蛇串疮、带状疱疹、冻伤、新生儿尿布皮炎、晒伤、皮肤缺损。

【用法与用量】

软膏剂：外用。用0.9%氯化钠溶液清理创面，涂敷药膏或将其涂于消毒纱布上，敷盖创面，消毒纱布包扎，每日换药1次。

【不良反应】

局部皮肤红色丘疹。

【禁忌证】

对本品过敏者；妊娠期。

【注意事项】

（1）忌辛辣、腥味食物。（2）为外用药，不可内服。（3）应注意全身情况，若有高热、寒战等应及时就医。（4）烫伤局部用药一定要注意创面的清洁干净，在清洁的环境下最好采用暴露疗法。（5）烧烫伤时不宜自我治疗，严重者应及时就医。轻度烧烫伤者，用药1d症状无改善或创面有脓苔应及时就医。

【制剂与规格】

软膏：每支装10g；20g。每瓶装30g；50g。

三、益肾活血

灵泽片

【药物组成】

灵泽片药物组成：乌灵菌粉、莪术、浙贝母、泽泻。

【功能与主治】

益肾活血，散结利水。用于肾虚血瘀湿阻所致轻、中度良性前列腺增生。症见尿频，排尿困难，尿线变细，淋漓不尽，腰膝酸软。

【临床应用】

癃闭：因肾虚血瘀湿阻所致。症见小便滴沥不畅，或尿细如线，甚或阻塞不通，小腹胀满疼痛，腰膝酸软，舌质紫黯或有瘀斑，脉涩；轻中度良性前列腺增生症见上述证候者。

【用法与用量】

口服片剂：一次 4 片，tid。疗程为 6 周。

【不良反应】

（1）少见口干、呃逆、恶心、胃胀、胃酸、胃痛、腹泻等。（2）偶见转氨酶（ALT 及 AST）升高。

【禁忌证】

对本品过敏者。

【注意事项】

（1）忌烟酒、辛辣食物。（2）消化性溃疡、急慢性胃炎、肠炎慎用。

【制剂与规格】

片剂（薄膜衣）：0.58 g。

（李桂福　刘淑胜）

第三章

妇科用药

‖ 第一节　理血剂 ‖

一、活血化瘀

益母草膏（颗粒、胶囊、片）

【药物组成】

益母草膏（颗粒、胶囊、片）药物组成：益母草。

【功能与主治】

活血调经，行气止痛。用于血瘀所致月经不调，痛经，产后恶露不绝，症见经水量少，淋漓不净，产后出血时间过长；产后子宫复原不全见上述证候者。

【临床应用】

月经不调：因瘀血内停冲任，气血运行不畅所致。症见经水量少，淋漓不净，经色紫黯，有血块，行经腹痛，块下痛减，或经期错后，舌紫黯或有瘀点，脉涩；功能性月经失调见上述证候者。

产后恶露不绝：因产后瘀血阻滞，胞脉不畅，冲任失和，新血不得归经所致。症见产后出血时间过长，小腹疼痛，面色不华，倦怠神疲，舌紫黯或有瘀点，脉弦涩；产后子宫复原不全见上述证候者。

【用法与用量】

煎膏剂：一次 10 g, bid。颗粒剂：温开水冲服，一次 1 袋, bid。胶囊：一次 3～6 粒, tid。片剂：规格 0.25 g 和 0.28 g：一次 3～4 片, tid。规格 0.6 g：一次 1～2 片, tid。

【不良反应】

偶见过敏反应，如皮肤发红、胸闷心慌、呼吸增快。

【禁忌证】

对本品过敏者;妊娠期;月经过多者。

【注意事项】

(1)忌生冷、油腻食物。(2)气血两虚、肝肾亏虚所致月经量少,色淡质稀,伴有头晕心悸,疲乏无力等不宜用。(3)高血压、心脏病、肾病、糖尿病或正在接受其他治疗者,以及青春期少女、围绝经期妇女应在医师指导下服用。(4)各种流产后腹痛伴有阴道出血应及时就医。(5)平素月经正常,突然出现月经过少,或经期错后,或阴道不规则出血,或带下伴阴痒,或赤带者应去就医。(6)用药1周无效者应及时就医。

【制剂与规格】

(1)煎膏:每瓶装125 g;250 g。(2)颗粒(含糖型):每袋装15 g。(3)胶囊:0.36 g(相当于原药材2.5 g)。(4)片剂:0.25 g(糖衣);0.28 g(薄膜衣);0.6 g(薄膜衣)。

少腹逐瘀丸(颗粒、胶囊)

【药物组成】

少腹逐瘀丸(颗粒、胶囊)药物组成:当归、蒲黄、五灵脂(醋制)、赤芍、延胡索(醋制)、没药(制)、川芎、肉桂、炮姜、小茴香(盐炒)。

【功能与主治】

温经活血,散寒止痛。用于寒凝血瘀所致月经后期、痛经、产后腹痛,症见行经后错,行经小腹冷痛,经血紫黯,有血块,产后小腹疼痛喜暖、拒按。

【临床应用】

月经后期:多因寒凝胞宫,冲任瘀阻,阴血不能按时下注胞宫所致。症见月经周期后错7 d以上,甚至四五十日一行,并连续发生2个月以上。经血黯红,有血块,月经量少,经行不畅,或伴少腹冷痛,腹胀喜温,畏寒肢冷,舌质紫黯,或有瘀斑瘀点,苔薄白,脉沉迟或沉涩;功能性月经失调见上述证候者。

痛经:因经期感寒饮冷,寒凝胞宫,经脉瘀滞所致。症见经期将至或经行之时小腹冷痛喜温,拒按,甚则腹痛难忍。经血或多或少,血块较多,块下痛减,腰腹胀,四末不温,舌质淡黯或有瘀斑瘀点,脉沉迟;原发性痛经见上述证候者。

产后腹痛:因产后受寒,胞脉阻滞所致。症见小腹冷痛喜温,得温痛减,恶露淋漓不止,色黯,畏寒肢冷,面色萎黄,舌质淡黯,脉沉迟。

【用法与用量】

大蜜丸:一次9 g,一日2~3次。颗粒剂:一次1袋,tid。胶囊:一次3粒,tid。蜜丸和颗粒剂用温黄酒或温开水送服,胶囊用温开水送服。

【不良反应】

尚不明确。

【禁忌证】

对本品过敏者;妊娠期。

【注意事项】

（1）忌生冷食物,不宜洗凉水澡。（2）湿热为患,阴虚有热者慎用。（3）治疗产后腹痛应排除胎盘等组织残留,出血过多者应及时就医。（4）服药期间不宜同服人参或其制剂。（5）感冒发热不宜用。（6）高血压、心脏病、肝病、糖尿病、肾病等慢性病严重者,以及青春期少女、围绝经期妇女应在医师指导下服用。（7）月经过多者,或平素月经正常,突然出现月经过少,或经期错后,或阴道不规则出血者应及时就医。（8）治疗痛经,宜在经前 3～5 d 开始服药,连服 1 周。若有生育要求应在医师指导下服用。（9）服药后痛经不减轻,或重度痛经者应及时就医。（10）治疗月经不调,服药 1 个月症状无缓解应及时就医。

【制剂与规格】

（1）大蜜丸:9 g。（2）颗粒:1.6 g（无蔗糖）;5 g（含糖型）。（3）胶囊:0.45 g。

二、化瘀止血

茜芷胶囊

【药物组成】

茜芷胶囊药物组成:茜草（制）、白芷、川牛膝、三七。

【功能与主治】

活血止血,祛瘀生新,消肿止痛。用于气滞血瘀所致子宫出血过多,时间延长,淋漓不止,小腹疼痛;药物流产后子宫出血量较多见上述证候者。

【临床应用】

崩漏:由忧思抑郁或恚怒伤肝,气郁血瘀,冲任阻滞所致。症见经期延长,淋漓不止,经水量少,有血块,腹痛,两胁作胀,或经前乳房胀痛,烦躁易怒,舌黯淡,脉弦涩;功能性月经失调见上述证候者。

产后恶露不尽:由产后气血虚弱,瘀血内阻所致。症见产后 3 周恶露仍不尽,量少,淋漓日久,色黯红,有血块,小腹疼痛拒按,血块下后痛减,舌黯或有瘀点,脉弦涩或沉弱;产后子宫复旧不全见上述证候者。

子宫出血较多:由药物流产后,瘀血阻滞所致。症见阴道出血量多,出血时间延长,或淋漓不止,色紫黯或紫红,有血块,小腹疼痛等;药物流产后子宫出血量较多见上述证候者。

【用法与用量】

胶囊:一次 5 粒,tid,饭后温开水送服。连服 9 d 为一疗程,或遵医嘱。

【不良反应】

少见胃脘部不适,一般不影响继续用药。偶见皮疹,可对症处理。

【禁忌证】

对本品过敏者;妊娠期。

【注意事项】

出血量过多者,尤其是大出血应及时就医,并采取综合治疗措施。

【制剂与规格】

胶囊:0.4 g。

坤宁颗粒(口服液)

【药物组成】

坤宁颗粒(口服液)药物组成:益母草、当归、赤芍、丹参、郁金、牛膝、枳壳、木香、荆芥(炒炭)、干姜(炒炭)、茜草。

【功能与主治】

活血行气,止血调经。用于气滞血瘀所致妇女月经过多,经期延长。

【临床应用】

经期延长:由忧思抑郁或恚怒伤肝,气滞血瘀,冲任阻滞所致。症见经期延长,淋漓不止,经水量少,有血块,胸腹两胁作胀,或经前乳房胀痛,烦躁易怒,舌黯淡,脉弦涩。月经失调见上述证候者。

月经过多:由忧思抑郁或恚怒伤肝,气滞血瘀,冲任阻滞所致。症见月经过多,有血块,胸腹两胁作胀,或经前乳房胀痛,烦躁易怒,舌黯淡,脉弦涩。月经失调见上述证候者。

【用法与用量】

经期或阴道出血期间服用。颗粒剂:规格 8 g:一次 2 袋;规格 15 g:一次 1 袋。口服液:一次 20 mL。均 tid。

【不良反应】

偶见恶心、呕吐、胃部不适等。

【禁忌证】

对本品过敏者;妊娠期;肿瘤及血液病所致出血。

【注意事项】

（1）忌辛辣、生冷食物。（2）急性大出血慎用。如出现急性大出血，应立即就医。（3）高血压、心脏病、肝病、糖尿病、肾病等慢性病应在医师指导下服用。（4）青春期少女及更年期妇女应在医师指导下服用。（5）平素月经正常，突然出现经血增加，或经期延长，或阴道不规则出血者应及时就医。

【制剂与规格】

颗粒：每袋装 8 g；15 g。口服液（合剂）：10 mL。

三、收敛止血

葆宫止血颗粒

【药物组成】

葆宫止血颗粒药物组成：牡蛎（煅）、白芍、侧柏叶（炒炭）、地黄、金樱子、仙鹤草、椿皮、大青叶、三七、柴胡（醋炙）。

【功能与主治】

固经止血，滋阴清热。用于冲任不固、阴虚血热所致月经过多、经期延长，症见月经量多或经期延长，经色深红、质稠，或有小血块，腰膝酸软，咽干口燥，潮热心烦，舌红少津，苔少或无苔，脉细数；功能失调性子宫出血及宫内节育器放置后子宫出血见上述证候者。

【临床应用】

月经过多：因冲任不固、阴虚火热所致。症见月经量多或经期延长，经色深红、质稠，或有小血块，腰膝酸软，咽干口燥，潮热心烦，舌红少津，苔少或无苔，脉细数；功能失调性子宫出血及宫内节育器放置后子宫出血见上述证候者。

经期延长：因冲任不固、阴虚火热所致。症见经期延长，经色深红、质稠，或有小血块，腰膝酸软，咽干口燥，潮热心烦，舌红少津，苔少或无苔，脉细数；功能失调性子宫出血及宫内节育器放置后子宫出血见上述证候者。

其他：药物流产后子宫出血。

【用法与用量】

颗粒剂：温开水冲服，一次 15 g，bid。于月经来潮后开始服药，14 d 为一疗程，连续用 2 个月经周期。

【不良反应】

尚不明确。

【禁忌证】

对本品过敏者。

【注意事项】

（1）忌生冷、辛辣食物，宜营养丰富饮食。（2）心脾两虚、气不摄血者慎用。（3）出血较多者应及时就医，并采取综合治疗措施。

【制剂与规格】

颗粒：每袋装 15 g。

四、养血舒肝

妇科十味片

【药物组成】

妇科十味片药物组成：香附（醋炙）、当归、延胡索（醋炙）、熟地黄、白芍、川芎、赤芍、白术、大枣、甘草、碳酸钙。

【功能与主治】

养血舒肝，调经止痛。用于血虚肝郁所致月经不调、痛经、月经前后诸症，症见行经后错，经水量少、有血块，行经小腹疼痛，血块排出痛减，经前双乳胀痛、烦躁、食欲不振。

【临床应用】

月经失调：因营血不足，肝郁不适，经血不畅所致。症见月经错后，经水量少，色黯，有血块，舌质黯淡，脉虚弦涩；功能性月经失调见上述证候者。

痛经：因营血不足，肝气郁滞，冲任二脉失于濡养所致。症见行经小腹疼痛，经水量少，色黯，有血块，块出痛减，月经后错，舌质黯淡，脉虚弦涩；原发性痛经见上述证候者。

月经前后诸症：因素体血虚肝郁，经前、经期气血下注冲任，心肝失于营血滋养，肝郁加重所致。症见经前双乳胀痛拒按，经期心情烦躁，胸胁胀满，食欲不振，经行后错，经水量少，舌质黯淡，苔薄，脉弦；经前期综合征见上述证候者。

【用法与用量】

片剂：一次 4 片，tid，温开水送服。

【不良反应】

尚不明确。

【禁忌证】

对本品过敏者；妊娠期。

【注意事项】

（1）忌辛辣、生冷食物。（2）感冒发热不宜用。（3）气血不足所致月经不调者慎用。（4）高血压、心脏病、肝病、糖尿病、肾病等慢性病严重者，以及青春期少女、围绝经期妇女应在医师指导下服用。（5）平素月经正常，突然出现月经过少，或经期错后，或阴道不规则出血者应及时就医。

【制剂与规格】

片剂（糖衣，薄膜衣）：0.3 g。

‖ 第二节　清热剂 ‖

一、清热除湿

妇科千金片（胶囊）

【药物组成】

妇科千金片（胶囊）药物组成：千斤拔、功劳木、单面针、穿心莲、党参、鸡血藤、当归、金樱根。

【功能与主治】

清热除湿、益气化瘀。用于湿热瘀阻所致带下病、腹痛，症见带下量多，色黄质稠、臭秽，小腹疼痛，腰骶酸痛，神疲乏力；盆腔炎性疾病、子宫内膜炎、慢性宫颈炎见上述证候者。

【临床应用】

带下病：因湿热瘀阻所致。症见带下量多，色黄质稠，有臭味，或小腹作痛，或阴痒，伴纳食较差，小便黄少，舌苔黄腻或厚，脉滑数；盆腔炎性疾病见上述证候者。

妇人腹痛：因湿热瘀阻所致。症见腹痛，伴有带下量多，色黄质稠，有臭味，或阴痒，小便黄少，舌苔黄腻或厚，脉滑数；盆腔炎性疾病见上述证候者。

月经不调：因湿热瘀阻所致。症见月经量多，经期延长，或淋漓不尽，伴有经期腹痛，小便黄少，舌苔黄腻或厚，脉滑；盆腔炎性疾病见上述证候者。

【用法与用量】

片剂：一次 6 片，tid。胶囊：一次 2 粒，tid。温开水送服。14 d 为一疗程。

【不良反应】

罕见瘙痒、药疹。

【禁忌证】

对本品过敏者；妊娠期。

【注意事项】

（1）忌辛辣、油腻食物。（2）气滞血瘀证、寒凝血瘀证者，带下清稀、无臭者不宜用。（3）感冒时不宜用。（4）糖尿病慎用。（5）青春期少女、伴有其他疾病应在医师指导下服用。（6）带下伴阴痒或有赤带者应及时就医。（7）用药2周症状无缓解应及时就医。

【制剂与规格】

（1）片剂（糖衣，薄膜衣）：0.32 g。（2）胶囊：0.4 g。

花红片（颗粒、胶囊）

【药物组成】

花红片（颗粒、胶囊）药物组成：一点红、白花蛇舌草、菥蓂、白背叶跟、鸡血藤、地桃花、桃金娘根。

【功能与主治】

清热解毒，燥湿止带，祛瘀止痛。用于湿热瘀滞所致带下病、月经不调，症见带下量多，色黄质稠，小腹隐痛，腰骶酸痛，经行腹痛；盆腔炎性疾病、附件炎、子宫内膜炎见上述证候者。

【临床应用】

妇人腹痛：因湿热蕴结，瘀阻任冲，胞脉血行不畅所致。症见小腹疼痛拒按，腰骶胀痛，带下增多，黄稠，有臭味，或伴低热起伏，胸闷心烦，口苦咽干，纳差，小便黄少，舌红苔黄腻，脉弦数；盆腔炎性疾病后遗症、附件炎、子宫内膜炎见上述证候者。

带下病：因湿热蕴结，损及任带二脉所致。症见带下量增多，色黄质稠，有臭味，或小腹作痛，或阴痒，胸闷心烦，口苦咽干，纳差，小便黄少，舌红苔黄腻，脉弦数；盆腔炎性疾病后遗症、附件炎、子宫内膜炎见上述证候者。

【用法与用量】

片剂：一次4～5片。颗粒剂：温开水冲服，一次1袋。胶囊：一次4～5粒。均tid。7 d为一疗程，必要时可连服2～3个疗程，每疗程间隔3 d。

【不良反应】

偶见皮肤瘙痒、皮疹、面部红斑。

【禁忌证】

对本品过敏者；妊娠期。

【注意事项】

（1）忌辛辣、生冷、油腻食物。（2）气血虚弱所致腹痛、带下清稀者不宜用。（3）哺乳期、月经期、月经过多者慎用。（4）有糖尿病或其他疾病应在医师指导下服用。（5）伴有赤带者应及时就医。（6）用药7 d症状无缓解应及时就医。

【制剂与规格】

（1）片剂：0.28 g（糖衣，片芯重）；0.29 g（薄膜衣）。（2）颗粒：每袋装2.5 g（无

蔗糖）；10 g（含糖型）。（3）胶囊：0.25 g。

宫炎平片（胶囊）

【药物组成】

宫炎平片（胶囊）药物组成：地稔、两面针、当归、柘木（穿破石）、五指毛桃。

【功能与主治】

清热利湿，祛瘀止痛，收敛止带。用于湿热瘀阻所致小腹隐痛、带下病，症见小腹隐痛，经色紫黯、有块，带下色黄质稠；盆腔炎性疾病见上述证候者。

【临床应用】

妇人腹痛：因湿热瘀阻，阻滞冲任，血行不畅所致。症见小腹隐痛，腰骶胀痛，经血紫黯有块，带下量多，色黄质稠，或有异味，或月经不调，舌苔黄腻或厚，脉弦数；盆腔炎性疾病后遗症见上述证候者。

带下病：因湿热瘀阻，流注下焦所致。症见带下量多，色黄质稠，小腹隐痛，或阴痒，小便黄少，舌苔黄腻或厚，脉弦数者；盆腔炎性疾病后遗症见上述证候者。

【用法与用量】

片剂：一次 3～4 片。胶囊：规格 0.2 g 和 0.25 g：一次 3～4 粒；规格 0.35 g：一次 2 粒。均 tid。

【不良反应】

尚不明确。

【禁忌证】

对本品过敏者。

【注意事项】

（1）忌生冷、辛辣食物。（2）血虚失荣腹痛及寒湿带下者慎用。（3）不能过量服用，忌与酸味食物同服。

【制剂与规格】

（1）片剂：0.25 g（薄膜衣）；0.26 g（糖衣，片芯重）。（2）胶囊：0.2 g；0.25 g；0.35 g。

二、清热解毒

妇炎消胶囊

【药物组成】

妇炎消胶囊药物组成：酢浆草、败酱草、天花粉、大黄、牡丹皮、苍术、乌药等。

【功能与主治】

苗医：蒙凯，嘎井朗罗，巢窝蒙秋，布发讲港。中医：清热解毒，行气化瘀，除湿止带。用于湿热所致带下，痛经。

【临床应用】

妇女生殖系统炎症：因湿热蕴结，瘀阻冲任，胞脉血行不畅所致。症见小腹疼痛，带下增多，色黄或白，经前或经期小腹疼痛加重，舌红苔黄腻，脉弦数或弦滑。

带下病：因湿热蕴结，损及任带二脉所致。症见带下量增多，色黄质稠，有臭味，或小腹作痛，或阴痒，舌红苔黄腻，脉弦数或弦滑。

痛经：因湿热蕴结，瘀阻冲任，胞脉血行不畅所致。症见经前或经期小腹疼痛，拒按，舌红苔黄腻，脉弦数或弦滑。

【用法与用量】

口服胶囊：一次 3 粒，tid。

【不良反应】

偶见轻微腹泻，停药后可自行消失。

【禁忌证】

对本品过敏者；妊娠期和哺乳期；儿童。

【注意事项】

（1）忌辛辣、生冷、油腻食物。（2）过敏体质者、脾虚大便溏者慎用。（3）阴虚寒凝证、带下清稀者不宜用。（4）带下伴阴痒或有赤带者应及时就医。（5）用药 2 周症状无缓解应及时就医。（6）不宜久用。

【制剂与规格】

胶囊：0.45 g。

金刚藤糖浆

【药物组成】

金刚藤糖浆药物组成：金刚藤。百合科植物西南菝葜的根茎。

【功能与主治】

清热解毒，消肿散结。用于湿热下注所致带下量多、黄稠，经期腹痛；盆腔炎性疾病、附件炎和附件炎性包块见上述证候者。

【临床应用】

妇人腹痛：因湿热瘀阻，阻滞冲任，血行不畅所致。症见妇人小腹疼痛拒按，有灼热感，腰骶胀痛，经色紫黯有块，带下量多，色黄黏稠，有臭味，舌苔黄腻，脉弦数者；盆腔炎性疾病后遗症见上述证候者。

癥瘕：因湿热瘀阻，淤积日久所致。症见妇女腹部包块拒按，小腹及腰骶疼痛，带下量多，色黄，经期提前或延长，经血量多，舌苔黄腻，脉弦数；盆腔炎性包块见上述证候者。

带下病：因湿热瘀阻，流注下焦所致。症见带下量多，色黄质稠，有臭味，小腹作痛，或阴痒，小便黄少，舌苔黄腻，脉弦数；盆腔炎性疾病后遗症见上述证候者。

【用法与用量】

糖浆剂：口服，一次 20 mL，tid。

【不良反应】

（1）偶见恶心、呕吐，停药后可自行消失。（2）罕见药疹、肝损害。

【禁忌证】

对本品过敏者；妊娠期。

【注意事项】

（1）忌生冷、辛辣食物。（2）血虚失荣腹痛及寒湿带下者慎用。（3）糖尿病慎用。

【制剂与规格】

糖浆：150 mL。

三、行气破瘀

保妇康栓

【药物组成】

保妇康栓药物组成：莪术油、冰片。

【功能与主治】

行气破瘀，清热解毒，生肌止痛。用于湿热瘀滞所致带下病，症见带下量多、色黄，时有阴部瘙痒；真菌性阴道炎、老年性阴道炎、宫颈糜烂见上述证候者。

【临床应用】

带下病：因湿热瘀滞，损及任带所致。症见带下增多，色黄或黄白，质黏腻，臭秽，或伴阴部瘙痒，胸闷心烦，口苦咽干，纳食较差，小便黄少，舌红苔黄腻，脉濡数；真菌性阴道炎、老年性阴道炎、宫颈糜烂见上述证候者。

阴痒：因湿热下注，损伤任带，带下量多，浸渍阴部所致。症见阴部瘙痒，甚则痒痛，带下色黄，黏腻臭秽，或色白如豆腐渣样，臭秽，口苦咽干，心烦不宁，小便黄赤，舌红苔黄腻，脉滑数；真菌性阴道炎、老年性阴道炎见上述证候者。

【用法与用量】

栓剂:外用。晚睡前洗净外阴部,套上指套将 1 粒栓剂塞入阴道深部,每晚 1 次。

【不良反应】

偶见发热、寒战、阴道出血、腰腿疼痛,白细胞增多。

【禁忌证】

对本品过敏者;妊娠期 12 周内;未婚和已婚妇女月经期及阴道局部有破损者。

【注意事项】

(1)忌辛辣、生冷、油腻食物。(2)外阴白色病变、糖尿病瘙痒不宜用。(3)脾肾阳虚所致带下者慎用。(4)忌房事,配偶若有感染应同时治疗。(5)妊娠 13 周以后及哺乳期绝经后妇女应在医师指导下使用。(6)带下伴血性分泌物,或伴有尿频、尿急、尿痛者,应及时就医。(7)注意卫生,防止重复感染。(8)用药前应先用温开水清洗外阴,用药时应洗净双手或戴指套。(9)用药 7 d 症状无缓解应及时就医。

【制剂与规格】

栓剂:1.74 g。含莪术油 82 mg。

‖ 第三节　扶正剂 ‖

一、养血理气

艾附暖宫丸

【药物组成】

艾附暖宫丸药物组成:当归、地黄、白芍(酒炒)、川芎、炙黄芪、艾叶(炭)、吴茱萸(制)、肉桂、续断、香附(醋制)。

【功能与主治】

理气养血,暖宫调经。用于血虚气滞、下焦虚寒所致月经不调、痛经,症见行经后错,经量少,有血块,小腹疼痛,经行小腹冷痛喜热、腰膝酸痛。

【临床应用】

月经后期:因阴血不足,胞宫虚寒,冲任阻滞所致。症见月经逾期 7 d 以上,经血色黯,有血块,小腹畏寒疼痛,腹胀,喜温按,四末不温,面色无华,肢体乏力,舌质淡黯,脉弦细;功能性月经失调见上述证候者。

月经过少:因气血两虚,胞宫不温,冲任瘀阻所致。症见月经量渐少,经血淡黯,有血块,小腹冷痛,得温痛减,腰酸腹胀,畏寒肢冷,倦怠乏力,舌质淡黯或有瘀斑,脉弦细;功能性月经失调见上述证候者。

痛经：因寒凝胞宫，血虚不荣，气滞血阻所致。症见经期小腹冷痛坠胀，喜温按，经血色黯，有血块，腰酸肢冷，乏力，面黄，舌质淡黯或有瘀斑，脉沉细或弦细。原发性痛经见上述证候者。

【用法与用量】

大蜜丸：一次 9 g，bid。小蜜丸：一次 9 g，bid。水蜜丸：一次 6 g，一日 2～3 次。

【不良反应】

尚不明确。

【禁忌证】

对本品过敏者；妊娠期。

【注意事项】

（1）忌生冷、寒凉食物。（2）热证、实证者不宜用。（3）经行有块伴腹痛拒按或胸胁胀痛者不宜用。（4）感冒发热不宜用。（5）高血压、心脏病、肝病、糖尿病、肾病等慢性病严重者，青春期少女、有生育要求者及围绝经期妇女，应在医师指导下服用。（6）平素月经正常，突然出现月经过少，或经期错后，或阴道不规则出血者，服药后痛经不减轻，或重度痛经者，应及时就医。（7）治疗痛经，宜在经前 3～5 d 开始服药，连服 1 周。（8）治疗月经不调，用药 1 个月症状无缓解应及时就医。

【制剂与规格】

大蜜丸：9 g。小蜜丸：每袋装 9 g；每瓶装 45 g；72 g。每 45 粒重 9 g。水蜜丸：每袋装 6 g；每瓶装 54 g；60 g。每 100 丸重 4 g；10 g。

二、益气养血

乌鸡白凤丸（胶囊、片）

【药物组成】

乌鸡白凤丸（胶囊、片）药物组成：乌鸡（去毛、爪、肠）、人参、黄芪、山药、熟地黄、当归、白芍、川芎、丹参、鹿角霜、鹿角胶、鳖甲（制）、地黄、天冬、香附（醋制）、银柴胡、芡实（炒）、桑螵蛸、牡蛎（煅）、甘草。

【功能与主治】

补气养血，调经止带。用于气血两虚所致身体瘦弱，腰膝酸软，月经不调，崩漏带下。

【临床应用】

月经不调：因气血双亏，阴虚有热，热扰冲任所致。症见经水先期而至，经量多或少，午后潮热，盗汗，腰腿酸软，心烦失眠，舌质偏红，脉细数；功能性月经失调见上述证候者。

崩漏：因气血不足，阴虚有热，热迫血行所致。症见经乱无期，月经量多，或淋漓不尽，头晕，乏力，腰腿酸痛，心烦易怒，舌质偏红，脉细数；功能失调性子宫出血见上述证候者。

带下病：因气血虚弱，肝肾不足，虚热内扰，带脉不固，津液下夺所致。症见带下量多，黄白相兼，腰腿酸软，虚热盗汗，舌质偏红，脉细数。

【用法与用量】

大蜜丸：一次 9 g，bid。小蜜丸：一次 9 g，bid。水蜜丸：一次 6 g，bid。浓缩丸：一次 9 g，qd。胶囊：一次 2～3 粒，tid。片剂：一次 2 片，bid。

【不良反应】

罕见过敏反应。

【禁忌证】

对本品过敏者；妊娠期。

【注意事项】

（1）忌辛辣、生冷食物，不宜饮茶和吃萝卜。（2）气滞血瘀或血热实证所致月经不调或崩漏不宜用。（3）经行有块伴腹痛拒按或胸胁胀痛者不宜用。（4）感冒发热时不宜用。不宜同服藜芦、五灵脂、皂荚或其制剂。（5）高血压、心脏病、肝病、糖尿病、肾病等慢性病严重者，青春期少女、围绝经期妇女应在医师指导下服用。（6）平素月经正常，突然出现月经过少，或经期错后，或阴道不规则出血，或带下伴阴痒，或赤带者应及时就医。（7）用药 2 周症状无缓解应及时就医。

【制剂与规格】

（1）丸剂：大蜜丸：9 g。小蜜丸：每袋装 9 g。水蜜丸：每 10 丸重 1 g。浓缩丸：每袋装 9 g。（2）胶囊：0.3 g。（3）片剂（糖衣，薄膜衣）：0.5 g。

八珍益母丸(胶囊)

【药物组成】

八珍益母丸(胶囊)药物组成：益母草、熟地黄、当归、白芍(酒炒)、川芎、党参、白术(炒)、茯苓、甘草。

【功能与主治】

益气养血，活血通经。用于气血两虚、兼有血瘀所致月经不调，症见月经周期错后，行经量少，淋漓不净，精神不振，肢体乏力。

【临床应用】

月经不调：因先天禀赋不足，或劳倦内伤太过，气血亏虚，冲任瘀滞，血海不足，经血运行不畅所致。症见月经周期错后，行经量少，淋漓不断，精神不振，肢体乏力，面色无华，舌淡苔白，脉缓弱；功能性月经失调见上述证候者。

【用法与用量】

大蜜丸：一次 9 g。小蜜丸：一次 9 g。水蜜丸：一次 6 g。均 bid。胶囊：一次 3 粒，tid。

【不良反应】

偶见皮疹或斑疹等过敏反应。

【禁忌证】

对本品过敏者；妊娠期及月经过多；糖尿病。

【注意事项】

（1）忌生冷、辛辣食物。（2）肝肾不足，阴虚血亏所致月经不调者不宜单独用。（3）湿热蕴结、寒凝血瘀所致月经不调者慎用。（4）感冒发热时不宜用。（5）高血压、心脏病、肝病、糖尿病、肾病等慢性病严重者，青春期少女、围绝经期妇女应在医师指导下服用。（6）平素月经正常，突然出现月经过少，或经期错后，或阴道不规则出血，或带下伴阴痒，或赤带者应及时就医。（7）一般用药一个月经周期，其症状无改善应及时就医。

【制剂与规格】

（1）丸剂：大蜜丸：9 g。小蜜丸：每袋装 9 g。水蜜丸：每袋装 6 g；每瓶装 60 g；120 g。（2）胶囊：0.28 g。

补血益母丸（颗粒）

【药物组成】

补血益母丸（颗粒）药物组成：当归、黄芪、阿胶、益母草、陈皮。

【功能与主治】

补益气血，祛瘀生新。用于气血两虚兼血瘀所致产后恶露不绝、产后腹痛。

【临床应用】

产后恶露不绝：由产后气血虚弱，瘀血内阻所致。症见产后 3 周恶露仍不净，量少，淋漓日久，色黯红，有血块，伴头晕眼花，少气懒言，面色苍白，舌黯或有瘀点，脉沉涩或沉弱；产后子宫复旧不全见上述证候者。

产后腹痛：多因产后百脉空虚，气血虚弱，运行迟滞所致。症见小腹痛，恶露量少，涩滞不畅，色黯有块，小腹疼痛拒按，血块下后痛减，伴头晕眼花，少气懒言，面色苍白，舌黯或有瘀点，脉沉涩或沉弱。

其他：有报道用于功能失调性子宫出血、药物流产后出血。

【用法与用量】

浓缩丸：一次 12 g，bid。颗粒剂：温开水冲服，一次 12 g，bid。

【不良反应】

尚不明确。

【禁忌证】

对本品过敏者；妊娠期。

【注意事项】

（1）忌辛辣、生冷食物。（2）湿热血瘀者、感冒不宜服用。（3）过敏体质者慎用，糖尿病慎用颗粒剂。

【制剂与规格】

（1）浓缩丸：每袋装 12 g（每 200 丸重 12 g）。（2）颗粒：每袋装 12 g。

三、益气活血

定坤丹

【药物组成】

定坤丹药物组成：熟地黄、当归、白芍、阿胶、红参、白术、鹿茸、鹿角霜、枸杞子、西红花、三七、川芎、茺蔚子、香附、延胡索、黄芩、鸡血藤膏、红花、益母草、五灵脂、茯苓、柴胡、乌药、砂仁、杜仲、干姜、细辛、川牛膝、肉桂、炙甘草。

【功能与主治】

滋补气血，调经舒郁。用于气血两虚、气滞血瘀所致的月经不调、行经腹痛，以及崩漏下血、赤白带下、血晕血脱、产后诸虚、骨蒸潮热。

【临床应用】

月经后期：由气血两虚，血海不能按时满盈，兼有气滞血瘀，冲任失调所致。症见行经后错，经水量少，有血块，肢体乏力，或头晕，舌黯淡，脉虚涩。

经行腹痛：由气血两亏，肝失血养，疏泄失司，气滞血瘀所致。症见行经腹痛，经量少或多，有血块，腹痛拒按，血块排出痛减，烦躁，胸闷不舒，舌黯淡，脉虚涩；原发性痛经见上述证候者。

崩漏：由气血不足，气滞血瘀，冲任失调，血海蓄溢失常所致。症见经水非时而下，暴下如崩，或淋漓不净，血色淡质稀，有血块，头晕乏力，腰膝酸软，烦躁失眠，舌黯淡，脉虚涩；功能失调性子宫出血见上述证候者。

带下病：由气血不足，气滞血瘀，冲任二脉不能固约所致。症见带下量多，小腹作痛，腰痛酸软，纳谷无味，神疲乏力，舌黯或有瘀点，脉沉细或涩；慢性盆腔炎性疾病见上述证候者。

【用法与用量】

大蜜丸：一次半丸至 1 丸，bid。水蜜丸：一次 3.5～7 g，bid。或遵医嘱。

【不良反应】

尚不明确。

【禁忌证】

对本品过敏者；妊娠期。

【注意事项】

（1）忌生冷、油腻、辛辣刺激食物。（2）过敏体质者慎用，伤风感冒时停服。（3）高血压、心脏病、肝病、糖尿病、肾病等慢性病严重者，青春期少女、更年期妇女应在医师指导下服用。（4）平素月经正常，突然出现月经量少，或月经错后，或阴道不规则出血者应去就医。（5）服药 1 个月症状无缓解应去就医。

【制剂与规格】

大蜜丸：每丸重 10.8 g。水蜜丸：每瓶装 7 g。

四、滋阴安神

更年安片（胶囊）

【药物组成】

更年安片（胶囊）药物组成：地黄、熟地黄、制何首乌、玄参、麦冬、茯苓、泽泻、牡丹皮、珍珠母、磁石、钩藤、首乌藤、五味子、浮小麦、仙茅。

【功能与主治】

滋阴清热，除烦安神。用于肾阴虚所致绝经前后诸证，症见烘热出汗或潮热汗出，眩晕耳鸣，手足心热，烦躁不安；围绝经期综合征见上述证候者。

【临床应用】

绝经前后诸证：年龄 45～55 岁妇女经断前后，因肾阴不足，虚阳上浮所致。症见烘热出汗，眩晕耳鸣，腰酸腿软，急躁易怒，心胸烦闷，手足心热，头痛，两胁胀痛，失眠多梦，心悸，口渴，舌红少苔，脉细数；围绝经期综合征见上述证候者。

【用法与用量】

片剂：一次 6 片，一日 2～3 次。胶囊：一次 3 粒，tid。

【不良反应】

尚不明确。

【禁忌证】

对本品过敏者；妊娠期。

【注意事项】

（1）忌辛辣、油腻食物。（2）脾肾阳虚者不宜用，感冒发热时不宜用。（3）过敏体质者慎用。（4）伴有月经紊乱或其他疾病，如高血压、心脏病、糖尿病、肾病等，正在服用其他药物者应在医师指导下服用。（5）眩晕较重者应及时就医。（6）用药2周症状无缓解应就医。

【制剂与规格】

（1）片剂：0.31 g（薄膜衣）；0.3 g（糖衣，片芯重）。（2）胶囊：0.3 g。

坤泰胶囊

【药物组成】

坤泰胶囊药物组成：熟地黄、黄连、白芍、黄芩、阿胶、茯苓。

【功能与主治】

滋阴清热，安神除烦。用于绝经前后诸证。阴虚火旺者，症见潮热面红，自汗盗汗，心烦不宁，失眠多梦，头晕耳鸣，腰膝酸软，手足心热；妇女卵巢功能衰退，围绝经期综合征见上述证候者。

【临床应用】

绝经前后诸证：妇女经断前后，因肾阴不足，阴虚火旺所致。症见潮热面红，自汗盗汗，心烦不宁，失眠多梦，头晕耳鸣，腰膝酸软，手足心热，舌红，少苔，脉细数；围绝经期综合征见上述证候者。

卵巢功能衰退：因肾阴不足，精血亏虚所致。症见月经稀少，渐至闭经，潮热盗汗，心烦不寐，心悸怔忡，面色潮红，舌红，少苔，脉沉细。

【用法与用量】

胶囊：一次4粒，tid，饭后服。2～4周为一疗程，或遵医嘱。

【不良反应】

偶见腹胀，胃痛。

【禁忌证】

对本品过敏者。

【注意事项】

（1）忌辛辣、油腻食物。（2）肾阳虚衰者慎用。（3）感冒时不宜用。（4）高血压、心脏病、肾病、脾胃虚弱等在医师指导下服用。（5）用药2周症状无缓解应及时就医。

【制剂与规格】

胶囊：0.5 g。

五、补肾健脾

滋肾育胎丸

【药物组成】

滋肾育胎丸药物组成：熟地黄、人参、杜仲、何首乌、枸杞子、阿胶（炒）、鹿角霜、巴戟天、菟丝子、桑寄生、续断、党参、白术、艾叶、砂仁。

【功能与主治】

补肾健脾，养血安胎。用于脾肾两虚，冲任不固所致的滑胎（防治习惯性流产和先兆性流产）。

【临床应用】

胎漏：因冲任肾气不足，气虚血瘀，胎元不固所致。症见妊娠期阴道少量出血，色红或淡红，伴气短乏力，食少纳差，小便频数，大便溏或少，舌淡苔薄白，脉沉细滑；先兆流产见上述证候者。

胎动不安：因冲任肾气不足，气血亏虚，胎失所系所致。症见妊娠期阴道少量出血，色红或淡红，小腹绵绵坠痛，腰腿酸软，伴气短乏力，食少纳差，小便频数，大便溏或少，舌淡苔薄白，脉沉细滑；先兆流产见上述证候者。

滑胎：因肾气不足，源流不继所致。症见腰酸，小腹空坠，神疲乏力，心悸气短，纳呆，便溏，舌淡胖，苔白，脉细滑；复发性流产见上述证候者。

【用法与用量】

浓缩水蜜丸：一次 5 g，tid，淡盐水或蜂蜜水送服。

【不良反应】

尚不明确。

【禁忌证】

对本品过敏者。

【注意事项】

（1）清淡饮食，忌辛辣、生冷食物，忌萝卜、薏苡仁、绿豆芽。（2）适当卧床休息，禁房事。（3）血热证者慎用。（4）肝肾阴虚者，服药后口干口苦者，改用蜂蜜水送服。（5）服药时间长短不一，有的短时即见效，有的滑胎者需服药 1～3 个月，以临床症状消除为原则，但滑胎者一般需服至 3 个月后渐停药。

【制剂与规格】

浓缩水蜜丸:每袋装 5 g;每瓶装 60 g。

‖ 第四节　散结剂 ‖

一、消肿散结

乳癖消颗粒(胶囊、片)

【药物组成】

乳癖消颗粒(胶囊、片)药物组成:鹿角、鸡血藤、红花、三七、牡丹皮、赤芍、蒲公英、连翘、天花粉、玄参、夏枯草、漏芦、昆布、海藻、木香。

【功能与主治】

软坚散结,活血消痛,清热解毒。用于痰热互结所致乳癖、乳痈,症见乳房结节,数目不等,大小形态不一,质地柔软,或产后乳房结块,红热疼痛;乳腺增生、乳腺炎早期见上述证候者。

【临床应用】

乳癖:因痰热互结所致。症见单侧或双侧乳房肿痛,肿块,皮温微热;乳腺增生见上述证候者。

乳痈:因痰热互结或乳汁淤积所致。症见产后乳房结块无波动,皮肤微红,胀痛;急性乳腺炎见上述证候者。

【用法与用量】

颗粒剂:一次 8 g。胶囊:一次 5～6 粒。片剂,规格 0.32 g,0.34 g:一次 5～6 片;规格 0.67 g:一次 3 片。均 tid。

【不良反应】

罕见荨麻疹、水肿、胸闷及全身不适感。

【禁忌证】

对本品过敏者;妊娠期。

【注意事项】

(1)忌辛辣、油腻和海鲜腥味食物。(2)乳痈应保持乳汁通畅,乳痈化脓者慎用。(3)阴疽流注者慎用。

【制剂与规格】

(1)颗粒:每袋装 8 g(相当于原药材 6 g)。(2)胶囊:0.32 g。(3)片剂:0.32 g(糖

衣,片芯重）;0.34 g（薄膜衣）,0.67 g（薄膜衣）。

二、活血化瘀

桂枝茯苓丸（胶囊）

【药物组成】

桂枝茯苓丸（胶囊）药物组成:桂枝、桃仁、牡丹皮、茯苓、赤芍（胶囊为白芍）。

【功能与主治】

活血,化瘀,消癥。用于妇人瘀血阻络所致癥块、闭经、痛经、产后恶露不尽;子宫肌瘤,慢性盆腔炎性包块,痛经,子宫内膜异位症,卵巢囊肿见上述证候者;亦用于女性乳腺囊性增生病属瘀血阻络证,症见乳房疼痛、乳房肿块、胸胁胀闷;或用于前列腺增生症属瘀阻膀胱证,症见小便不爽、尿细如线、或点滴而下、小腹胀痛者。

【临床应用】

癥瘕:因瘀血内停、瘀阻冲任所致。症见下腹包块,推之可移,界限清楚,月经不畅,血色黯紫,有小血块,腹痛如刺,痛处拒按,舌黯,有瘀斑,脉沉弦或沉涩,按之有力;子宫肌瘤、慢性盆腔炎性包块、卵巢囊肿见上述证候者。

痛经:因瘀血凝滞所致。症见经前或经期小腹刺痛拒按,量多或少,色黯红有血块,血块下后痛减,舌黯或有瘀点,脉沉弦或涩;原发性痛经、子宫内膜异位症见上述证候者。

闭经:由瘀血凝滞所致。症见经闭不行,小腹刺痛拒按,舌黯或有瘀点,脉沉涩;继发性闭经见上述证候者。

产后恶露不尽:因瘀血阻滞胞脉所致。症见产后恶露淋漓不爽,量少,色紫黯有块,小腹疼痛拒按,舌紫黯或边有瘀点,脉弦涩;产后子宫复原不全见上述证候者。

前列腺增生:因瘀阻膀胱所致小便不爽,尿细如线或点滴而下,小腹疼痛者。

其他:输卵管囊肿、乳腺结块、慢性肾炎、肝硬化、尿路结石、药物流产后出血。

【用法与用量】

大蜜丸:一次6 g,一日1～2次。水蜜丸:一次4 g,一日1～2次。素丸:规格0.15 g:一次9丸;规格0.22 g:一次6丸,一日2～3次。胶囊:饭后服,一次3粒,tid。一疗程12周,或遵医嘱。

【不良反应】

偶见胃脘不适、隐痛。

【禁忌证】

对本品过敏者;妊娠期。

【注意事项】

（1）忌生冷、肥腻、辛辣食物。（2）体虚、阴道出血量多者慎用。（3）素有癥瘕，妊娠后漏下不止,胎动不安者需遵医嘱,以免误用伤胎。（4）经期及经后 3 d 停用。

【制剂与规格】

（1）丸剂:大蜜丸:6 g。水蜜丸:每袋装 4 g;每 100 丸重 10 g。素丸(浓缩水丸):0. 15 g(每 10 丸重 1. 5 g);0. 22 g (每 10 丸重 2. 2 g)。(2)胶囊:0. 31 g。

乳块消颗粒(胶囊、片)

【药物组成】

乳块消颗粒(胶囊、片)药物组成:橘叶、丹参、川楝子、王不留行、皂角刺、地龙。

【功能与主治】

疏肝理气,活血化瘀,消散乳块。用于肝气郁结,气滞血瘀,乳腺增生,乳房胀痛。

【临床应用】

乳癖:因肝气郁结、气滞血瘀所致。症见乳房单侧或双侧肿块,疼痛,肿块边界欠清,与周围组织不粘连,每随喜怒而消长,常在经前加重,经后缓解;乳腺增生见上述证候者。

【用法与用量】

颗粒剂:一次 1 袋,温开水冲服。胶囊:一次 4～6 粒。片剂:一次 4～6 片。均 tid。

【不良反应】

偶见经期提前,停药后可自行恢复。

【禁忌证】

对本品过敏者;妊娠期。

【注意事项】

忌生冷、辛辣、肥腻食物。

【制剂与规格】

（1）颗粒:5 g(无蔗糖);10 g(含糖型)。(2)胶囊:0. 3 g。(3)片剂(薄膜衣):0. 36 g。

宫瘤清胶囊(颗粒)

【药物组成】

宫瘤清胶囊（颗粒）药物组成:熟大黄、土鳖虫、水蛭、桃仁、蒲黄、黄芩、枳实、牡蛎、地黄、白芍、甘草。

【功能与主治】

活血逐瘀，消癥破积，养血清热。用于瘀血内停所致妇女癥瘕，症见小腹胀痛，经色紫黯有块，经行不爽；子宫肌瘤见上述证候者。

【临床应用】

癥瘕：因瘀血内停所致。症见小腹包块，推之可移，界限清楚，经血量多，经色紫黯夹块，或经行不爽，或月经周期紊乱，经期延长或久漏不止，面色晦黯，口干不欲饮，大便干结，舌紫黯，或有瘀斑或瘀点，脉沉弦；子宫肌瘤见上述证候者。

【用法与用量】

胶囊：一次 3 粒。颗粒剂：一次 1 袋。均 tid。

【不良反应】

尚不明确。

【禁忌证】

对本品过敏者；妊娠期。

【注意事项】

（1）忌生冷、辛辣、肥腻食物。（2）体弱、阴道出血量多者慎用。（3）经期和经后 3 d 停服。

【制剂与规格】

（1）胶囊：0.37 g。（2）颗粒：每袋装 4 g。

（冯　伟　于晓雯　邵英华）

第四章

眼科用药

‖ 第一节　清热剂 ‖

一、清热散风

明目上清丸（片）

【药物组成】

明目上清丸（片）药物组成：菊花、连翘、黄芩、黄连、薄荷脑、荆芥油、蝉蜕、蒺藜、栀子、熟大黄、石膏、天花粉、麦冬、玄参、赤芍、当归、车前子、枳壳、陈皮、桔梗、甘草。

【功能与主治】

清热散风，明目止痛。用于外感风热所致暴发火眼，红肿作痛，头晕目眩，眼边刺痒，大便燥结，小便赤黄。

【临床应用】

暴风客热：由肝经风热上扰所致。白睛红肿虚浮甚则眼睑红赤、肿胀、灼热、异物感，眵多如脓，或有身热恶风，耳前淋巴结肿大，大便干结，小便黄赤，舌红苔黄，脉洪数；急性细菌性结膜炎见上述证候者。

睑弦赤烂：由风热夹湿所致。眼睑边缘红赤刺痛，灼热疼痛，甚则眼睑边缘及附近皮肤溃烂、流脓水，睫毛乱生或脱落，口苦咽干，舌红苔黄，脉数；溃疡性睑缘炎见上述证候者。

【用法与用量】

水丸：一次 9 g，一日 1～2 次。片剂：一次 4 片，bid。

【不良反应】

尚不明确。

【禁忌证】

对本品过敏者;妊娠期。

【注意事项】

（1）忌辛辣刺激、油腻之物。（2）脾胃虚寒者不宜用。（3）年老体弱、白内障慎用。（4）小儿及高血压、心脏病、肾病、糖尿病等慢性病严重者,应在医师指导下服用。（5）暴发火眼,表现为眼白充血发红,怕光、流泪、眼眵多,易起变证,常累及角膜,若出现头痛眼痛、视力明显下降,并伴有呕吐、恶心,应及时就医。（6）应配合治疗暴发火眼的外用眼药,不能仅用本品。（7）用药3d后症状未改善者应及时就医。

【制剂与规格】

（1）水丸:每袋（瓶）装9g。（2）片剂:0.6g（素片）;0.63g（薄膜衣）。

二、泻火明目

黄连羊肝丸

【药物组成】

黄连羊肝丸药物组成:黄连、龙胆、胡黄连、黄芩、黄柏、密蒙花、木贼、茺蔚子、夜明砂、决明子(炒)、石决明(煅)、柴胡、青皮(醋炒)、鲜羊肝。

【功能与主治】

泻火明目。用于肝火旺盛所致目赤肿痛,视物昏暗,羞明流泪,胬肉攀睛。

【临床应用】

暴风客热:因肝火旺盛所致白睛红赤臃肿,眵多干结,目中灼热,口渴咽干,溲赤便秘,舌红苔黄,脉弦数;急性卡他性结膜炎见上述证候者。

天行赤眼:与时行疫疠有关。易于传染,多为双眼发病,白睛红赤,可见片状出血,灼热涩痛,畏光流泪,少眵或无眵;流行性角膜结膜炎见上述证候者。

胬肉攀睛:因肝火上炎所致,胬肉出生起于内眦或外眦部,沿白睛渐向黑睛攀生,甚则遮蔽神瞳,红赤高起,刺痒磨痛或轻度畏光。每遇饮食辛辣、饮酒,或少眠劳倦,则红赤增重,胬肉渐长;翼状胬肉见上述证候者。

视瞻昏渺:因肝火上炎所致。表现为眼外观正常而视力逐渐下降,昏渺蒙昧不清,或伴有眼球疼痛,口渴咽干,溲赤便秘,舌红苔黄,脉弦数;球后视神经炎、视神经萎缩早期见上述证候者。

【用法与用量】

大蜜丸:一次9g。小蜜丸:一次9g。水蜜丸:一次6g。均一日1~2次。

【不良反应】

尚不明确。

【禁忌证】

对本品过敏者。

【注意事项】

（1）忌生冷、辛辣、肥甘和腥味食物。（2）脾胃虚寒、阳虚火旺、大便溏薄者慎用。（3）小儿疳积，发现黑睛（角膜）生星起翳，应尽早就医。（4）年老体弱、小儿及体虚者酌情减量。

【制剂与规格】

大蜜丸：9 g。小蜜丸：每瓶装 90 g（每 100 丸重 20 g）。水蜜丸：每袋装 6 g；每瓶装 60 g。每 20 丸重 1 g。

珍珠明目滴眼剂

【药物组成】

珍珠明目滴眼剂药物组成：珍珠液、冰片。氯化钠及防腐剂羟苯乙酯。

【功能与主治】

清肝，明目，止痛，营养眼球。用于视力疲劳症和慢性结膜炎，改善眼胀、眼痒、眼痛、眼干、眼涩不能持久阅读等症状，长期使用可以保护视力。

系珍珠粉和冰片经加工精制而成，除明目退翳，清热止痛外，还含有丰富的微量元素锌，为眼球内物质代谢所必需，能改善眼球组织的营养状况，解除视力疲劳而保护视力，改善眼胀、眼痒、眼干、眼涩，不能持久阅读等。

【临床应用】

干涩昏花：因肝阴内耗不能濡养目窍所致。症见眼痒刺痛，干涩不舒，隐涩难开，眼睑沉重；慢性结膜炎见上述证候者。

视力疲劳：因肝阴不足，肝气偏旺所致。症见阅读不能持久，久则模糊、串行、复试，甚则头痛、眩晕、眼胀痛。

圆翳内障：因肝肾阴虚，目失所养所致。症见视力缓慢下降，视物昏花，晶珠轻度混浊；老年性白内障见上述证候者。

【用法与用量】

滴眼剂：滴入结膜囊内。一次 1～2 滴，一日 3～5 次，滴眼后闭目片刻。

【不良反应】

偶见眼痒，眼睑皮肤潮红，结膜充血水肿。

【禁忌证】

对本品过敏者。

【注意事项】

（1）使用时应排除物理或化学方面的刺激。（2）检查是否需要配戴合适的眼镜。（3）滴眼时避免眼药瓶滴口与眼睛接触，防止滴眼液污染。（4）药物滴入有沙涩磨痛，流泪频频者应停用。（5）用药后有眼痒，眼睑皮肤潮红，结膜水肿者，或用药1周后症状未减轻应停用并及时就医。

【制剂与规格】

滴眼液：8 mL；10 mL；12 mL；15 mL。每1 mL含多肽以总蛋白量计约1 mg。

‖ 第二节 扶正剂 ‖

一、滋阴养肝

明目地黄丸

【药物组成】

明目地黄丸药物组成：熟地黄、山茱萸（酒制）、枸杞子、山药、当归、白芍、蒺藜、石决明（煅）、牡丹皮、茯苓、泽泻、菊花。

【功能与主治】

滋肾，养肝，明目。用于肝肾阴虚所致目涩畏光，视物模糊，迎风流泪。角膜结膜干燥症、老年性泪腺萎缩、老年性白内障早期、慢性视神经视网膜退行性病变等见上述证候者。

【临床应用】

视瞻昏渺：因劳神竭视、血少、元气弱或精血亏损所致。眼外观无异常，自觉视力渐降，蒙昧不清；慢性视神经视网膜疾病如球后视神经炎、轻度视神经萎缩、视网膜黄斑部的退行性病变见上述证候者。

干涩昏花：因老瞻竭视、过多思虑，或房劳过度致伤神水，目干涩不爽，视物昏花，甚则黑睛枯干光损，常伴口干鼻燥，妇女月经不调、白带稀少；角膜结膜干燥症见上述证候者。

溢泪症：因年老体衰，精血不足，筋肉迟缓，眼液失约所致。症见初起迎风流泪，甚则时时泪下，但冲洗泪道通畅；泪囊吸引泪液下行的功能减弱及泪道狭窄见上述证候者。

【用法与用量】

大蜜丸：一次9 g。小蜜丸：一次9 g。水蜜丸：一次6 g。浓缩丸：一次8～10丸。均bid。

【不良反应】

尚不明确。

【禁忌证】

对本品过敏者;暴发火眼者,表现为眼白充血发红,怕光、流泪、眼眵多。

【注意事项】

(1)忌辛辣刺激之物。(2)暴发火眼,表现为白睛充血发红,怕光,流泪,眼眵多者不宜用。(3)肝经风热、肝胆湿热、肝火上扰者不宜用。(4)脾胃虚弱,运化失调者慎用。(5)感冒时不宜用。(6)儿童应先到医院检查眼部情况,若无其他眼病方可服。(7)高血压、心脏病、肝病、糖尿病、肾病等慢性病严重者,妊娠期和哺乳期,年老体弱、脾虚便溏者应在医师指导下服用。(8)有迎风流泪,又有视力急剧下降,应及时就医。(9)用药2周症状无缓解应及时就医。

【制剂与规格】

大蜜丸:9 g。小蜜丸:每袋装9 g。水蜜丸:每袋装6 g。浓缩丸:每8丸相当于原生药3 g。

障眼明片(胶囊)

【药物组成】

障眼明片(胶囊)药物组成:熟地黄、菟丝子、枸杞子、肉苁蓉、山茱萸、白芍、川芎、黄精、黄芪、党参、甘草、决明子、青葙子、蕤仁(去内果皮)、密蒙花、蔓荆子、菊花、石菖蒲、车前子、升麻、葛根、关黄柏。

【功能与主治】

补益肝肾,退翳明目。用于肝肾不足所致干涩不舒,单眼复视,腰膝酸软,或轻度视力下降;早期、中期年龄相关性白内障见上述证候者。

【临床应用】

圆翳内障:因肝肾不足所致。多发于50岁以上人群,双眼同时或先后发病,视物逐渐昏朦,视力缓慢下降或有单眼复视、多视,伴干涩不舒,腰膝酸软,不能久视;年龄相关性白内障的早、中期见上述证候者。

【用法与用量】

片剂:规格0.21 g:一次4片;规格0.42 g:一次2片。胶囊:规格0.25 g:一次4粒;规格0.4 g:一次3粒。均tid。每个疗程3～6个月。

【不良反应】

尚不明确。

【禁忌证】

对本品过敏者。

【注意事项】

（1）忌烟酒及辛辣、油腻食物。（2）脾胃虚寒、运化不调、消化不良及老人用量酌减。肝经风热、肝火上攻实证者慎用。（3）遇外感发热等应停用。（4）定期检查视力，若下降到一定程度，可手术治疗。

【制剂与规格】

（1）片剂：0.21 g（糖衣，片芯重）；0.21 g（薄膜衣）；0.42 g（薄膜衣）。（2）胶囊：0.25 g；0.4 g。

二、补肝明目

石斛夜光丸

【药物组成】

石斛夜光丸药物组成：石斛、天冬、麦冬、地黄、熟地黄、枸杞子、肉苁蓉、菟丝子、五味子、牛膝、人参、山药、茯苓、甘草、水牛角浓缩粉、羚羊角、黄连、决明子、青葙子、菊花、蒺藜（盐炒）、川芎、防风、苦杏仁、枳壳（炒）。

【功能与主治】

滋阴补肾，清肝明目。用于肝肾两亏，阴虚火旺所致内障目暗，视物昏花。

【临床应用】

圆翳内障：多因肝肾不足，阴虚火旺所致，多发于 50 岁以上，双眼同时或先后发病，早期眼前有黑影，随眼球转动，视物昏花，不能久视，老花眼的度数减低，或变为近视，或有复视或多视，视力渐退，或至手动感或光感；年龄相关性白内障早、中期见上述证候者。

视瞻昏渺：多因肝肾不足，精血亏虚，目失所养所致，眼外观正常，视力逐渐下降，视物昏花；视神经萎缩轻症见上述证候者。

青盲：多因肝肾不足，虚火上炎所致，眼内外无障翳，视物昏蒙，甚则不辨人物，年轻人多为双眼同时或先后发病，伴头晕耳鸣，腰膝酸软，目涩；视神经萎缩重症见上述证候者。

【用法与用量】

大蜜丸：一次 1 丸，bid。水蜜丸：一次 9 g，bid。

【不良反应】

尚不明确。

【禁忌证】

对本品过敏者。

【注意事项】

（1）忌辛辣刺激食物，戒烟忌酒。（2）脾胃虚弱、运化失调慎用。（3）妊娠期、过敏体质者慎用。（4）高血压、心脏病、肝病、糖尿病、肾病等慢性病严重者，哺乳期妇女及脾虚便溏者应在医师指导下服用。（5）适用于早期圆翳内障（老年性白内障）。（6）服药 2 周症状无缓解应去就医。

【制剂与规格】

大蜜丸：5.5 g；9 g。水蜜丸：每瓶装 60 g；每袋装 6 g；7.3 g；每 100 粒重 10 g。

三、和血明目

和血明目片

【药物组成】

和血明目片药物组成：蒲黄、丹参、地黄、墨旱莲、菊花、黄芩（炭）、决明子、车前子、茺蔚子、女贞子、夏枯草、龙胆草、郁金、木贼、赤芍、牡丹皮、山楂、当归、川芎。

【功能与主治】

凉血止血、滋阴化瘀、养肝明目。用于阴虚肝旺，热伤络脉所引起的眼底出血。

【临床应用】

眼底出血：视网膜静脉阻塞、糖尿病视网膜病变、视网膜血管炎等所致的眼底出血属阴虚肝旺，热伤脉络者。

其他：有报道用于球结膜下出血、玻璃体积血。

【用法与用量】

片剂：一次 5 片，口服，tid。

【不良反应】

尚不明确。

【禁忌证】

对本品过敏者。

【注意事项】

（1）多种出血性眼底病变均可服用。（2）脾胃虚弱者，应佐以扶脾和胃食物，以防凉遏过度，气血凝滞。

【制剂与规格】

片剂：0.3 g（糖衣，片芯重）；0.31 g（薄膜衣）。

四、益气养阴

复方血栓通胶囊（片）

【药物组成】

复方血栓通胶囊（片）药物组成：三七、黄芪、丹参、玄参。

【功能与主治】

活血化瘀，益气养阴。用于血瘀兼气阴两虚证的视网膜静脉阻塞，症见视力下降或视觉异常，眼底瘀血征象，神疲乏力，咽干、口干；还用于血瘀兼气阴两虚的稳定型心绞痛，症见胸闷、胸痛、心悸、心慌、气短、乏力、心烦、口干。

【临床应用】

视瞻昏渺：眼前有黑影一片遮挡，视物不清或有视物变形。眼底检查可见视网膜中央静脉阻塞的相关征象。伴口苦咽干，舌质淡紫，脉缓涩；视网膜中央静脉阻塞见上述证候者。

胸痹：由血瘀兼气阴两虚所致胸闷气短，胸痛时作，心悸心慌，倦怠乏力，自汗盗汗，心烦，口干，舌质淡紫，少苔，脉细涩或结代；稳定型心绞痛见上述证候者。

【用法与用量】

胶囊：一次 3 粒，tid。片剂：一次 2～3 片，tid。

【不良反应】

尚不明确。

【禁忌证】

对本品过敏者。

【注意事项】

（1）忌辛辣厚味、肥甘滋腻食物。（2）妊娠期慎用。（3）痰瘀阻络、气滞血瘀者慎用。

【制剂与规格】

（1）胶囊：0.5 g。（2）片剂（薄膜衣）：0.35 g；0.4 g。

（李良平）

第五章

耳鼻喉、口腔科用药

‖ 第一节　耳病 ‖

一、滋肾平肝

耳聋左慈丸

【药物组成】

耳聋左慈丸药物组成：熟地黄、山茱萸(制)、山药、泽泻、茯苓、牡丹皮、竹叶柴胡、磁石(煅)。

【功能与主治】

滋肾平肝。用于肝肾阴虚所致耳鸣耳聋，头晕目眩。神经性耳鸣、耳聋见上述证候者。

【临床应用】

耳鸣：因肝肾阴虚，阴虚阳亢，肝火上扰清窍所致。症见耳内蝉鸣，伴头晕头痛，面红耳赤，口苦咽干，烦躁不宁，或有手足心热，盗汗，腰膝酸软，舌红，苔少，脉弦细数；神经性耳鸣见上述证候者。

耳聋：因肝肾阴虚，阴虚阳亢，肝火上扰清窍所致。症见听力下降，伴头晕头痛，面红耳赤，口苦咽干，烦躁不宁，或有手足心热，盗汗，腰膝酸软，舌红，苔少，脉弦细数；神经性耳聋见上述证候者。

【用法与用量】

大蜜丸：一次 9 g；水蜜丸：一次 6 g；浓缩丸：一次 8 丸。均 bid，淡盐汤送服。

【不良反应】

罕见药疹。

【禁忌证】

对本品过敏者；突发耳鸣耳聋者。

【注意事项】

（1）忌烟酒及辛辣、油腻食物。（2）肝火上炎，肝阳上亢，痰瘀阻滞证不宜用。（3）感冒时不宜用。（4）高血压、心脏病、肝病、糖尿病、肾病等慢性病严重者，儿童、妊娠期和哺乳期、年老体弱者应在医师指导下服用。（5）仅用于肝肾阴虚证之听力逐渐减退，耳鸣如蝉声者，凡属外耳、中耳病变而出现的耳鸣，如外耳道异物等，以及突发耳鸣耳聋者应及时就医。（6）用药2周症状无缓解应及时就医。

【制剂与规格】

大蜜丸：9 g。水蜜丸：每瓶装60 g（每100丸重10 g）。浓缩丸：每8丸相当于原生药3 g。

二、清泻肝火

通窍耳聋丸

【药物组成】

通窍耳聋丸药物组成：龙胆、黄芩、栀子（姜炙）、芦荟、青黛、天南星（矾炙）、当归、熟大黄、柴胡、木香、青皮（醋炙）、陈皮。

【功能与主治】

清热泻火、通窍，利湿通便。用于肝胆火盛所致头眩目胀，耳聋耳鸣，耳底肿痛，耳内流脓，大便秘结，小便赤黄。

【临床应用】

耳聋：由肝胆火盛，循经上扰耳窍所致。症见听力下降，伴头痛，眩晕，面红，目赤，口苦咽干，烦躁易怒，舌质红，苔薄白，脉弦数；神经性耳聋见上述证候者。

耳疖：由肝经热盛，正盛邪实，壅塞耳道所致。症见耳道红肿高突，如半球状，或疖肿多发，顶部可见黄色脓头，脓溃则痛减，发热，小便短赤，大便干结，舌质红，苔黄，脉弦数；外耳道疖见上述证候者。

脓耳：由肝胆火热，上攻耳窍所致。症见耳底肿痛，耳鸣，耳聋，口干，目眩，检查见鼓膜充血，或有穿孔，舌质红，苔黄，脉弦数；急性中耳炎见上述证候者。

其他：除用于神经性耳聋外，还适用于各种耳聋、耳鸣、脑鸣、听力下降，如药物中毒性耳聋、突发性耳聋、外伤性耳聋、老年性耳聋、噪声性耳聋等耳部疾病。

【用法与用量】

浓缩水丸：一次6 g, bid, 口服。

【不良反应】

尚不明确。

【禁忌证】

对本品过敏者。

【注意事项】

（1）忌辛辣、油腻、鱼腥及刺激性食物，以免助热生湿。（2）本品清肝泻火，通窍润便，为治疗肝经热盛所致耳聋、耳疖。若阴虚火旺、脾胃虚寒者忌用。（3）不宜同服温补性中药。（4）有泻下及苦寒泄降之品，妊娠期慎用。（5）本品苦寒易伤正气，年老体弱、大便溏软及脾肾两虚寒症慎用。（6）应注意保持耳道卫生。（7）疖肿局部可配合外用药涂敷。

【制剂与规格】

浓缩水丸：每袋（瓶）装 6 g，每 100 丸重 6 g。

‖ 第二节　鼻病 ‖

一、宣肺通窍

鼻炎康片

【药物组成】

鼻炎康片药物组成：野菊花、黄芩、猪胆粉、麻黄、薄荷油、苍耳子、广藿香、鹅不食草、当归、氯苯那敏。

【功能与主治】

清热解毒，宣肺通窍，消肿止痛。用于风邪蕴肺所致急慢性鼻炎、变应性鼻炎。

【临床应用】

伤风鼻塞：因风热外袭，上犯于鼻，热毒蕴肺，肺失宣肃，热壅鼻道，鼻失通畅所致。症见鼻塞较重，鼻流黏稠黄涕，擤出不爽，鼻黏膜色红肿胀，鼻道有黄色脓涕积留，伴发热，头痛，微恶风，口渴，咳嗽，痰黄黏稠，舌尖红，苔薄黄，脉浮数；急性鼻炎见上述证候者。

鼻窒：因风热上攻，热毒蕴肺所致。症见鼻塞时轻时重，或交替性鼻塞，遇冷则轻，鼻气灼热，鼻涕色黄量少，嗅觉减退；伴头昏不清，咳嗽黄痰，时有胸中烦热，舌尖红，苔薄黄，脉浮有力；慢性鼻炎见上述证候者。

鼻鼽：因风热上攻，热毒蕴肺所致。症见阵发性鼻痒，喷嚏，流鼻涕，小便色黄，大便干燥，舌尖红，苔薄黄，脉浮数；变应性鼻炎见上述证候者。

【用法与用量】

片剂：一次 4 片，口服，tid。

【不良反应】

常见困倦、嗜睡、口渴、虚弱感。偶见胃部不适。

【禁忌证】

对本品过敏者。

【注意事项】

（1）忌辛辣、油腻、鱼腥食物。（2）妊娠期和哺乳期慎用。（3）肺脾气滞或气滞血瘀者慎用。（4）凡变应性鼻炎属虚寒症慎用。（5）含氯苯那敏，膀胱颈梗阻、甲亢、青光眼、高血压和前列腺肥大者慎用。（6）心脏病等慢性病者，应在医师指导下服用。（7）用药期间不得驾驶，不得从事高空、机械作业及操作精密仪器等。（8）急性鼻炎用药 3 d 后症状无改善，或出现其他症状应及时就医。（9）含有苍耳子，不宜过量、久用。

【制剂与规格】

片剂（糖衣，薄膜衣）：0.37 g（含马来酸氯苯那敏 1 mg）。

二、清热通窍

藿胆丸（片、滴丸）

【药物组成】

藿胆丸（片、滴丸）药物组成：广藿香叶、猪胆粉。

【功能与主治】

芳香化湿，清热化浊，宣通鼻窍。用于湿浊内蕴，胆经郁火所致鼻塞，流清涕或浊涕，前额疼痛，急慢性鼻炎、急慢性鼻窦炎见上述证候者。

【临床应用】

伤风鼻塞：因风寒化热，胆火上攻，鼻失通畅所致。症见鼻塞较重，鼻流黏稠黄涕，伴发热，头痛，口渴，咳嗽，痰黄黏稠；急、慢性鼻炎见上述证候者。

鼻渊：因风寒化热，内郁化火，胆火上攻所致。症见前额部或眉棱骨疼痛，鼻流浊涕，不知香臭，头痛剧烈，伴发热，口苦，咽干，目眩，耳聋耳鸣，舌质红，苔黄，脉弦数；急、慢性鼻窦炎见上述证候者。

【用法与用量】

水丸：一次 3～6 g，bid。片剂：一次 3～5 片，一日 2～3 次。滴丸：一次 4～6 丸，bid。饭后服。儿童酌减或遵医嘱。

【不良反应】

罕见皮肤过敏反应如皮炎、药疹。

【禁忌证】

对本品过敏者。

【注意事项】

（1）忌烟酒及辛辣、油腻、海鲜腥味食物。（2）慢性鼻炎属虚寒证者不宜用。（3）脾虚便溏者慎用。（4）不宜同服滋补性中药。（5）糖尿病、高血压、心脏病、肝病、肾病等慢性病严重者，儿童、妊娠期和哺乳期、年老体弱、脾虚便溏者应在医师指导下使用。（6）用药 3 d 症状无缓解应及时就医。

【制剂与规格】

（1）水丸：每瓶装 36 g；每袋装 6 g；每 10 丸重 0.24 g；每 195 粒约重 3 g。（2）片剂（糖衣）：0.2 g。（3）滴丸：50 mg。

三、疏风清热

辛夷鼻炎丸

【药物组成】

辛夷鼻炎丸药物组成：苍耳子、辛夷、薄荷、紫苏叶、防风、山白芷、菊花、广藿香、鹅不食草、板蓝根、鱼腥草、三叉苦、甘草。

【功能与主治】

祛风宣窍，清热解毒。用于风热上攻、热毒蕴肺所致鼻炎，症见鼻流清涕或浊涕，发热，头痛；急慢性鼻炎、变应性鼻炎、神经性头痛见上述证候者。

【临床应用】

伤风鼻塞：由风热外袭，上犯于鼻，热毒壅肺，肺失宣肃，热壅鼻道所致。症见鼻塞较重，鼻流黏稠黄涕，擤出不爽，鼻黏膜色红肿胀，鼻道有黄色脓涕积留，伴发热，头痛，微恶风，口渴，咳嗽，痰黄黏稠，舌尖红，苔薄白，脉浮数；急性鼻炎见上述证候者。

鼻鼽：因风热上攻，热毒蕴肺所致。症见阵发性鼻痒，喷嚏，流鼻涕，小便色黄，大便干燥，舌尖红，苔薄黄，脉浮数；变应性鼻炎见上述证候者。

鼻室：因风热上攻，热毒蕴肺所致。症见鼻塞时轻时重，或交替性鼻塞，遇冷则轻，鼻气灼热，鼻涕色黄量少，嗅觉减退；伴头昏不清，咳嗽黄痰，时有胸中烦热，舌尖红，苔薄黄，脉浮有力；慢性鼻炎见上述证候者。

头痛：由风热上攻，上扰清空所致。症见头痛而胀，甚则头痛如裂，发热或恶风，面红耳赤，口渴欲饮，便秘，小便黄，舌质红，苔黄，脉浮数；神经性头痛见上述证候者。

【用法与用量】

浓缩水丸：一次 3 g，口服，tid。

【禁忌证】

对本品过敏者。

【注意事项】

（1）忌辛辣、鱼腥食物。（2）外感风寒、肺脾气虚及气滞血瘀者慎用。（3）小儿慎用。（4）用药后如感觉唇部麻木者应停药。（5）用药 3 d 后症状无改善，或出现其他症状应及时就医。（6）含有苍耳子，不宜过量、久用。

【制剂与规格】

浓缩水丸：每瓶装 30 g，每 10 丸重 0.75 g。

香菊胶囊（片）

【药物组成】

香菊胶囊（片）药物组成：化香树果序（除去种子）、夏枯草、黄芪、防风、辛夷、野菊花、白芷、川芎、甘草。

【功能与主治】

辛散祛风，清热通窍。用于风热袭肺、表虚不固所致急慢性鼻窦炎、鼻炎等。

【临床应用】

鼻渊：由风热蕴肺，表虚不固所致。症见发病急，鼻塞，涕黄或白黏、量少。检查见鼻内黏膜红肿，中鼻道有稠涕，窦窍部位压痛。多伴有头痛、发热、恶风，舌质红，苔薄黄，脉浮数；急、慢性鼻窦炎见上述证候者。

鼻窒：由风热蕴肺，表虚不固所致。症见鼻塞时轻时重，或交替性鼻塞，冷则塞减，鼻气灼热，鼻涕色黄量少，嗅觉减退。伴有头昏不清，咳嗽痰黄，时有胸中烦热，舌尖红，苔薄黄，脉浮有力；慢性鼻炎见上述证候者。

【用法与用量】

胶囊：一次 2～4 粒，tid。片剂：一次 2～4 片，tid。

【不良反应】

尚不明确。

【禁忌证】

对本品过敏者。

【注意事项】

（1）忌辛辣、鱼腥食物。（2）妊娠期慎用。（3）虚寒者及胆腑郁热所致鼻渊慎用。

（4）凡外感风寒之鼻塞、流清涕者,应在医师指导下使用。（5）急性鼻炎用药 3 d 后症状无改善,或出现其他症状应及时就医。

【制剂与规格】

（1）胶囊:0.3 g。（2）片剂:0.3 g（素片）;0.32 g（薄膜衣）。

鼻窦炎口服液

【药物组成】

鼻窦炎口服液药物组成:苍耳子、辛夷、白芷、薄荷、荆芥、竹叶柴胡、川芎、栀子、黄芪、龙胆草、川木通、茯苓、黄芩、桔梗。

【功能与主治】

疏风散热,清热解毒,宣通鼻窍。用于风热犯肺、湿热内蕴所致的鼻塞不通,流黄稠涕;急慢性鼻炎、鼻窦炎见上述证候者。

【临床应用】

伤风鼻塞:由风热外袭,上犯于肺,肺失宣肃,热壅鼻道,鼻失通畅所致。症见鼻塞较重,黏稠黄涕,鼻腔肿痛,伴发热头痛,微恶风,口渴,咳嗽,痰黄黏稠,舌尖红,苔薄黄,脉浮数;急性鼻炎见上述证候者。

鼻室:由风热壅肺或湿热内蕴所致。症见鼻塞,鼻气灼热,黄涕,伴头痛头昏,咳嗽痰黄,时有胸中烦热,舌尖红,苔薄黄,脉浮有力;慢性鼻炎见上述证候者。

鼻渊:由风热壅肺或湿热内蕴所致。发病急,鼻塞,涕黄或白黏、量少,窦窍部位压痛,多有头痛,发热,畏寒,咳嗽,舌尖红,苔薄黄,脉浮数;鼻窦炎见上述证候者。

【用法与用量】

口服液:一次 10 mL, tid, 20 d 为一疗程。

【不良反应】

尚不明确。

【禁忌证】

对本品过敏者;妊娠期;婴幼儿;严重肾功能不全者。

【注意事项】

（1）忌烟酒、辛辣、鱼腥食物。（2）鼻涕清稀的虚症者忌用。（3）外感风寒、肺脾虚弱及气滞血瘀者慎用。（4）不宜同服滋补性中药。（5）高血压、心脏病、肝病、糖尿病、肾病等慢性病严重者,儿童、哺乳期、年老体弱、脾虚便溏者应在医师指导下服用。（6）含苍耳子,不宜长期服用。（7）服药 3 d 症状无缓解应就医。

【制剂与规格】

口服液（合剂）：10 mL。

四、扶正解表

辛芩颗粒

【药物组成】

辛芩颗粒药物组成：白术、黄芪、防风、细辛、荆芥、桂枝、白芷、苍耳子、黄芩、石菖蒲。

【功能与主治】

益气固表，祛风通窍。用于肺气不足、风邪外袭所致鼻痒，喷嚏，流清涕，易感冒；变应性鼻炎见上述证候者。

【临床应用】

鼻鼽：由肺气虚弱，卫表不固，腠理疏松，风寒之邪乘虚而入，肺受寒邪，肺气不得通调，鼻为肺窍，肺气不宣，鼻窍不利所致。症见鼻窍奇痒，喷嚏连连，继则流大量清涕，鼻塞不通，嗅觉减退，平素恶风怕冷，易感冒，每遇风冷则易发作，反复不愈。伴倦怠懒言，气短音低，或自汗，舌质淡红，苔薄白，脉虚弱；变应性鼻炎见上述证候者。

鼻窒：由肺气虚弱，卫表不固，肺失清肃，风寒外袭所致。症见鼻塞呈交替性，或鼻塞时轻时重，鼻涕清稀，遇寒时症状加重，检查见鼻内黏膜肿胀色淡。伴有咳嗽痰稀，气短，面色白，舌质淡红，苔薄白，脉缓或浮无力；慢性鼻炎见上述证候者。

【用法与用量】

颗粒剂：温开水冲服。一次 1 袋，tid，20 d 为一疗程。

【不良反应】

尚不明确。

【禁忌证】

对本品过敏者；妊娠期；婴幼儿；肾功能不全者。

【注意事项】

（1）忌辛辣食物，戒烟忌酒。（2）外感风热或风寒化热者慎用。（3）小儿、年老体弱者慎用。（4）含苍耳子、细辛，不宜过量、久用。

【制剂与规格】

颗粒：5 g（无蔗糖）；20 g（含糖型）。

‖ 第三节　咽喉、口腔病 ‖

一、化痰利咽

黄氏响声丸

【药物组成】

黄氏响声丸药物组成：桔梗、薄荷、薄荷脑、蝉蜕、诃子肉、胖大海、浙贝母、儿茶、川芎、大黄（酒制）、连翘、甘草。

【功能与主治】

疏风清热，化痰散结，利咽开音。用于风热外束、痰热内盛所致急、慢性喉瘖，症见声音嘶哑，咽喉肿痛，咽干灼热，咽中有痰，或寒热头痛，或便秘尿赤；急、慢性喉炎及声带小结、声带息肉初起见上述证候者。

【临床应用】

喉瘖：因风热外束，痰热内盛，壅结喉门所致声音嘶哑，咽喉肿痛，咽干灼热，咽中有痰，或寒热头痛，或便秘，尿赤，舌红，苔黄，脉数；急、慢性喉炎及声带小结、声带息肉初起见上述证候者。

【用法与用量】

浓缩水丸（炭衣丸）：一次6～8丸。浓缩水丸（糖衣丸）：一次20丸。均tid，饭后服。儿童剂量减半。

【不良反应】

尚不明确。

【禁忌证】

对本品过敏者。

【注意事项】

（1）忌辛辣、生冷、油腻食物，戒烟忌酒。（2）妊娠期慎用。（3）凡声嘶、咽痛，兼见恶寒发热、鼻流清涕等外感风寒者慎用。（4）胃寒便溏者慎用。（5）阴虚火旺所致急、慢性喉瘖者慎用。（6）不宜同服温补性中药。（7）声哑、咽喉疼痛时伴有其他症状，如心悸、胸闷、咳嗽气喘、痰中带血等，应及时就医。（8）用于声带小结、息肉之初起，凡声带小结、息肉较重者，儿童、哺乳期、年老体弱者应在医师指导下使用。（9）用药10 d后症状无改善，或出现其他症状应及时就医。

【制剂与规格】

浓缩水丸（炭衣丸）：0.1 g；0.133 g。浓缩糖衣丸：每瓶装400丸（每100丸重9 g）。

清咽滴丸

【药物组成】

清咽滴丸药物组成：人工牛黄、薄荷脑、青黛、冰片、诃子、甘草。

【功能与主治】

疏风清热，解毒利咽。用于外感风热，火毒内蕴所致急喉痹。症见咽痛，咽干，口渴，或微恶风，发热，咽部红肿，舌边尖红，苔薄白或薄黄，脉浮数或滑数；急性咽炎见上述证候者。

【临床应用】

急喉痹：多因外感风热所致。症见眼部胀痛，咽干，口渴，或微恶风，发热，咽部红肿，舌边尖红，苔薄白或薄黄，脉浮数或滑数；急性咽炎见上述证候者。

【用法与用量】

滴丸：含服。一次 4～6 粒，tid。

【不良反应】

罕见皮肤瘙痒，胃肠不适。

【禁忌证】

对本品过敏者。

【注意事项】

（1）忌辛辣、油腻、鱼腥食物。（2）妊娠期、过敏体质者慎用。（3）虚火喉痹者慎用。（4）儿童、老年人及素体脾胃虚弱者慎用。（5）不宜同服温补中药。（6）用药 3 d 后症状无改善或出现其他症状应及时就医。

【制剂与规格】

滴丸：20 mg。

二、利咽散结

金嗓散结胶囊（片、颗粒、丸）

【药物组成】

金嗓散结胶囊（片、颗粒、丸）药物组成：金银花、丹参、板蓝根、马勃、蒲公英、桃仁、红花、三棱（醋炒）、莪术（醋炒）、玄参、麦冬、浙贝母、泽泻、鸡内金（炒）、蝉蜕、木蝴蝶。

【功能与主治】

清热解毒，活血化瘀，利湿化痰。用于热毒蓄结、气滞血瘀而形成的慢喉喑（声带小结、声带息肉、声带黏膜增厚)所致声音嘶哑,声带充血、肿胀等症。

【临床应用】

喉喑:因热毒蓄结、气滞血瘀所致。症见声音不扬或声音嘶哑,声带充血,肿胀;慢性喉炎、声带小结、声带息肉见上述证候者。

【用法与用量】

口服。胶囊:一次 2～4 粒。片剂:一次 2～4 片。颗粒剂:一次 1～2 袋。水蜜丸:一次 60～120 丸。均 bid。

【不良反应】

偶见皮肤过敏反应。

【禁忌证】

对本品过敏者;妊娠期。

【注意事项】

(1)忌烟酒及辛辣、生冷、油腻食物。(2)虚火喉痹者慎用。(3)高血压、糖尿病,慢性肝炎等慢性病严重者,应在医师的指导下用药。

【制剂与规格】

(1)胶囊:0.4 g。(2)片剂:0.4 g。(3)颗粒:每袋装 3 g。(4)水蜜丸:每瓶装 360 丸;每 10 丸重 1 g。

三、滋阴清热

口炎清颗粒

【药物组成】

口炎清颗粒药物组成:天冬、麦冬、玄参、山银花、甘草。

【功能与主治】

滋阴清热,解毒消肿。用于阴虚火旺所致口腔炎症。

【临床应用】

口疮:由阴虚火旺所致。症见黏膜破溃,反复发作,口渴口干,失眠,乏力,手足心热,便干,尿黄,舌苔薄黄,脉沉细弦;复发性口疮见上述证候者。

【用法与用量】

颗粒剂:温开水冲服,一次 2 袋,一日 1～2 次。

【不良反应】

尚不明确。

【禁忌证】

对本品过敏者。

【注意事项】

（1）忌烟酒及辛辣、油腻食物。（2）糖尿病、高血压、心脏病、肝病、肾病等慢性病严重者，儿童、妊娠期和哺乳期、年老体弱、脾虚便溏者应在医师指导下服用。（3）用药3 d症状无缓解应及时就医。

【制剂与规格】

颗粒：3 g（无蔗糖）；10 g（含糖型）。

玄麦甘桔颗粒（胶囊）

【药物组成】

玄麦甘桔颗粒（胶囊）药物组成：玄参、麦冬、甘草、桔梗。

【功能与主治】

清热滋阴，祛痰利咽。用于阴虚火旺，虚火上浮所致口鼻干燥，咽喉肿痛。

【临床应用】

喉痹：因热病伤阴，阴虚火旺，虚火上炎，熏灼咽喉所致。症见咽喉部红肿，干燥灼热，痒痛不适，咽内异物感，口鼻干燥，干咳少痰，舌红少津，脉细数；慢性咽炎见上述证候者。

乳蛾：因邪热灼伤肺阴，阴亏津伤，咽窍失于濡养，虚火上攻喉核所致。症见喉核红肿，咽喉干燥，微痒微痛，干咳少痰，鼻干少津，舌红而干，脉细数；慢性扁桃体炎见上述证候者。

【用法与用量】

颗粒剂：温开水冲服，一次10 g，一日3～4次。胶囊：一次3～4粒，tid。

【不良反应】

尚不明确。

【禁忌证】

对本品过敏者。

【注意事项】

（1）忌烟酒及辛辣、鱼腥食物。（2）风热喉痹者慎用，脾胃虚寒者不宜用。（3）小儿、糖尿病应在医师指导下服用。（4）用药7 d症状无改善，或出现其他症状应及时就医。

【制剂与规格】

（1）颗粒：每袋装 10 g。（2）胶囊：0.35 g。

四、清热凉血

口腔溃疡散

【药物组成】

口腔溃疡散药物组成：青黛、白矾、冰片。

【功能与主治】

清热，消肿，止痛。用于火热内蕴所致口舌生疮，黏膜破溃，红肿灼痛；复发性口疮、急性口炎见上述证候者。

【临床应用】

口疮、口糜：多因火热、火毒结聚，循经上攻于口腔黏膜所致。症见口腔黏膜充血肿胀，破溃有渗出，局部疼痛，口干灼热，口渴喜冷饮，便干尿黄，舌红苔黄，脉弦数；复发性口疮、急性口炎见上述证候者。

【用法与用量】

散剂：口腔局部用药，用消毒棉球蘸药擦患处，一日 2～3 次。

【不良反应】

尚不明确。

【禁忌证】

对本品过敏者。

【注意事项】

（1）忌辛辣、油腻食物。（2）局部外用，不可内服。（3）阴虚火旺及脾胃虚弱者慎用。（4）妊娠期、儿童和老年慎用。（5）用药 1 周症状未改善或加重者应及时就医。

【制剂与规格】

散剂：每瓶装 3 g。

五、清血止痛

西帕依固龈液

【药物组成】

西帕依固龈液药物组成：没食子。辅料为甜蜜素、薄荷香精、苯甲酸钠。

【功能与主治】

健齿固龈，清血止痛。用于牙周疾病引起的牙齿酸软，咀嚼无力，松动移位，牙龈出血以及口舌生疮，咽喉肿痛，口臭。

【临床应用】

牙周疾病、口疮及咽喉炎。

【用法与用量】

合剂：含漱。一次3～5 mL，含漱2～3分钟，吞服无妨，但尽量不吞服。一日3～5次。

【不良反应】

尚不明确。

【禁忌证】

对本品过敏者。

【注意事项】

（1）忌烟酒及辛辣食物。（2）过敏体质者慎用。（3）以牙龈出血为主症者，应排除血液系统疾患后方可使用。（4）小儿、年老体弱者应在医师指导下使用。（5）注意口腔卫生，并配合牙周治疗以增加疗效。

【制剂与规格】

合剂：30 mL；100 mL。

六、清热解毒

冰硼散

【药物组成】

冰硼散药物组成：冰片、硼砂（煅）、朱砂、玄明粉。

【功能与主治】

清热解毒，消肿止痛。用于热毒蕴结所致咽喉疼痛，牙龈肿痛，口舌生疮。

【临床应用】

喉痹：因风热火毒上攻所致。症见咽喉红肿热痛，吞咽困难，口干口渴，小便黄赤，大便秘结，舌红苔黄，脉数；急性咽炎见上述证候者。

牙宣：因胃热壅盛，循经上攻所致。症见牙龈红肿热痛，龈缘龈乳头红肿明显，触痛出血，烦渴多饮，大便秘结，舌红苔黄，脉数；急性牙龈炎、牙周炎见上述证候者。

口疮：因热毒蕴结，火毒上攻所致。症见口舌溃烂，疼痛灼热，心烦失眠，大便秘结，舌红苔黄，脉数；口腔炎、口腔溃疡见上述证候者。

乳蛾:因风热火毒上攻所致。症见喉核红肿疼痛,表面有黄色分泌物,发热,大便秘结,小便黄赤,舌红苔黄,脉数;急性扁桃体炎见上述证候者。

【用法与用量】

散剂:吹敷患处,每次少量,一日数次。

【不良反应】

罕见严重过敏性口炎、腹痛。

【禁忌证】

对本品及成分过敏者;妊娠期和哺乳期。

【注意事项】

(1)清淡饮食,忌辛辣、油腻食物,戒烟忌酒,以免加重病情。(2)为治疗热毒蕴结所致急喉痹、牙宣、口疮的常用中成药,若病属虚火上炎者慎用。(3)含有辛香走窜、苦寒清热之品,有碍胎气,孕妇不宜使用。(4)含有玄明粉,药物泌入乳汁中,易引起婴儿腹泻,故哺乳期不宜。(5)含朱砂有毒,不宜长期大剂量使用,以免引起蓄积中毒。(6)急性咽炎、牙周炎、口腔溃疡感染严重者,有发热等全身症状者,应在医师指导下使用。

【制剂与规格】

散剂:每瓶(支)装 0.6 g;1.5 g;2 g;3 g。

六神丸(胶囊、凝胶)

【药物组成】

六神丸(胶囊、凝胶)药物组成:珍珠粉、人工牛黄、人工麝香、雄黄、蟾酥、冰片。

【功能与主治】

清凉解毒,消炎止痛。用于烂喉丹痧,咽喉肿痛,喉风喉痈,单双乳蛾(扁桃体炎),小儿热疖,痈疡疔疮,乳痈发背,无名肿痛。

【临床应用】

喉痹:因热毒炽盛,上灼咽喉而致。症见咽部红肿,咽痛较剧,吞咽困难,伴发热,口渴,心烦,便秘,尿赤,舌红苔黄,脉数有力;急性咽炎见上述证候者。

喉风:多因风热搏结于外,火毒炽盛于内,痰火邪毒停聚咽喉所致。症见咽喉红肿,疼痛,连及颈颊,或痰涎壅盛,语声难出,吞咽、呼吸困难;急性会厌炎见上述证候者。

喉痈:因火热毒邪壅盛,烁灼咽喉,气血凝滞所致。症见咽痛剧烈,多偏向一侧,吞咽时疼痛难忍,张口受限,伴高热,口臭口渴,便秘,尿赤,舌红苔黄,脉数;扁桃体炎周围脓肿见上述证候者。

乳蛾：因肺胃热盛，热毒循经上攻咽喉，搏结于咽所致。症见咽核红肿，咽部剧痛，痛连耳根及颌下，吞咽疼痛加重，发热，口臭口渴，便秘，尿赤，舌红苔黄，脉洪数；急性扁桃体炎见上述证候者。

疔肿：由脏腑蕴热，火毒结聚，热毒蕴蒸肌肤所致。症见局部皮肤红肿热痛，发热，口渴，便秘，尿黄，舌红苔黄，脉数。

【用法与用量】

浓缩水丸：温开水吞服。1岁一次1粒；2岁一次2粒；3岁一次3～4粒；4～8岁一次5～6粒；9～10岁一次8～9粒；成人一次10粒。均tid。胶囊：限于成人，一次1粒，tid。

浓缩水丸：可外敷在皮肤红肿处，取药丸十数粒，用冷开水或米醋少许，盛食匙中化散，敷搽四周，每日数次使其保持湿润，直至肿退为止。凝胶：外搽在皮肤红肿处。每日1g，分数次搽敷，直至肿退为止。如红肿已将出脓或已溃烂，切勿再敷。

【不良反应】

过敏反应：与用量无关，而且不论内服、外用均可引起，主要表现为药疹。严重者会出现过敏性休克。罕见喉头水肿及肝损害。

【禁忌证】

对本品过敏者；妊娠期。

【注意事项】

（1）忌辛辣、生冷、腥味、油腻食物，戒烟忌酒。（2）过敏体质者慎用，阴虚火旺、素体脾胃虚弱者慎用，儿童、年老体弱者慎用。（3）本品含麝香，故妊娠期禁用，运动员慎用。（4）本品性香燥，易败胃，故宜饭后服。（5）不宜与阿托品等联用，否则会促使雄黄氧化，增加毒性反应。（6）蟾酥、雄厚有毒，不宜过量、久用。

【制剂与规格】

（1）浓缩水丸：每1 000粒重3.125 g。（2）胶囊：0.19 g。（3）凝胶：每支10 g。

七、清热宣肺

百蕊颗粒

【药物组成】

百蕊颗粒药物组成：百蕊草。

【功能与主治】

清热消炎，止咳化痰。用于急、慢性咽喉炎，气管炎，鼻炎，感冒发热，肺炎。

【临床应用】

急慢性咽喉炎、气管炎、鼻炎、感冒、肺炎。

【用法与用量】

颗粒剂：温开水冲服,3 岁以下一次半袋;3 岁以上一次 1 袋。tid.

【不良反应】

尚不明确。

【禁忌证】

对本品过敏者。

【注意事项】

忌生冷、辛辣刺激食物。

【制剂与规格】

颗粒:每袋装 5 g,每 1 g 相当于饮片 2.4 g。

（杨 杰 于 伟 荆蕾蕾）

第六章

骨伤科用药

一、接骨续筋

接骨七厘散（丸、片）

【药物组成】

接骨七厘散（丸、片）药物组成：自然铜（煅）、土鳖虫、骨碎补（烫）、乳香（制）、没药（制）、大黄（酒炒）、血竭、当归、硼砂。

【功能与主治】

活血化瘀，接骨、续筋止痛。用于跌打损伤，闪腰岔气，续筋接骨，血瘀疼痛。

【临床应用】

跌打损伤：因外伤扭挫，瘀血阻滞，经络不通所致，症见局部疼痛，皮肤青肿，活动受限，舌质紫黯，脉弦涩；软组织损伤见上述证候者。

闪腰岔气：因局部跌打损伤，瘀血阻滞，经络不通所致，症见腰痛，活动受限或胸胁胀痛，痛呈走窜，胸闷气急，呼吸说话时有牵掣痛；急性腰扭伤见上述证候者。

骨折筋伤：因外力撞击所致，症见伤处肿胀，剧烈疼痛，或有骨摩擦音，活动受限，肢体畸形，舌红或黯，脉弦或弦数；骨折、脱臼见上述证候者。

【用法与用量】

散剂：一次 1.5 g；小儿酌减。水丸：一次 1 袋；小儿酌减。片剂：一次 5 片。均 bid。温开水或黄酒送服。

【不良反应】

偶见瘙痒、皮疹、胃胀、纳差、口干、便秘。

【禁忌证】

对本品过敏者；妊娠期。

【注意事项】

(1)忌生冷、油腻食物。(2)含乳香、没药,脾胃虚弱者慎用。(3)骨折、脱臼应先复位固定后再服药。

【制剂与规格】

(1)散剂:每袋装 1.5 g。(2)水丸:每袋装 1.5 g;2 g。(3)片剂(糖衣,薄膜衣):0.3 g(相当于原生药量 0.3 g)。

伤科接骨片

【药物组成】

伤科接骨片药物组成:红花、土鳖虫、朱砂、马钱子粉、甜瓜子、鸡骨(炙)、自然铜(煅)、海星(炙)、乳香(炙)、没药(炙)、三七、冰片。

【功能与主治】

活血化瘀,消肿止痛,舒筋壮骨。用于跌打损伤,闪腰岔气,伤筋动骨,瘀血肿痛。

【临床应用】

跌打损伤:因外伤扭挫导致血离其经,瘀血阻络所致急性软组织损伤,症见肢体肿胀疼痛,局部皮肤青紫,活动受限;急性软组织损伤见上述证候者。

筋伤骨折:因暴力撞击导致筋伤骨折,症见骨折或关节脱位,肿胀疼痛,活动不利;外伤骨折见上述证候者。对骨折需经复位后配合使用。

闪腰岔气:因挑担负重,搬物屏气等所致。症见腰痛,活动受限或胸胁胀痛,痛呈走窜,胸闷气急,牵掣痛;急性腰扭伤、胸胁迸伤见上述证候者。

【用法与用量】

成人,一次 4 片;10～14 岁,一次 3 片。均 tid,温开水或黄酒送服。外用:将药片压碎,用酒调成糊状敷于患处。

【不良反应】

偶见药疹。

【禁忌证】

对本品过敏者;妊娠期和哺乳期;10 岁以下儿童;肝肾功能不全者。

【注意事项】

(1)忌生冷、油腻食物。(2)运动员慎用。(3)含乳香、没药,脾胃虚弱者慎用。(4)骨折、脱臼应先复位固定后再用药。(5)含马钱子、朱砂,不可随意增量,不可久服。

【制剂与规格】

片剂：0.36 g（糖衣）；0.36 g（薄膜衣）。

二、活血化瘀

云南白药（胶囊、膏、酊、气雾剂）

【药物组成】

云南白药（胶囊、膏、酊、气雾剂）药物组成：三七、独脚莲等。

【功能与主治】

化瘀止血，活血止痛，解毒消肿。用于跌打损伤，瘀血肿痛，吐血，咯血，便血，痔血，崩漏下血，手术出血，疮疡肿痛及软组织挫伤，闭合性骨折，支气管扩张及肺结核咯血，溃疡病出血，以及皮肤感染性疾病。

【临床应用】

跌打损伤：因瘀血阻滞所致软组织损伤，症见伤处青紫斑，痛如针刺，燃肿闷胀，不敢触摸，活动受限，舌质紫黯；软组织挫伤见上述证候者。亦用于闭合性骨折的治疗。

吐血：因热毒灼伤胃络所致吐血，血色鲜红，夹有食物残渣，身热，烦躁，牙龈肿痛，便秘，尿赤；消化性溃疡出血、食管炎出血见上述证候者。

咯血：因热毒灼伤肺络所致咯血，血色鲜红，夹有痰涎，咽痒咳嗽，舌红苔黄，脉数有力；支气管扩张、肺结核咯血见上述证候者。

便血：因热毒壅遏肠道，灼伤络脉所致大便带血，血色鲜红，肛门肿胀；消化性溃疡出血、痔疮、肛裂出血见上述证候者。

崩漏：因热毒内盛，冲任失固所致经血非时而下，量多或淋漓不尽，血色鲜红或有瘀斑；功能失调性子宫出血、人工流产后出血见上述证候者。

疮疡：因热毒蕴结肌肤所致。症见肌肤红赤、肿胀、微热、疼痛、舌尖红，脉浮数；体表急性感染疾病见上述证候者。

手术出血：因手术过程中伤及血脉所致出血，有减少出血，促进伤口愈合的作用。

气雾剂、贴膏剂和酊剂可用于跌打损伤、痹病；酊剂还用于冻疮。

痹病：因风湿瘀阻经络所致关节疼痛，痛处不移或痛而重着，肢体麻木，筋骨拘急。

冻伤：因风寒侵袭，瘀血阻络所致局部或全身性损伤，症见局部肿胀、麻木、痛痒、青紫，或起水泡，甚至破溃成疮；冻伤见上述证候者。

【用法与用量】

散剂、胶囊、酊剂：口服或外用。

散剂或胶囊：凡刀、枪、跌打诸伤无论轻重，出血者用温开水送服。瘀血肿痛与未流血者用酒送服。妇科各症,用酒送服;但月经过多、红崩用温开水送服。毒疮初起,服散剂 0.25 g,或胶囊 1 粒,或片剂 1 片,另取散剂药粉或胶囊内药粉,或片剂用酒调匀,敷患处;如已化脓,只需内服。其他内出血各症均可内服。

散剂:内服。成人,一次 0.25～0.5 g,qid。儿童,2～5 岁为成人的 1/4 量,6～12 岁为成人的 1/2 量。凡属重者可先服保险子 1 粒,但轻症勿服。

胶囊:口服。成人,一次 1～2 粒,qid。儿童,2～5 岁为成人的 1/4 量,6～12 岁为成人的 1/2 量。凡属重者可先服保险子 1 粒,但轻症勿服。

散剂或胶囊:外用涂于患处,取药粉用酒调匀敷患处。

酊剂:口服,按剂量杯所示刻度量取。常用量一次 3～5 mL,tid;极量一次 10 mL。外用,取适量擦揉患处,每次约 3 min,一日 3～5 次,可止血消炎。风湿筋骨疼痛,蚊虫叮咬,一度、二度冻伤可擦揉患处数分钟,一日 3～5 次。较严重的跌打损伤,风湿麻木,筋骨及关节疼痛,肌酸痛可内服与外用相结合。

贴膏剂:贴敷于患处。揭下药膏,使药带贴敷于治疗部位,松紧适当即可。每次粘贴时间不超过 12 h。

气雾剂:外用,喷于伤患处,使用气雾剂,一日 3～5 次。凡遇较重闭合性跌打损伤者,先喷气雾剂保险液,若剧烈疼痛仍不缓解,可间隔 1～2 min 重复给药,一日内使用不得超过 3 次。喷气雾剂保险液间隔 3 min 后,再喷气雾剂。

【不良反应】

偶见皮疹、荨麻疹、过敏性休克、急性咽炎。过量服用可引起中毒反应,剧烈头痛、血小板减少、上消化道出血、房室传导阻滞、急性肾衰竭。

贴膏剂:过敏体质者可能有胶布过敏或药物接触性瘙痒,偶见红肿、水泡等,应停止使用。

【禁忌证】

对本品过敏者;妊娠期;对乙醇过敏者禁用酊剂、气雾剂。

【注意事项】

(1)忌蚕豆、腥味及酸冷食物。(2)经期及哺乳期慎用。(3)严重心律失常不宜用。(4)运动员、过敏体质者慎用。(5)膏药、酊剂、气雾剂,皮肤破伤处勿用。皮肤过敏者慎用。(6)小儿、年老者应在医师指导和成人监护下使用。(7)膏药每次贴敷时间应少于 12 h,使用时皮肤发红、瘙痒等轻微反应可适当减少粘贴时间。(8)气雾剂只限于外用,乙醇过敏者禁用。切勿喷入口、眼、鼻。使用气雾剂保险液时先振摇,喷嘴离皮肤 5～10 cm,喷射时间限制在 3～5 min,以防局部冻伤。使用时勿近明火,切勿受热,应置于阴凉处保存。

【制剂与规格】

(1)散剂:每瓶装 4 g,保险子 1 粒。(2)胶囊:0.25 g。每盒含 1 粒保险子。(3)酊剂:每瓶装 30 mL;50 mL;100 mL。(4)贴膏:4 cm × 6.5 cm;6.5 cm × 10 cm;10 cm ×

14 cm。（5）气雾剂：50 g；85 g。（6）气雾剂保险液：30 g；60 g；100 g。（7）气雾剂/气雾剂保险液：50 g/60 g；85 g/30 g；85 g/60 g。气雾剂/气雾剂保险液包装内包括气雾剂 1 瓶和气雾剂保险液 1 瓶。

活血止痛散（胶囊、软胶囊）

【药物组成】

活血止痛散（胶囊、软胶囊）药物组成：土鳖虫、自然铜（煅）、当归、三七、乳香（制）、冰片。

【功能与主治】

活血散瘀，消肿止痛。用于跌打损伤，瘀血肿痛。

【临床应用】

跌打损伤：多因外伤所致软组织损伤，症见伤处青红紫斑，痛如针刺，燃肿闷胀，不敢触摸，活动受限，舌质紫黯，脉弦涩；软组织损伤见上述证候者，以及骨折合并软组织损伤。

【用法与用量】

饭后半小时用温黄酒或温开水送服。散剂：一次 1.5 g，bid。胶囊：规格 0.25 g：一次 4 粒，tid；规格 0.5 g：一次 3 粒，bid。软胶囊：一次 2 粒，tid。疗程 7 d。

【不良反应】

偶见胃肠道反应，罕见诱发溃疡病出血。

【禁忌证】

对本品过敏者；妊娠期；6 岁以下儿童；肝、肾功能不全者。

【注意事项】

（1）忌生冷、油腻食物。（2）含乳香、没药，脾胃虚弱者慎用。（3）高血压、心脏病、肝病、糖尿病、肾病等慢性病严重者，儿童、月经期及哺乳期、年老体弱者应在医师指导下服用。（4）饮酒不适者可用温开水送服。

【制剂与规格】

（1）散剂：每袋（瓶）装 1.5 g。（2）胶囊：0.25 g；0.5 g。（3）软胶囊：0.65 g。

七厘散（胶囊）

【药物组成】

七厘散（胶囊）药物组成：血竭、乳香（制）、没药（制）、红花、儿茶、冰片、人工麝香、朱砂。

【功能与主治】

化瘀消肿,止痛止血。用于跌仆损伤,血瘀疼痛,外伤出血。

【临床应用】

跌打损伤:由外伤、扭挫伤所致。症见伤处肿胀疼痛,青紫,活动受限;软组织损伤见上述证候者。

外伤出血:由外力诸如跌打、刀伤所致。症见出血,肢体局部肿痛、畸形,活动受限,舌质紫黯,脉弦涩;脱臼、骨折、切割伤见上述证候者。

【用法与用量】

内服或外用,内服用黄酒或温开水送服。散剂:内服一次 1.5~3 g,一日 1~3 次;外用,适量调敷患处。胶囊:内服一次 2~3 粒,一日 1~3 次;外用,内容物适量调敷患处。

【不良反应】

尚不明确。

【禁忌证】

对本品过敏者;妊娠期。

【注意事项】

(1)骨折、脱臼者宜先手法复位,再服药。(2)运动员,肝、肾功能不全者慎用。(3)皮肤过敏者慎用。(4)含朱砂,不宜过量久服。

【制剂与规格】

(1)散剂:每瓶装 1.5 g;3 g。(2)胶囊:0.5 g。

消痛贴膏

【药物组成】

消痛贴膏药物组成:独一味、姜黄、棘豆、花椒、水牛角(炙)、水柏枝。系藏族验方。

【功能与主治】

活血化瘀,消肿止痛。用于急慢性扭挫伤、跌打瘀痛、骨质增生、风湿及类风湿疼痛。亦适用于落枕、肩周炎、腰肌劳损和陈旧性伤痛等。

【临床应用】

跌打损伤:由外伤、扭挫,气血凝滞所致。症见局部肿胀疼痛,皮肤青紫,活动受限,舌质紫黯,脉细涩;软组织损伤见上述证候者。

骨痹:由肝肾不足,瘀血阻络所致。症见肢体关节疼痛肿胀,活动受限,舌质紫黯,脉细涩;骨性关节炎见上述证候者。

痹病:由外感风湿,痹阻经络所致。症见关节疼痛,屈伸不利,或见晨僵;风湿及类风湿关节炎、肩周炎见上述证候者。

落枕：由睡姿不良，颈盘受挫，或风湿侵袭，气血凝滞，筋脉不舒所致。症见**颈肩**疼痛，转输不利，局部僵硬重着；肩周炎见上述证候者。

腰痛：由长期劳损，伤及腰脊，气血阻滞所致。症见腰部酸胀疼痛或刺痛，活动受限，遇劳则发；腰肌劳损、陈旧性伤痛见上述证候者。

【用法与用量】

贴膏剂：局部外用。清洁患部皮肤，将药贴的塑料薄膜揭除，撕开湿润剂小袋，将袋内润湿剂均匀涂在中间药芯表面，贴敷于患处或穴位，轻压周边使胶布贴实，每贴敷 24 h。急性期 1 贴一个疗程，慢性期 5 贴一个疗程。

【不良反应】

可能有胶布过敏或药物接触性瘙痒反应，甚至出现红肿、水泡等。

【禁忌证】

对本品过敏者；开放性创伤。

【注意事项】

（1）妊娠期慎用。（2）过敏体质者慎用，小儿、年老应在医师指导下使用。（3）若出现过敏反应，应立即停药，并在医师指导下处理。

【制剂与规格】

贴膏：每贴药芯装 1 g；1. 2 g。7 cm × 9. 5 cm；9 cm × 12 cm。

独一味胶囊（片）

【药物组成】

独一味胶囊（片）药物组成：独一味。为分布于藏、青、川、甘、蒙等藏区民族民间药物。

【功能与主治】

活血止痛，化瘀止血。用于多种外科手术后的刀口疼痛、出血，外伤骨折，筋骨扭伤，风湿痹痛以及崩漏、痛经、牙龈肿痛、出血。

【临床应用】

外伤出血：由外伤手术所致。症见局部皮肉损伤，疼痛，出血；外伤见上述证候者。

骨折筋伤：由外伤所致。症见伤处疼痛剧烈，或肢体畸形，活动受限，局部肿胀，青紫斑块；骨折、脱臼见上述证候者。

痹病：多为外感风湿，闭阻经络所致。症见关节疼痛，如针刺样；风湿性关节炎、类风湿关节炎见上述证候者。

痛经：多由血瘀闭阻经络所致。症见经前或经期小腹疼痛拒按，经行不畅，血色紫黯有块,舌紫黯,脉沉涩。

【用法与用量】

胶囊:一次 3 粒,tid。片剂:一次 3 片,tid。一疗程 7 d,或必要时服。

【不良反应】

偶见过敏反应。

【禁忌证】

对本品过敏者。

【注意事项】

(1)宜清淡、易消化饮食。(2)妊娠期慎用。(3)骨折、脱臼应先复位,再用药。

【制剂与规格】

(1)胶囊:0.3 g。(2)片剂:0.28 g（薄膜衣）;0.26 g（糖衣,片芯重）。

三、活血通络

颈舒颗粒

【药物组成】

颈舒颗粒药物组成:三七、当归、川芎、红花、肉桂、天麻、人工牛黄。

【功能与主治】

活血化瘀,温经通窍,止痛。适用于神经根型颈椎病瘀血阻络证,症见颈肩部僵硬、疼痛,患侧上肢窜痛等。

【临床应用】

骨痹:因瘀血阻络所致。症见头晕,颈项僵硬,肩背酸痛,患侧上肢窜痛,手臂麻木;神经根型颈椎病见上述证候者。

【用法与用量】

颗粒剂:温开水冲服,一次 6 g,tid。1 个月一疗程。

【不良反应】

偶见轻度恶心。

【禁忌证】

对本品过敏者;妊娠期。

【注意事项】

(1)忌生冷、油腻食物。(2)过敏体质者慎用。(3)高血压、心脏病、肝病、糖尿病、肾病等慢性病严重者,儿童、经期及哺乳期、年老体弱者应在医师指导下服用。(4)用药 7 d 症状无缓解应及时就医。

【制剂与规格】

颗粒：每袋装 6 g。

颈复康颗粒

【药物组成】

颈复康颗粒药物组成：黄芪、党参、白芍、威灵仙、秦艽、羌活、丹参、花蕊石（煅）、王不留行（炒）、川芎、桃仁（燀）、红花、乳香（制）、没药（制）、土鳖虫（酒炙）、苍术、石决明、葛根、地龙（酒炙）、地黄、关黄柏。

【功能与主治】

活血通络，散风止痛。用于风湿瘀阻所致颈椎病，症见头晕，颈项僵硬，肩背酸痛，手臂麻木。

【临床应用】

骨痹：因风湿瘀阻所致。症见头晕，颈项僵直，肩背痛，手足麻木，日久者关节畸形僵硬，舌质淡白；颈椎病见上述证候者。

【用法与用量】

颗粒剂：饭后温开水冲服，一次 1～2 袋，bid。

【不良反应】

皮肤瘙痒、皮疹，恶心、胃部不适等。

【禁忌证】

对本品过敏者；妊娠期。

【注意事项】

（1）忌生冷、油腻食物。（2）含乳香、没药，脾胃虚弱者慎用。（3）消化性溃疡、肾性高血压慎用。高血压、心脏病、肝病、糖尿病、肾病等慢性病严重者，儿童、经期及哺乳期、年老体弱者应在医师指导下服用。（4）若有感冒、发热、鼻咽痛等应暂停服用。（5）用药 7 d 症状无缓解或头晕或手臂麻木严重者应及时就医。

【制剂与规格】

颗粒：每袋装 5 g。

腰痹通胶囊

【药物组成】

腰痹通胶囊药物组成：三七、川芎、延胡索、白芍、狗脊、独活、熟大黄、牛膝。

【功能与主治】

活血化瘀,祛风除湿,行气止痛。用于血瘀气滞、脉络闭阻所致腰痛,症见腰腿疼痛,痛有定处,痛处拒按,轻者俯仰不便,重者则因剧痛而不能转侧;腰椎间盘突出症见上述症状者。

【临床应用】

腰痛:由长期劳损,经络气血运行不畅所致。症见腰痛不适,痛有定处,拒按,轻症俯仰不便,重者则因痛剧而不能转侧,舌黯或有瘀点、瘀斑,脉涩;急、慢性腰椎间盘突出症,强直性脊柱炎见上述证候者。

【用法与用量】

胶囊:一次 3 粒,tid,饭后服。1 个月一疗程。

【不良反应】

尚不明确。

【禁忌证】

对本品过敏者;妊娠期。

【注意事项】

(1)忌生冷、油腻食物。(2)脾虚便溏者慎用。(3)消化性溃疡慎用或遵医嘱。

【制剂与规格】

胶囊:0.42 g。

滑膜炎颗粒(片)

【药物组成】

滑膜炎颗粒(片)药物组成:夏枯草、土茯苓、汉防已、薏苡仁、丹参、当归、泽兰、川牛膝、丝瓜络、豨莶草、黄芪、女贞子、功劳叶。

【功能与主治】

清热祛湿,活血通络。用于湿热闭阻、瘀血阻络所致的痹病,症见关节肿胀疼痛,痛有定处,屈伸不利;急、慢性滑膜炎及膝关节术后见上述证候者。

【临床应用】

痹病:湿热瘀滞于关节经络所致。症见关节红肿热痛,或关节积液,屈伸不利,或伴发热,口苦口渴,舌质红或黯,苔黄腻,脉滑数;急、慢性滑膜炎及膝关节术后见上述证候者。

【用法与用量】

颗粒剂:餐前温开水冲服。成人一次 1 袋;小儿酌减,tid。片剂:一次 4 片,tid。6 d

为一疗程。

【不良反应】

尚不明确。

【禁忌证】

对本品过敏者；妊娠期。

【注意事项】

（1）忌辛辣、油腻食物，以免助热生湿。（2）寒湿痹阻、脾胃虚寒者慎用。（3）小儿、年老体虚者应在医师指导下服用。

【制剂与规格】

（1）颗粒：每袋装 12 g，每 1 g 相当于饮片 3 g。（2）片剂：0.5 g；0.6 g；0.5 g（薄膜衣）。

四、祛风活络

舒筋活血丸（片）

【药物组成】

舒筋活血丸（片）药物组成：土鳖虫、红花、桃仁、赤芍、三七、乳香（制）、苏木、自然铜（醋煅）、儿茶、马钱子（制）、牛膝、骨碎补、续断、熟地黄、当归、桂枝、白芷、大黄、栀子、冰片。

【功能与主治】

舒筋通络，活血止痛。用于跌打损伤，闪腰岔气，筋断骨折，瘀血作痛。

【临床应用】

跌打损伤：因外伤致肌肉、筋膜、韧带损伤，症见局部瘀血肿胀、剧烈疼痛、关节活动不利；软组织损伤见上述证候者，亦用于闭合性骨折辅助治疗。

闪腰岔气：因突然遭受间接暴力引起腰肌筋膜、腰部韧带损伤和小关节错缝所致。症见腰部疼痛、压痛、肿胀或屈伸不利。

痹病：因风湿瘀血闭阻经络所致。症见筋骨疼痛，肢体拘挛，腰背酸痛；风湿性关节炎、类风湿关节炎见上述证候者。

【用法与用量】

大蜜丸：温开水送服，一次 6 g，bid。片剂：一次 4～5 片，tid。

【不良反应】

过量服用易发生中毒。

【禁忌证】

对本品过敏者;妊娠期。

【注意事项】

(1)忌生冷、油腻食物。(2)经期及哺乳期慎用。(3)含乳香,脾胃虚弱者慎用。(4)含马钱子,不宜过量过久服用。

【制剂与规格】

(1)大蜜丸:6g。(2)片剂:0.3g(薄膜衣,糖衣)。

狗皮膏

【药物组成】

狗皮膏药物组成:生川乌、生草乌、肉桂、官桂、羌活、独活、青风藤、香加皮、防风、铁丝威灵仙、苍术、蛇床子、麻黄、高良姜、小茴香、白芷、丁香、木瓜、油松节、当归、赤芍、苏木、大黄、续断、川芎、乳香、没药、冰片、樟脑。

【功能与主治】

祛风散寒,活血止痛。用于风寒湿邪、气血瘀滞所致痹病,症见四肢麻木,腰腿疼痛,筋脉拘挛,或跌打损伤,闪腰岔气,局部疼痛;或寒湿瘀滞所致脘腹冷痛,行经腹痛,寒湿带下,积聚痞块。

【临床应用】

痹病:因风寒湿阻、气滞血瘀所致。症见肢体麻木,肩臂、腰腿疼痛,筋脉拘挛;风湿性关节炎、类风湿关节炎见上述证候者。

跌仆损伤:因气血瘀滞所致。症见伤处肿胀,活动受限;软组织损伤见上述证候者。

闪腰岔气:因经络受损、气血阻遏所致。症见腰胁疼痛不能转侧,或痛连背脊,呼吸受限;急性腰挫伤、胸胁挫伤见上述证候者。

脘腹疼痛:因寒湿瘀滞所致。症见脘腹冷痛,喜暖怕冷,或妇女行经腹痛,舌淡苔白,脉迟缓。

带下:因寒湿下注所致。症见带下色白无臭,面色无华,舌淡苔白,脉迟缓;盆腔炎性疾病见上述证候者。

【用法与用量】

膏药剂:患处贴敷。先用生姜擦净患处皮肤,将膏药加温软化,贴敷于患处或穴位。每贴24~48h更换1次。

【不良反应】

少见用药部位瘙痒、皮疹。

【禁忌证】

对本品过敏者；妊娠期；皮肤破溃或感染处。

【注意事项】

（1）忌生冷、油腻食物。（2）经期及哺乳期慎用。（3）风湿热痹，局部红肿热痛者不宜用。（4）儿童、年老体弱者应在医师指导下使用。（5）贴膏剂过敏者慎用。（6）不宜长期或大面积使用，用药后皮肤过敏若出现瘙痒、皮疹等现象应停用，症状严重者应及时就医。（7）用药 3 d 症状无缓解应及时就医。

【制剂与规格】

膏药：每张净重 12 g；15 g；24 g；30 g。

骨痛灵酊

【药物组成】

骨痛灵酊药物组成：雪上一枝蒿、干姜、龙血竭、乳香、没药、冰片。

【功能与主治】

温经散寒，祛风活血，通络止痛。

【临床应用】

骨痹：因风寒湿瘀阻所致。症见颈腰腿部痛有定处，重着而痛，肢重步艰，遇风寒、湿邪后颈腰腿痛加重，自觉肢端冷痛，得温热减轻，多有下肢麻木刺痛感，苔白腻，脉沉而迟缓；骨性关节炎、创伤性关节炎、强直性脊柱炎、脊柱关节病见上述证候者。

痹病：为外感风寒湿邪，经络瘀阻所致。症见关节酸痛，酸重痛轻，不肿或肿胀而不红不热，遇寒加重，得热症减，不发热或微热，小便清长，舌苔淡白或白腻，脉弦紧或浮紧；风湿性关节炎、类风湿关节炎见上述证候者。

【用法与用量】

酊剂：外用。一次 10 mL，浸于所附的敷带上贴敷患处 30～60 min。一日 1 次，20 d 为一疗程。亦可一次 25 mL，浸于纱布上贴敷患处，覆盖一层塑料薄膜，再盖 3～4 层毛巾，用热水袋（水温 90 ℃左右）置于毛巾上热敷，胸、腰椎部位敷 40 min，其余部位敷 30 min。一日 1 次，20 d 为一疗程。

【不良反应】

用药局部灼热感、瘙痒、皮疹，停药后自行消失。每次用药后可涂少量润肤膏，可减轻或预防不良症状。

【禁忌证】

对本品及乙醇过敏者；妊娠期；类风湿关节红肿热痛时；皮肤破损处；黏膜。

【注意事项】

（1）仅供外用，不可内服。（2）高血压慎用。（3）用药部位 3 h 内不得吹风，不得接触冷水。（4）放置后稍有浑浊，不影响疗效。（5）用药中产生强烈的灼热感，是药效的正常反应，热敷的时间和温度可根据耐受力灵活掌握。（6）皮肤娇嫩者初次用药时，可适当减量或缩短使用时间。（7）为确保疗效，建议使用 2～3 个疗程。

【制剂与规格】

酊剂：10 mL；30 mL；60 mL；100 mL；250 mL。

通络祛痛膏

【药物组成】

通络祛痛膏药物组成：当归、川芎、红花、山柰、花椒、胡椒、丁香、肉桂、干姜、荜茇、大黄、薄荷脑、樟脑、冰片。

【功能与主治】

活血通络，散寒除湿，消肿止痛。用于瘀血停滞、寒湿阻络所致腰部、膝部骨性关节炎。症见关节刺痛或钝痛，关节僵硬，屈伸不利，畏寒肢冷。

【临床应用】

骨痹：因外感寒湿瘀阻脉络所致。症见腰腿疼痛有定处，重着而痛，肢重步艰，遇寒湿之邪后腰腿痛加重，自觉肢端冷痹，得温热则减轻，多有下肢麻木刺痛感，苔薄白，脉沉而迟缓；颈椎病（神经根型）、骨性关节炎、创伤性关节炎、强直性脊柱炎、脊柱关节病见上述证候者。

【用法与用量】

贴膏剂：患处贴敷。每次 1～2 贴，一日 1 次。用于腰部、膝部骨关节病 15 d 为一疗程；用于颈椎病（神经根型）21 d 为一疗程。

【不良反应】

贴敷处偶见皮肤瘙痒、潮红、皮疹。

【禁忌证】

对本品及贴膏剂过敏者；妊娠期；皮肤破损处。

【注意事项】

（1）过敏体质者慎用，关节红肿热痛者慎用。（2）每次贴敷时间不宜超过 12 h，以防贴敷处发生过敏。（3）按照剂量用法使用，小儿、年老体虚者应在医师指导下使用。

【制剂与规格】

贴膏：7 cm × 10 cm。

复方南星止痛膏

【药物组成】

复方南星止痛膏药物组成：生天南星、生川乌、丁香、肉桂、细辛、白芷、川芎、乳香（制）、没药（制）、徐长卿、樟脑、冰片。

【功能与主治】

散寒除湿，活血止痛。用于寒湿瘀阻所致骨性关节炎，症见关节疼痛、肿胀，活动不利，遇寒加重。

【临床应用】

痹病：因寒湿瘀滞所致。症见关节疼痛、肿胀，屈伸不利，遇寒加重，舌质黯或有瘀斑；风湿性关节炎、类风湿关节炎见上述证候者。

其他：肩周炎、急性软组织损伤、膝关节炎、膝关节骨质增生、腰椎间盘突出症。

【用法与用量】

膏药：局部贴敷，选最痛部位，最多贴 3 个部位，贴 24 h，隔日 1 次，共贴 3 次。

【不良反应】

少见局部皮肤瘙痒、红肿、小水泡，罕见发热、面部潮红、气短等。

【禁忌证】

对本品过敏者；妊娠期；皮肤溃破处。

【注意事项】

（1）忌生冷、辛辣食物。（2）有出血倾向者慎用，经期和哺乳期慎用。（3）风湿热痹者慎用。（4）儿童、年老体弱者应在医师指导下使用。（5）用药后皮肤过敏（皮肤瘙痒明显）者应及时自行揭除，停止使用。（6）本品含有毒成分，不宜长期或大面积使用。（7）用药 3 d 症状无缓解应及时就医。

【制剂与规格】

贴膏：10 cm × 13 cm。

麝香追风止痛膏

【药物组成】

麝香追风止痛膏药物组成：麝香、独活、香加皮、海风藤、海桐皮、生川乌、生草乌、威灵仙、苏木、血竭、乳香、没药、红花、牛膝、当归、熟地黄、地黄、延胡索、木香、乌药、麻黄、薄荷脑、冰片、樟脑、桉油、肉桂油、丁香罗勒油、水杨酸甲酯。

【功能与主治】

祛风除湿，散寒止痛。用于寒湿痹阻所致关节、肌肉疼痛，扭伤疼痛。

【临床应用】

痹病:由风寒湿瘀阻所致。症见肢体关节疼痛,屈伸不利,筋脉拘急,畏寒喜暖,四肢麻木,腰背酸痛,舌淡黯,苔白腻,脉沉弦或沉缓;风湿性关节炎、类风湿关节炎、骨关节炎、坐骨神经痛见上述证候者。

扭挫伤:由气血瘀滞所致。症见伤处肿胀,活动受限,或腰胁疼痛,不能转侧;急性扭伤、软组织损伤见上述证候者。

【用法与用量】

橡胶膏:患处贴敷,一次 1 贴,qd。

【不良反应】

罕见局部皮肤大疱。

【禁忌证】

对本品过敏者;妊娠期;皮肤破溃处。

【注意事项】

(1)过敏体质者慎用。(2)青光眼、前列腺增生、老年人应在医师指导下使用。(3)贴敷部位如有明显灼热感或瘙痒、局部红肿等情况,应停用并去就医。

【制剂与规格】

橡胶膏:7 cm × 10 cm。

五、补肾壮骨

仙灵骨葆胶囊(片)

【药物组成】

仙灵骨葆胶囊(片)药物组成:淫羊藿、续断、补骨脂、丹参、地黄、知母。

【功能与主治】

滋补肝肾,活血通络,接骨续筋,强身健骨。用于肝肾不足,瘀血阻络所致骨质疏松症。

【临床应用】

骨萎:因肝肾不足,瘀血阻络所致。症见腰脊疼痛,足膝酸软,乏力困倦,骨脆易折;骨质疏松症见上述证候者。

骨痹:因肝肾不足,瘀血阻络,筋骨失养所致。症见关节肿痛,屈伸不利,腰膝酸软;骨关节炎见上述证候者。

骨蚀:因肝肾不足,瘀血阻络,筋骨失养所致。症见髋部疼痛,动则痛甚,肢关节屈伸不利,腰膝酸软;骨无菌性坏死见上述证候者。

【用法与用量】

胶囊：一次 3 粒，bid。片剂：一次 3 片，bid。4～6 周为一疗程。

【不良反应】

偶见恶心、转氨酶（ALT 及 AST）升高。

【禁忌证】

对本品过敏者；妊娠期。

【注意事项】

（1）忌生冷、油腻食物。（2）重症感冒不宜用。（3）过敏体质者慎用。（4）高血压、心脏病、糖尿病、肝病、肾病等慢性病严重者应在医师指导下服用。（5）用药 2 周症状无缓解应及时就医。

【制剂与规格】

（1）胶囊：0.5 g。（2）片剂：0.3 g。

（刘淑胜　李桂福）

第七章

儿科用药

‖ **第一节　解表剂** ‖

一、辛温解表

小儿柴桂退热颗粒（口服液）

【药物组成】

小儿柴桂退热颗粒（口服液）药物组成：柴胡、桂枝、葛根、浮萍、黄芩、白芍、蝉蜕。

【功能与主治】

发汗解表，清里退热。用于小儿外感发热。症见发热，头身痛，流涕，口渴，咽红，溲黄，便干等。

【临床应用】

感冒：风热外袭，邪犯卫表，腠理失宣所致。症见发热，恶风，头身痛，流涕，咳嗽，咽痛，苔黄，脉浮数；急性上呼吸道感染见上述证候者。

其他：有报道用于手足口病、疱疹性咽峡炎。

【用法与用量】

颗粒剂：温开水冲服。1 岁以内，一次 2 g；1～3 岁，一次 4 g；4～6 岁，一次 6 g；7～14 岁，一次 8 g；qid。口服液：1 岁以内，一次 5 mL；1～3 岁，一次 10 mL；4～6 岁，一次 15 mL；7～14 岁，一次 20 mL；qid。3 d 一个疗程。

【不良反应】

尚不明确。

【禁忌证】

对本品过敏者。

【注意事项】

忌生冷、辛辣刺激食物。

【制剂与规格】

（1）颗粒：每袋装 2.5 g（相当于饮片 2.5 g）；5 g（相当于饮片 5 g）；4 g。（2）口服液（合剂）：10 mL。

二、辛凉解表

小儿金翘颗粒

【药物组成】

小儿金翘颗粒药物组成：金银花、连翘、葛根、大青叶、山豆根、柴胡、甘草。

【功能与主治】

疏风清热，解毒利咽，消肿止痛。用于风热袭肺所致乳蛾。症见恶寒发热，咽部红肿疼痛，吞咽时加剧，咽干灼热，喉核红肿；小儿急性扁桃体炎见上述证候者。

【临床应用】

急性扁桃体炎见上述证候者。

【用法与用量】

颗粒剂：温开水冲服。5～7岁，一次 7.5 g, tid；8～10岁，一次 7.5 g, qid；11岁以上，一次 10 g, tid。5岁以下遵医嘱。

【不良反应】

偶见腹痛、便稀。

【禁忌证】

对本品过敏者。

【注意事项】

忌生冷、辛辣刺激食物。

【制剂与规格】

颗粒：每袋装 5 g；7.5 g。

小儿宝泰康颗粒

【药物组成】

小儿宝泰康颗粒药物组成：连翘、地黄、滇柴胡、玄参、桑叶、浙贝母、蒲公英、南板蓝根、滇紫草、桔梗、莱菔子、甘草。

【功能与主治】

解表清热,止咳化痰。用于小儿外感风热,症见发热、流涕、咳嗽、脉浮等。

【临床应用】

感冒:因外感风热,邪郁肺卫,肺失宣降所致发热,鼻塞流涕,咳嗽,咽部红肿,脉浮等;上呼吸道感染见上述证候者。

【用法与用量】

颗粒剂:温开水冲服。每次用量:< 1 岁 2.6 g,1～3 岁 4 g,3～12 岁 8 g,均 tid。

【不良反应】

尚不明确。

【禁忌证】

对本品过敏者;糖尿病。

【注意事项】

(1)忌辛辣、生冷、油腻食物。(2)风寒感冒者不宜用,表现为发热畏冷、肢凉、流清涕、咽不红者。(3)脾虚易腹泻者慎服。(4)婴儿应在医师指导下服用。(5)用药3 d 症状无缓解应及时就医。

【制剂与规格】

颗粒:每袋装 2.6 g;4 g;8 g。

小儿热速清口服液(颗粒)

【药物组成】

小儿热速清口服液(颗粒)药物组成:柴胡、黄芩、金银花、连翘、葛根、板蓝根、水牛角、大黄。

【功能与主治】

清热解毒,泻火利咽。用于小儿外感风热所致感冒,症见高热,头痛,咽喉肿痛,鼻塞流涕,咳嗽,大便干结,舌质红,舌苔薄白或黄,脉数或指纹浮紫。

【临床应用】

感冒:因风热之邪犯肺,肺失清肃,气机不利所致。症见高热,头痛,咳嗽,流涕,咽喉肿痛;上呼吸道感染见上述证候者。

【用法与用量】

口服液:一次用量:< 1 岁 2.5～5 mL;1～3 岁 5～10 mL;3～7 岁 10～15 mL;7～12 岁 15～20 mL。均一日 3～4 次。

颗粒剂:温开水冲服。一次用量:< 1 岁,1/4～1/2 袋;1～3 岁,1/2～1 袋;

3～7岁，1～1.5袋；7～12岁，1.5～2袋。均一日3～4次。

【不良反应】

偶见皮疹。

【禁忌证】

对本品过敏者。

【注意事项】

（1）忌生冷、辛辣、油腻食物。（2）风寒感冒者不宜用。（3）不宜同服滋补性中药。（4）脾虚易腹泻者应在医师指导下服用。（5）若病情较重或服药24 h后疗效不明显，可酌情增加剂量。（6）发热超过38.5 ℃应及时就医。（7）用药2 d症状无缓解应及时就医。

【制剂与规格】

（1）口服液（合剂）：10 mL。（2）颗粒：每袋装2 g；6 g。

‖ 第二节　清热剂 ‖

清脏腑热

小儿泻速停颗粒

【药物组成】

小儿泻速停颗粒药物组成：地锦草、茯苓、儿茶、乌梅、焦山楂、白芍、甘草。

【功能与主治】

清热利湿，健脾止泻，缓急止痛。用于小儿湿热壅遏大肠所致泄泻，症见大便稀薄如水样，腹痛，纳差；小儿秋季腹泻及迁延性、慢性腹泻见上述证候者。

【临床应用】

泄泻：因湿热蕴结脾胃，运化失职所致。症见大便稀溏，或便下不爽，气味秽臭，腹痛，纳差，或肛门灼热；小儿腹泻见上述证候者。

【用法与用量】

颗粒剂：温开水冲服。每次用量：6月龄以下，1.5～3 g；6月龄～1岁，3～6 g；1～3岁，6～9 g；3～7岁，10～15 g；7～12岁，15～20 g。均一日3～4次；或遵医嘱。

【不良反应】

尚不明确。

【禁忌证】

对本品过敏者。

【注意事项】

（1）清淡饮食，忌生冷、油腻食物。（2）虚寒泄泻者不宜用。（3）病情较重或服用1～2 d后疗效不佳者，可酌情增加剂量。有脱水者可口服补液或静脉补液。（4）有较明显脱水者应及时就医。

【制剂与规格】

颗粒：每袋装 3 g；5 g；10 g。

‖ 第三节　止咳剂 ‖

一、清热化痰

小儿肺热咳喘颗粒（口服液）

【药物组成】

小儿肺热咳喘颗粒（口服液）药物组成：石膏、知母、金银花、连翘、黄芩、鱼腥草、板蓝根、麦冬、麻黄、苦杏仁、甘草。

【功能与主治】

清热解毒，宣肺止咳，化痰平喘。用于小儿风热犯肺所致。症见发热，咳嗽，咳痰，气喘，气急；感冒，支气管炎，喘息性支气管炎，支气管肺炎属痰热壅肺证者。

【临床应用】

感冒：因肺热客犯肺卫，或寒从热化所致。症见发热重，有汗或无汗，头痛，鼻塞流涕，喷嚏，咳嗽，咽喉肿痛，舌质红，苔薄白，脉浮数；急性上呼吸道感染见上述证候者。

咳嗽：因风热犯肺，宣降失常所致。症见发热，咳嗽，咳痰，气急，舌淡红，苔薄白，脉浮数而滑；急性支气管炎见上述证候者。

喘证：因风热闭肺所致。症见发热恶风，咳嗽气促，微有汗出，或咳嗽频频，气急鼻扇，喉间痰鸣，面色红赤，舌质红而干，苔黄，脉浮数而滑；支气管肺炎见上述证候者。

其他：有报道用于小儿支原体肺炎、毛细支气管炎。

【用法与用量】

颗粒剂：温开水冲服。3岁以下，一次 3 g，tid；3岁以上，一次 3 g，qid；7岁以上，一次 6 g，tid。口服液：1～3岁，一次 10 mL，tid；4～7岁，一次 10 mL，qid；8～12岁，一次 20 mL，tid，或遵医嘱。

【不良反应】

尚不明确。

【禁忌证】

对本品过敏者。

【注意事项】

（1）忌辛辣，生冷，油腻食物。（2）风寒感冒，风寒袭肺咳嗽，内伤肺肾亏虚喘咳不适用。（3）脾虚易腹泻者慎用。（4）婴儿、糖尿病、高血压、心脏病、运动员慎用。（5）服用较大剂量时可能有胃肠不适反应。

【制剂与规格】

（1）颗粒：每袋装 4 g（相当于饮片 10.6 g）；3 g。（2）口服液（合剂）：10 mL。

金振口服液

【药物组成】

金振口服液药物组成：羚羊角、人工牛黄、石膏、黄芩、平贝母、青礞石、大黄、甘草。

【功能与主治】

清热解毒，祛痰止咳。用于小儿痰热蕴肺所致的发热，咳嗽，咳吐黄痰，咳吐不爽，舌质红，苔黄腻；小儿急性支气管炎见上述证候者。

【临床应用】

咳嗽：因外邪犯肺，入里化痰，热灼津液，炼液成痰，阻滞气道，肺气壅滞所致。症见发热，咳嗽气喘，黄痰；上呼吸道感染、小儿急性气管炎见上述证候者。

其他：有报道用于小儿支原体肺炎的辅助治疗。

【用法与用量】

口服液：6月龄～1岁，一次 5 mL，tid；2～3岁，一次 10 mL，bid；4～7岁，一次 10 mL，tid；8～14岁，一次 15 mL，tid。疗程 5～7 d，或遵医嘱。

【不良反应】

偶见大便次数增多、稀薄，停药后即可复常。

【禁忌证】

对本品过敏者；风寒咳嗽或体虚久咳者。

【注意事项】

（1）忌辛辣、油腻食物。（2）肺脾虚弱、体虚久咳、大便溏泻者慎用，过敏体质者慎用。（3）发热超过 38.5 ℃，应去就医。（4）用药 3 d 症状无缓解应去就医。

【制剂与规格】

口服液(合剂):10 mL。

二、消积化痰

小儿消积止咳口服液

【药物组成】

小儿消积止咳口服液药物组成:连翘、枇杷叶(蜜制)、瓜蒌、枳实、葶苈子(炒)、山楂(炒)、莱菔子(炒)、桔梗、槟榔、蝉蜕。

【功能与主治】

清热肃肺,消积止咳。用于小儿饮食积滞、痰热蕴肺所致咳嗽,夜间重,喉间痰鸣,腹胀,口臭等。

【临床应用】

咳嗽:由脾失健运,乳食停滞,化热生痰,又外感风邪,肺失清肃所致。症见咳嗽痰鸣,痰黏黄稠,腹胀,口臭;上呼吸道感染、急性支气管炎见上述证候者。

【用法与用量】

口服液:每次用量,< 1 岁 5 mL,1～2 岁 10 mL,3～4 岁 15 mL,> 5 岁 20 mL,均tid;5 d 为一疗程。

【不良反应】

偶见腹泻。

【禁忌证】

对本品过敏者。

【注意事项】

(1)忌辛辣、生冷、油腻食物。(2)体质虚弱、肺气不足、肺虚久咳、大便溏泻者不宜用。(3)3 月龄以下婴儿不宜用。

【制剂与规格】

口服液(合剂):10 mL。

三、健脾止咳

小儿肺咳颗粒

【药物组成】

小儿肺咳颗粒药物组成:人参、白术、黄芪、茯苓、陈皮、炙甘草、北沙参、麦冬、枸杞子、青蒿、鳖甲、地骨皮、瓜蒌、款冬花、紫菀、桑白皮、胆南星、桂枝、干姜、附子（制）、鸡内金、大黄（酒制）。

【功能与主治】

健脾益肺，止咳平喘。用于肺脾不足，痰湿内壅所致咳嗽或痰多稠黄，咳吐不爽，气短，喘促，动辄汗出，食少纳呆，周身乏力，舌红苔厚；小儿支气管炎见上述证候者。

【临床应用】

脾肺两虚咳嗽：表现咳嗽气短，声低乏力，神疲倦怠，自汗纳差，胸脘痞闷，大便溏薄，每遇风寒则咳嗽气喘发作或加重，苔白薄，脉濡缓。一般反复发作，迁延难愈。

风寒犯肺咳嗽：表现起病较急，咳嗽，痰白清稀，流清涕，鼻堵喷嚏，头痛身痛，怕冷，身微热，无汗，口不渴，饮食减少，舌苔薄白，脉浮紧。

风热犯肺咳嗽：表现流黄浊涕，咳嗽吐黄色稠黏痰，伴有发热汗出，咽干痛痒，口渴喜饮，大便干，小便黄，扁桃体红肿，咽部充血，舌苔薄黄或黄厚，脉浮而快。

迁延性咳嗽：多种疾病所致慢性迁延性、反复性咳嗽，有或无痰。

【用法与用量】

颗粒剂：温开水冲服。＜ 1 岁，一次 2 g；1～4 岁，一次 3 g；5～8 岁，一次 6 g；均 tid。

【不良反应】

尚不明确。

【禁忌证】

对本品过敏者。

【注意事项】

高热咳嗽慎用。

【制剂与规格】

颗粒：每袋装 2 g；3 g；6 g。

四、宣肺止咳

清宣止咳颗粒

【药物组成】

清宣止咳颗粒药物组成：桑叶、薄荷、苦杏仁、桔梗、白芍、紫菀、枳壳、陈皮、甘草。

【功能与主治】

疏风清热，宣肺止咳。用于小儿外感风热咳嗽，症见咳嗽，咳痰，发热或鼻塞，流涕，微恶风寒，咽红或痛，苔薄黄。

【临床应用】

咳嗽：外感风热袭肺所致。症见咳嗽,发热或鼻塞,咳痰,咽喉肿痛,舌红苔薄黄,脉浮数;小儿急性上呼吸道感染、小儿支气管肺炎见上述证候者。

【用法与用量】

颗粒剂:温开水冲服,1～3 岁,一次 1/2 袋;4～6 岁,一次 3/4 袋;7～14 岁:一次 1 袋;均 tid。

【不良反应】

轻度便秘,停药后自行消失。

【禁忌证】

对本品过敏者;糖尿病。

【注意事项】

（1）忌辛辣、生冷、油腻食物。（2）过敏体质者慎用,婴儿应在医师指导下服用。（3）脾虚易腹泻者慎服。（4）风寒袭肺咳嗽不宜用,症见发热恶寒、鼻流清涕、咳嗽痰白等。（5）用药 3 d 症状无缓解应及时就医。

【制剂与规格】

颗粒:每袋装 10 g。

‖ 第四节　扶正剂 ‖

健脾益气

健儿消食口服液

【药物组成】

健儿消食口服液药物组成:炙黄芪、白术(麸炒)、陈皮、莱菔子(炒)、山楂(炒)、黄芩、麦冬。

【功能与主治】

健脾益胃,理气消食。用于小儿饮食不节损伤脾胃所致纳呆食少,脘胀腹满,手足心热,自汗乏力,大便不调,以至厌食、恶食等症。

【临床应用】

厌食:因脾胃虚弱、运化失调所致。症见纳呆食少,面色萎黄,脘腹胀满,容易出汗,舌苔薄白,脉弱无力;小儿厌食症见上述证候者。

【用法与用量】

口服液:＜3 岁,一次 5～10 mL,＞3 岁,一次 10～20 mL,bid。用时摇匀。

【不良反应】

尚不明确。

【禁忌证】

对本品过敏者。

【注意事项】

（1）过敏体质者慎用，胃阴不足者慎用。（2）患儿平时应少吃巧克力及带颜色的饮料，不宜油腻厚味等不易消化食物。（3）须在成人监护下服用。

【制剂与规格】

口服液（合剂）：10 mL。

醒脾养儿颗粒

【药物组成】

醒脾养儿颗粒药物组成：蜘蛛香、一点红、毛大丁草、山栀茶。

【功能与主治】

苗医：麦靓麦韦芳索迄，洗偎阶沾，久傣阿穷，加噶奴。中医：醒脾开胃，养血安神，固肠止泻。用于脾气虚所致儿童厌食，腹泻便溏，烦躁盗汗，遗尿夜啼。

【临床应用】

厌食：因脾胃气虚，升降失司所致。症见不思饮食，食而不化，大便溏薄夹不消化食物，面色少华，形体偏瘦；倦怠乏力，舌质淡，苔薄白，脉缓无力；小儿厌食症见上述证候者。

泄泻：因脾胃虚弱，乳食不节所致。症见倦怠乏力，纳呆食少，大便稀溏，色淡不臭，食后作泻时轻时重，面色萎黄，形体消瘦，神疲倦怠；或大便稀溏，夹有乳凝块或食物残渣，气味酸臭，脘腹胀痛，或呕吐泛酸，不思乳食，夜卧不安；小儿慢性肠炎见上述证候者。

遗尿：因脾胃虚亏，气化不足，水道失约所致。症见神疲乏力，面色无华，食欲不振，夜间遗尿，大便溏薄，舌质淡，苔薄白，脉沉无力；功能性遗尿见上述证候者。

夜啼：因脾胃虚寒，气机不通，腹痛致啼，症见胃纳欠佳，脘腹隐痛，夜间尤甚，至夜啼哭，时发时止，兼见烦躁不安者。

【用法与用量】

颗粒剂：温开水冲服。＜1岁，一次2 g, bid；1～2岁，一次4 g, bid；3～6岁，一次4 g, tid；7～14岁，一次6～8 g, bid。

【不良反应】

尚不明确。

【禁忌证】

对本品过敏者;糖尿病。

【注意事项】

（1）忌生冷、油腻及不易消化食物。（2）长期厌食,体弱消瘦者,以及腹胀重、腹泻次数增多者应及时就医。（3）须在成人监护下服用。（4）用药 7 d 症状无缓解应及时就医。

【制剂与规格】

颗粒:每袋装 2 g。

‖ 第五节　安神剂 ‖

安神定志

小儿黄龙颗粒

【药物组成】

小儿黄龙颗粒药物组成:黄芪、地龙、淫羊藿、桔梗、射干、鱼腥草、炙麻黄、山楂、葶苈子。

【功能与主治】

滋阴潜阳,安神定志,用于注意缺陷多动障碍属阴虚阳亢证。症见多动不宁,神思涣散,性急易怒,多言多语,盗汗,口干咽燥,手足心热。

【临床应用】

儿童注意缺陷多动障碍。

【用法与用量】

颗粒剂:开水冲服。3 岁以下,一次 3 g;4～7 岁,一次 6 g;8～14 岁,一次 10 g;15 岁以上,一次 10～20 g。均 tid。

【不良反应】

偶见荨麻疹。

【禁忌证】

对本品过敏者;妊娠期;糖尿病。

【注意事项】

（1）忌烟酒及辛辣、生冷、油腻食物。（2）不宜同服滋补性中药。（3）甲亢、高血压、冠心病慎服,过敏体质者慎用。（4）用药 3 d 症状无缓解,应就医。

【制剂与规格】

颗粒：每袋装 5 g。

‖ 第六节　消导剂 ‖

消食导滞

小儿化食丸（口服液）

【药物组成】

小儿化食丸（口服液）药物组成：山楂（炒焦）、六神曲（炒焦）、麦芽（焦）、槟榔（焦）、莪术（醋）、三棱（麸炒）、牵牛子（炒焦）、大黄。

【功能与主治】

消食化滞，泻火通便。用于小儿食滞化热所致积滞，症见厌食，烦躁，恶心，呕吐，口渴，脘腹胀满，大便干燥。

【临床应用】

积滞：由乳食不节，损伤脾胃，以致宿食久停，郁滞化热所致。症见厌食，恶心呕吐，烦躁，口渴，脘腹胀满，大便干燥；小儿胃肠功能紊乱见上述证候者。

【用法与用量】

大蜜丸：儿童，＜1 岁一次 1.5 g；＞1 岁一次 3 g，bid。口服液：＞3 岁一次 10 mL，bid。

【不良反应】

尚不明确。

【禁忌证】

对本品过敏者。

【注意事项】

（1）忌辛辣、生冷、油腻食物。（2）脾虚夹积者慎用。（3）用药 3 d 症状未改善或加重应及时就医。（4）中病即止，不宜久服。

【制剂与规格】

（1）大蜜丸：1.5 g。（2）口服液（合剂）：10 mL。

（李忠翠）

附 录

‖ 附录 1　关于完善国家基本药物制度的意见 ‖

国务院办公厅关于
完善国家基本药物制度的意见

国办发〔2018〕88 号

各省、自治区、直辖市人民政府，国务院各部委、各直属机构：

国家基本药物制度是药品供应保障体系的基础，是医疗卫生领域基本公共服务的重要内容。新一轮医改以来，国家基本药物制度的建立和实施，对健全药品供应保障体系、保障群众基本用药、减轻患者用药负担发挥了重要作用。同时，也还存在不完全适应临床基本用药需求、缺乏使用激励机制、仿制品种与原研品种质量疗效存在差距、保障供应机制不健全等问题。为贯彻落实全国卫生与健康大会、《"健康中国2030"规划纲要》和深化医药卫生体制改革的部署要求，进一步完善国家基本药物制度，经国务院同意，现提出以下意见。

一、总体要求

全面贯彻党的十九大和十九届二中、三中全会精神，以习近平新时代中国特色社会主义思想为指导，坚持以人民健康为中心，强化基本药物"突出基本、防治必需、保障供应、优先使用、保证质量、降低负担"的功能定位，从基本药物的遴选、生产、流通、使用、支付、监测等环节完善政策，全面带动药品供应保障体系建设，着力保障药品安全有效、价格合理、供应充分，缓解"看病贵"问题。促进上下级医疗机构用药衔接，助力分级诊疗制度建设，推动医药产业转型升级和供给侧结构性改革。

二、动态调整优化目录

（一）适应基本医疗卫生需求。以满足疾病防治基本用药需求为导向，根据我国疾病谱和用药特点，充分考虑现阶段基本国情和保障能力，坚持科学、公开、公平、公正的原则，以诊疗规范、临床诊疗指南和专家共识为依据，中西药并重，遴选适当数量的基本药物品种，满足常见病、慢性病、应急抢救等主要临床需求，兼顾儿童等特殊人群和公共卫生防治用药需求。强化循证决策，突出药品临床价值；规范剂型规格，能口服不肌注，能肌注不输液。支持中医药事业发展，鼓励医药行业研发创新。

（二）完善目录调整管理机制。优化基本药物目录遴选调整程序，综合药品临床应用实践、药品标准变化、药品新上市情况等因素，对基本药物目录定期评估、动态调整，调整周期原则上不超过 3 年。对新审批上市、疗效较已上市药品有显著改善且价格合理的药品，可适时启动调入程序。坚持调入和调出并重，优先调入有效性和安全性证据明确、成本效益比显著的药品品种；重点调出已退市的，发生严重不良反应较多、经评估不宜再作为基本药物的，以及有风险效益比或成本效益比更优的品种替代的药品。原则上各地不增补药品，少数民族地区可增补少量民族药。

三、切实保障生产供应

（三）提高有效供给能力。把实施基本药物制度作为完善医药产业政策和行业发展规划的重要内容，鼓励企业技术进步和技术改造，推动优势企业建设与国际先进水平接轨的生产质量体系，增强基本药物生产供应能力。开展生产企业现状调查，对于临床必需、用量小或交易价格偏低、企业生产动力不足等因素造成市场供应易短缺的基本药物，可由政府搭建平台，通过市场撮合确定合理采购价格、定点生产、统一配送、纳入储备等措施保证供应。

（四）完善采购配送机制。充分考虑药品的特殊商品属性，发挥政府和市场两方面作用，坚持集中采购方向，落实药品分类采购，引导形成合理价格。做好上下级医疗机构用药衔接，推进市（县）域内公立医疗机构集中带量采购，推动降药价，规范基本药物采购的品种、剂型、规格，满足群众需求。鼓励肿瘤等专科医院开展跨区域联合采购。生产企业作为保障基本药物供应配送的第一责任人，应当切实履行合同，尤其要保障偏远、交通不便地区的药品配送。因企业原因造成用药短缺，企业应当承担违约责任，并由相关部门和单位及时列入失信记录。医保经办机构应当按照协议约定及时向医疗机构拨付医保资金。医疗机构应当严格按照合同约定及时结算货款；对拖延货款的，要给予通报批评，并责令限期整改。

（五）加强短缺预警应对。建立健全全国短缺药品监测预警系统，加强药品研发、生产、流通、使用等多源信息采集，加快实现各级医疗机构短缺药品信息网络直报，跟踪监测原料药货源、企业库存和市场交易行为等情况，综合研判潜在短缺因素和趋势，尽早发现短缺风险，针对不同短缺原因分类应对。对垄断原料市场和推高药价导致药品短缺，涉嫌构成垄断协议和滥用市场支配地位行为的，依法开展反垄断调查，加大惩处力度。将军队所需短缺药品纳入国家短缺药品应急保障体系，通过军民融合的方式，建立短缺急需药品军地协调联动机制，保障部队急需短缺和应急作战储备药材供应。

四、全面配备优先使用

（六）加强配备使用管理。坚持基本药物主导地位，强化医疗机构基本药物使用管理,以省为单位明确公立医疗机构基本药物使用比例,不断提高医疗机构基本药物使用量。公立医疗机构根据功能定位和诊疗范围,合理配备基本药物,保障临床基本用药需求。药品集中采购平台和医疗机构信息系统应对基本药物进行标注,提示医疗机构优先采购、医生优先使用。将基本药物使用情况作为处方点评的重点内容,对无正当理由不首选基本药物的予以通报。对医师、药师和管理人员加大基本药物制度和基本药物临床应用指南、处方集培训力度,提高基本药物合理使用和管理水平。鼓励其他医疗机构配备使用基本药物。

（七）建立优先使用激励机制。医疗机构科学设置临床科室基本药物使用指标,并纳入考核。将基本药物使用情况与基层实施基本药物制度补助资金的拨付挂钩。深化医保支付方式改革,建立健全医保经办机构与医疗机构间“结余留用、合理超支分担”的激励和风险分担机制。通过制定药品医保支付标准等方式,引导医疗机构和医务人员合理诊疗、合理用药。

（八）实施临床使用监测。依托现有资源建立健全国家、省两级药品使用监测平台以及国家、省、地市、县四级监测网络体系,重点监测医疗机构基本药物的配备品种、使用数量、采购价格、供应配送等信息,以及处方用药是否符合诊疗规范。开展以基本药物为重点的药品临床综合评价,指导临床安全合理用药。加强部门间信息互联互通,对基本药物从原料供应到生产、流通、使用、价格、报销等实行全过程动态监测。

五、降低群众药费负担

（九）逐步提高实际保障水平。完善医保支付政策,对于基本药物目录内的治疗性药品,医保部门在调整医保目录时,按程序将符合条件的优先纳入目录范围或调整甲乙分类。对于国家免疫规划疫苗和抗艾滋病、结核病、寄生虫病等重大公共卫生防治的基本药物,加大政府投入,降低群众用药负担。

（十）探索降低患者负担的有效方式。鼓励地方将基本药物制度与分级诊疗、家庭医生签约服务、慢性病健康管理等有机结合,在高血压、糖尿病、严重精神障碍等慢性病管理中,在保证药效前提下优先使用基本药物,最大程度减少患者药费支出,增强群众获得感。

六、提升质量安全水平

（十一）强化质量安全监管。对基本药物实施全品种覆盖抽检,向社会及时公布抽检结果。鼓励企业开展药品上市后再评价。加强基本药物不良反应监测,强化药品安全预警和应急处置机制。加强对基本药物生产环节的监督检查,督促企业依法合规生产,保证质量。

（十二）推进仿制药质量和疗效一致性评价。对通过一致性评价的药品品种,按程序优先纳入基本药物目录。对已纳入基本药物目录的仿制药,鼓励企业开展一致性评价,未通过一致性评价的基本药物品种,逐步调出目录。鼓励医疗机构优先采购和使用通过一致性评价、价格适宜的基本药物。

七、强化组织保障

（十三）加强组织领导。实施国家基本药物制度是党中央、国务院在卫生健康领域作出的重要部署，各级政府要落实领导责任、保障责任、管理责任、监督责任，将国家基本药物制度实施情况纳入政府绩效考核体系，确保取得实效。各相关部门要细化政策措施，健全长效机制，加强协作配合，形成工作合力。

（十四）加强督导评估。建立健全基本药物制度实施督导评估制度，充分发挥第三方评估作用，强化结果运用，根据督导评估结果及时完善基本药物制度相关政策。鼓励地方结合实际，重点围绕保障基本药物供应和优先使用、降低群众负担等方面，探索有效做法和模式，及时总结推广。

（十五）加强宣传引导。通过电视、广播、报刊、网络新媒体等多种渠道，充分宣传基本药物制度的目标定位、重要意义和政策措施。坚持正确舆论导向，加强政策解读，妥善回应社会关切，合理引导社会预期，营造基本药物制度实施的良好社会氛围。

国务院办公厅

2018 年 9 月 13 日

‖ 附录 2　国家基本药物目录管理办法 ‖

国家基本药物目录管理办法

根据《中共中央、国务院关于深化医药卫生体制改革的意见》精神，为巩固完善基本药物制度，建立健全国家基本药物目录遴选调整管理机制，制定本办法。

第一条　基本药物是适应基本医疗卫生需求，剂型适宜，价格合理，能够保障供应，公众可公平获得的药品。政府举办的基层医疗卫生机构全部配备和使用基本药物，其他各类医疗机构也都必须按规定使用基本药物。

第二条　国家基本药物目录中的药品包括化学药品、生物制品、中成药和中药饮片。化学药品和生物制品主要依据临床药理学分类，中成药主要依据功能分类。

第三条　国家基本药物工作委员会负责协调解决制定和实施国家基本药物制度过程中各个环节的相关政策问题，确定国家基本药物制度框架，确定国家基本药物目录遴选和调整的原则、范围、程序和工作方案，审核国家基本药物目录，各有关部门在职责范围内做好国家基本药物遴选调整工作。委员会由国家卫生计生委、国家发展改革委、工业和信息化部、财政部、人力资源社会保障部、商务部、国家食品药品监管总局、国家中医药局、总后勤部卫生部组成。办公室设在国家卫生计生委，承担国家基本药物工作委员会的日常工作。

第四条　国家基本药物遴选应当按照防治必需、安全有效、价格合理、使用方便、中西药并重、基本保障、临床首选和基层能够配备的原则，结合我国用药特点，参照国际经验,合理确定品种(剂型)和数量。

国家基本药物目录的制定应当与基本公共卫生服务体系、基本医疗服务体系、基本医疗保障体系相衔接。

第五条　国家基本药物目录中的化学药品、生物制品、中成药,应当是《中华人民共和国药典》收载的,国家食品药品监管部门、原卫生部公布药品标准的品种。除急救、抢救用药外,独家生产品种纳入国家基本药物目录应当经过单独论证。

化学药品和生物制品名称采用中文通用名称和英文国际非专利药名中表达的化学成分的部分,剂型单列;中成药采用药品通用名称。

第六条　下列药品不纳入国家基本药物目录遴选范围:

(一)含有国家濒危野生动植物药材的;

(二)主要用于滋补保健作用,易滥用的;

(三)非临床治疗首选的;

(四)因严重不良反应,国家食品药品监管部门明确规定暂停生产、销售或使用的;

(五)违背国家法律、法规,或不符合伦理要求的;

(六)国家基本药物工作委员会规定的其他情况。

第七条　按照国家基本药物工作委员会确定的原则,国家卫生计生委负责组织建立国家基本药物专家库,报国家基本药物工作委员会审核。专家库主要由医学、药学、药物经济学、药品监管、药品生产供应管理、医疗保险管理、卫生管理和价格管理等方面专家组成,负责国家基本药物的咨询和评审工作。

第八条　国家卫生计生委会同有关部门起草国家基本药物目录遴选工作方案和具体的遴选原则,经国家基本药物工作委员会审核后组织实施。制定国家基本药物目录的程序:

(一)从国家基本药物专家库中,随机抽取专家成立目录咨询专家组和目录评审专家组,咨询专家不参加目录评审工作,评审专家不参加目录制订的咨询工作;

(二)咨询专家组根据循证医学、药物经济学对纳入遴选范围的药品进行技术评价,提出遴选意见,形成备选目录;

(三)评审专家组对备选目录进行审核投票,形成目录初稿;

(四)将目录初稿征求有关部门意见,修改完善后形成送审稿;

(五)送审稿经国家基本药物工作委员会审核后,授权国家卫生和计划生育委员会发布。

第九条　国家基本药物目录在保持数量相对稳定的基础上,实行动态管理,原则上3年调整一次。必要时,经国家基本药物工作委员会审核同意,可适时组织调整。调整的品种和数量应当根据以下因素确定:

(一)我国基本医疗卫生需求和基本医疗保障水平变化;

(二)我国疾病谱变化;

(三)药品不良反应监测评价;

（四）国家基本药物应用情况监测和评估；

（五）已上市药品循证医学、药物经济学评价；

（六）国家基本药物工作委员会规定的其他情况。

第十条 属于下列情形之一的品种，应当从国家基本药物目录中调出：

（一）药品标准被取消的；

（二）国家食品药品监管部门撤销其药品批准证明文件的；

（三）发生严重不良反应，经评估不宜再作为国家基本药物使用的；

（四）根据药物经济学评价，可被风险效益比或成本效益比更优的品种所替代的；

（五）国家基本药物工作委员会认为应当调出的其他情形。

第十一条 国家基本药物目录的调整应当遵循本办法第四条、第五条、第六条、第九条的规定，并按照本办法第八条规定的程序进行。属于第十条规定情形的品种，经国家基本药物工作委员会审核，调出目录。

第十二条 国家基本药物目录遴选调整应当坚持科学、公正、公开、透明。建立健全循证医学、药物经济学评价标准和工作机制，科学合理地制定目录。广泛听取社会各界的意见和建议，接受社会监督。

第十三条 中药饮片的基本药物管理暂按国务院有关部门关于中药饮片定价、采购、配送、使用和基本医疗保险给付等政策规定执行。

第十四条 鼓励科研机构、医药企业、社会团体等开展国家基本药物循证医学、药物经济学评价工作。

第十五条 本办法由国家卫生计生委负责解释。

第十六条 本办法自发布之日起施行。

国家卫生计生委

2015 年 2 月 13 日

‖ 附录 3 国家基本药物目录（2018 年版）解读 ‖

一、2018 年版国家基本药物目录有哪些特点？

2018 年版目录主要是在 2012 年版目录基础上进行调整完善。总体来看，2018 年版目录具有以下特点：一是增加了品种数量，由原来的 520 种增加到 685 种，其中西药 417 种、中成药 268 种（含民族药），能够更好地服务各级各类医疗卫生机构，推动全面配备、优先使用基本药物。二是优化了结构，突出常见病、慢性病以及负担重、危害大疾病和公共卫生等方面的基本用药需求，注重儿童等特殊人群用药，新增品种包括了肿瘤用药 12 种、临床急需儿童用药 22 种等。三是进一步规范剂型、规格，685 种药品涉及剂型 1110 余个、规格 1810 余个，这对于指导基本药物生产流通、招标采购、合理用药、支付报销、全程监管等将具有重要意义。四是继续坚持中西药并重，增加了功能主治范围，覆盖更多中医临床症候。五是强化了临床必需，这次目录调整新增的药品品种中,有 11 个药品为非医保药品,主要是临床必需、疗效确切的药品,比如直接抗病毒药物索磷布韦维帕他韦,专家一致认为可以治愈丙肝,疗效确切。

新版目录发布实施后,将能够覆盖临床主要疾病病种,更好适应基本医疗卫生需求,为进一步完善基本药物制度提供基础支撑,高质量满足人民群众疾病防治基本用药需求。

二、如何发挥基本药物和基本医保联动作用?

基本药物与医保药品既有共性,也存在差异。两者在安全有效、成本效益比方面无明显差别,基本药物在"防治必需、保障供应、优先使用"方面属性更强。一是基本药物不仅兼顾临床必需,还考虑公共卫生必需,包括免疫规划疫苗、抗艾滋病和结核病等药品。二是基本药物需采取多种方式保障有效供给,确保不断供,政府通过定点、储备等方式保障生产供应,通过财政专项经费或纳入医保基金予以高水平保障,提高患者对基本药物的可负担性。三是基本药物是临床首选、优先使用的一线药品,随着按病种付费、总额预付等医保支付方式改革不断深入,从保证供应、指导临床合理用药角度,基本药物目录的指导性作用只会加强、不会被淡化。

在基本药物和基本医保联动方面,《意见》提出,一是完善医保支付政策,医保部门按程序将符合条件的基本药物目录内的治疗性药品优先纳入医保目录范围或调整甲乙分类;二是完善采购配送机制,医保经办机构应当按照协议约定及时向医疗机构拨付医保资金,医疗机构严格按照合同约定及时结算货款;三是深化医保支付方式改革,建立健全医保经办机构与医疗机构间"结余留用、合理超支分担"的激励和风险分担机制。通过制定药品医保支付标准等方式,引导医疗机构和医务人员合理诊疗、合理用药。

三、此次目录调整如何体现中西药并重?

党中央、国务院高度重视中医药事业发展,国家卫生健康委员会积极贯彻落实中央决策部署,在国家药物政策和基本药物制度等相关工作中,注重体现中医药的特点,发挥中医药的作用,促进中医药的发展。《国家基本药物目录管理办法》(国卫药政发〔2015〕52 号)明确规定,遴选国家基本药物时,要坚持中西药并重。我们这次目录调整工作方案确定的调整原则也明确要支持中医药事业发展。

前期开展基本药物目录调整工作时,对于中成药国家基本药物的遴选,我委充分尊重中医药特点,会同国家中医药局单独组织中医药专家,按照基本药物目录管理办法和基本药物工作委员会确定的目录调整工作方案所明确的调整原则和程序,进行充分论证和评审。调整后,基本药物目录的总品种数量为 685 种,其中,中西药的构成比例与 2012 年版基本药物目录保持一致。

卫健委将在国家药物政策和基本药物制度相关工作中,继续坚持中西药并重的原则,按照基本药物目录管理办法的规定和要求,进一步完善国家基本药物遴选调整机制,充分考虑中药特点,动态调整完善基本药物目录品种结构和数量,满足人民群众基本用药需求,促进中医药事业发展。

四、新版目录发布后，卫健委对建立目录动态调整机制有怎样的考虑？

从基本药物目录的既往实施情况来看，十分有必要根据经济社会的发展、医疗保障水平、疾病谱变化、基本医疗卫生需求、科学技术进步等情况，不断优化基本药物品种、类别与结构比例，实行动态管理。这次国务院常务会议审议通过并即将发布实施的《意见》，专门强调要完善目录调整管理机制，对目录定期开展评估，实行动态调整，调整周期原则上不超过3年；对新审批上市、疗效较已上市药品有显著改善且价格合理的药品，可适时启动调入程序。

下一步，卫健委将贯彻落实《意见》要求，尽快修订完善《国家基本药物目录管理办法》，以药品临床价值为导向，注重循证医学、药物经济学和真实世界研究，大力推动开展药品使用监测和综合评价，建立国家基本药物目录动态调整机制，坚持调入调出并重，持续完善目录品种结构和数量，切实满足疾病防治用药需求。每次动态调整的具体品种数量，将根据我国疾病谱变化和临床诊疗需求，综合考虑药品临床应用实践、药品标准变化、药品不良反应监测、药品临床综合评价等因素确定。我们考虑建立由医疗机构、科研院所、行业学协会等共同参与的研究评价机制，做好基本药物目录的动态优化和调整完善，引导促进行业健康发展。

五、基本药物目录调入和调出的标准是什么？

按照《国家基本药物目录管理办法》要求，参考世界卫生组织基本药物目录和相关国家（地区）药物名册遴选程序及原则，根据我国疾病谱和用药特点，充分考虑现阶段基本国情和保障能力，总结以往目录制定和调整的实践经验明确了调入和调出基本药物目录的标准。

药品调入的标准：一是结合疾病谱顺位、发病率、疾病负担等，满足常见病、慢性病以及负担重、危害大疾病和危急重症、公共卫生等方面的基本用药需求，从已在我国境内上市的药品中，遴选出适当数量基本药物。二是支持中医药事业发展，支持医药行业发展创新，向中药（含民族药）、国产创新药倾斜。

药品调出的标准：一是药品标准被取代的；二是国家药监部门撤销其药品批准证明文件的；三是发生不良反应，经评估不宜再作为国家基本药物使用的；四是根据药物经济学评价，可被风险效益比或者成本效益比更优的品种所替代的；五是国家基本药物工作委员会认为应当调出的其他情形。

‖ 附录4 2018年版基本药物目录和以前比有哪些特点？ ‖

2018年新的版本和过去来说有一些不一样的地方，和过去的基本药物制度相比有5个方面有明显的调整和完善。

第一，在目录的遴选方面更加注重突出药品的临床价值，坚持动态调整和调入、调出并重，拟纳入基本药物目录的可以是新审批上市，价格较高，但效果较好的药品，能够更好地满足人民群众的临床疾病防治的需求。同时，也考虑到基本药物制度已经在政府办基层医疗机构实现全覆盖,允许地方增补药品是制度建设初期的过渡性措施,所以这次我们的意见就明确了,原则上各地不再增补药品。

第二,在保障供应方面更加注重发挥好政府和市场两个方面的作用,特别是总结和借鉴近年来在药品集中采购和解决药品短缺方面的经验,从鼓励企业的技术改造、完善采购配送机制、加强短缺药品的预警应对作出了系统安排。特别是强调要提前预防药品短缺,通过系统监测及早发现短缺的情况,确保基本药物不断档不缺货。

第三,在配备使用方面更加注重基层和二级以上的医疗机构用药的衔接,来助力推进分级诊疗。上级医院和下级医院在品种、剂型、规格都实行上下联动,为基层首诊、双向转诊,小病在基层、康复在社区提供用药的保障。同时通过医保支付方式改革和财政补助等方式建立医疗机构和医务人员合理诊疗、合理用药的激励约束机制。

第四,在保障质量方面更加注重与仿制药质量和疗效一致性评价联动,强调按程序将通过了一致性评价的药品优先纳入基本药物目录,逐步将未通过一致性评价的基本药物品种调出目录,进一步强化基本药物是安全药、放心药。

第五,在降低负担方面更加注重与医保支付报销政策做好衔接,兼顾公共卫生疾病防治等方面的需要,明确基本药物目录内的治疗性药品,医保部门在调整医保目录时,按程序将符合条件的优先纳入目录范围或者调整甲乙分类,逐步提高实际保障水平,最大程度减少患者药费支出,增加群众的获得感。

‖ 附录 5　抗疟药使用原则和用药方案(修订稿) ‖

卫生部办公厅关于印发
《抗疟药使用原则和用药方案》(修订稿)的通知

卫办疾控发〔2009〕106 号

各省、自治区、直辖市卫生厅局,新疆生产建设兵团卫生局,中国疾病预防控制中心:

近年来,全球抗疟治疗和疟原虫对抗疟药敏感性的研究取得了较大进展。参照世界卫生组织发布的有关抗疟药使用指南,结合我国疟疾防治工作的实际需要,经征求有关部门、各省(自治区、直辖市)卫生行政部门意见,我部组织专家对 2007 年 3 月 27 日印发的《疟疾防治技术方案》(试行)中的附件《抗疟药使用原则和用药方案》进行了修订。现印发给你们,请结合本地实际参照执行。

原《疟疾防治技术方案》(试行)中的附件《抗疟药使用原则和用药方案》同时废止。

附件:抗疟药使用原则和用药方案(修订稿)

2009 年 6 月 24 日

抗疟药使用原则和用药方案（修订稿）

根据《中华人民共和国传染病防治法》、《中华人民共和国药品管理法》和疟疾防治工作的实际需要，参照世界卫生组织关于抗疟药使用的有关政策，特修订我国《抗疟药使用原则和用药方案》。

一、抗疟药使用原则

抗疟药的使用应遵循安全、有效、合理和规范的原则。根据流行地区的疟原虫虫种及其对抗疟药物的敏感性和患者的临床表现，合理选择药物，严格掌握剂量、疗程和给药途径，以保证治疗效果和延缓抗药性的产生。

（一）间日疟治疗药物。

首选磷酸氯喹片（简称氯喹）、磷酸伯氨喹片（简称伯氨喹）。治疗无效时，可选用以青蒿素类药物为基础的复方或联合用药的口服剂型进行治疗。

（二）恶性疟治疗药物。

以青蒿素类药物为基础的复方或联合用药（ACT），包括：青蒿琥酯片加阿莫地喹片、双氢青蒿素哌喹片、复方磷酸萘酚喹片、复方青蒿素片等。

（三）重症疟疾治疗药物。

1. 青蒿素类药物注射剂，包括蒿甲醚和青蒿琥酯。

2. 磷酸咯萘啶注射剂。

二、用药方案

（一）间日疟的治疗。

氯喹加伯氨喹：氯喹口服总剂量 1 200 mg。第 1 日 600 mg 顿服，或分 2 次服，每次 300 mg；第 2、第 3 日各服 1 次，每次 300 mg。伯氨喹口服总剂量 180 mg。从服用氯喹的第 1 日起，同时服用伯氨喹，每日 1 次，每次 22. 5 mg，连服 8 日。

此疗法亦可用于卵形疟和三日疟的治疗。

（二）恶性疟的治疗（选用以下一种方案）。

1. 青蒿琥酯片加阿莫地喹片：口服总剂量青蒿琥酯和阿莫地喹各 12 片（青蒿琥酯每片 50 mg，阿莫地喹每片 150 mg），每日顿服青蒿琥酯片和阿莫地喹片各 4 片，连服 3 日。

2. 双氢青蒿素哌喹片：口服总剂量 8 片（每片含双氢青蒿素 40 mg，磷酸哌喹 320 mg），首剂 2 片，首剂后 6～8 h、24 h、32 h 各服 2 片。

3. 复方磷酸萘酚喹片：口服总剂量 8 片（每片含萘酚喹 50 mg，青蒿素 125 mg），一次服用。

4. 复方青蒿素片：口服总剂量 4 片（每片含青蒿素 62. 5 mg，哌喹 375 mg），首剂 2 片，24 h 后再服 2 片。

（三）重症疟疾的治疗（选用以下一种方案）。

1. 蒿甲醚注射剂：肌注每日 1 次，每次 80 mg，连续 7 日，首剂加倍。若病情严重时，首剂给药后 4～6 h 可再肌注 80 mg。

2．青蒿琥酯注射剂：静脉注射每日 1 次，每次 60 mg，连续 7 日，首剂加倍。若病情严重时，首剂给药后 4～6 h，可再静脉注射 60 mg。

采用上述两种注射疗法治疗，患者病情缓解并且能够进食后，改用 ACT 口服剂型，再进行一个疗程治疗。

3．咯萘啶注射剂：肌注或静滴，总剂量均为 480 mg。每日 1 次，每次 160 mg，连续 3 日。需加大剂量时，总剂量不得超过 640 mg。

（四）孕妇疟疾治疗。

孕妇患间日疟可采用氯喹治疗。孕期 3 个月以内的恶性疟患者可选用磷酸哌喹，孕期 3 个月以上的恶性疟患者采用 ACT 治疗。孕妇患重症疟疾应选用蒿甲醚或青蒿琥酯注射剂治疗。

（五）间日疟休止期根治。

伯氨喹：口服总剂量 180 mg，每日 1 次，每次 22.5 mg，连服 8 日。

（六）预防服药（选用以下一种方案）。

1．磷酸哌喹片：每月 1 次，每次服 600 mg，睡前服。

2．氯喹：每 7～10 天服 1 次，每次服 300 mg。

注：

① 氯喹、磷酸哌喹、伯氨喹和咯萘啶的剂量均以基质计。

② 方案中剂量均为成人剂量，儿童剂量按体重或年龄递减。

③ 阿莫地喹可引起粒细胞缺乏，萘酚喹可引起血尿，服用时若出现副作用，应立即停药。

④ 使用青蒿琥酯注射剂做静脉注射时，需先将 5% 碳酸氢钠注射液 1 mL 注入青蒿琥酯粉剂中，反复振摇 2～3 分钟，待溶解澄清后，再注入 5 mL 等渗葡萄糖或生理盐水，混匀后缓慢静脉注射（不宜滴注）。配制后的溶液如发生浑浊，则不能使用。

⑤ 使用咯萘啶注射剂做静脉滴注时，需将 160 mg 咯萘啶药液注入 500 mL 的等渗葡萄糖或生理盐水中，静脉滴注速度不超过 60 滴/分。

⑥ 磷酸哌喹有肝脏积蓄作用，采用磷酸哌喹片进行预防服药时，连续服药时间不宜超过 4 个月（需要时，应停药 2～3 个月后再次进行预防服药）。

⑦ 孕妇、1 岁以下婴儿、有溶血史者或其家族中有溶血史者应禁用伯氨喹；葡萄糖 -6- 磷酸脱氢酶（G6PD）缺乏地区的人群，应在医务人员的监护下服用伯氨喹。

‖ 附录 6　计划生育避孕药具政府采购目录 ‖

一、口服避孕药

（一）短效口服避孕药

1. 复方左炔诺孕酮片（左炔诺孕酮 0.15 mg、炔雌醇 0.03 mg），复方左炔诺孕酮片（21+7）

2. 复方炔诺酮片（炔诺酮 0.6 mg、炔雌醇 0.035 mg）

3. 左炔诺孕酮炔雌醇（三相）片 黄色片 6 片，每片含左炔诺孕酮 0.05 mg、炔雌醇 0.03 mg；白色片 5 片，每片含左炔诺孕酮 0.075 mg、炔雌醇 0.04 mg；棕色片 10 片，每片含左炔诺孕酮 0.125 mg、炔雌醇 0.03 mg

4. 复方醋酸甲地孕酮片（醋酸甲地孕酮 1 mg、炔雌醇 0.035 mg）

（二）速效口服避孕药

5. 醋酸甲地孕酮片（2 mg）

（三）辅助口服避孕药

6. 炔雌醇片（0.005 mg）

二、注射用避孕药

7. 复方庚酸炔诺酮注射液（1 mL 含庚酸炔诺酮 50 mg、戊酸雌二醇 5 mg）

三、外用避孕药

8. 壬苯醇醚栓（50 mg，100 mg）

9. 壬苯醇醚凝胶（40%）

10. 壬苯醇醚膜（50 mg）

四、皮下埋植避孕药

11. 左炔诺孕酮硅胶棒（Ⅰ）（36 mg×6）

12. 左炔诺孕酮硅胶棒（Ⅱ）（75 mg×2）

五、宫内节育器

1. TCu 铜宫内节育器 TCu220C（普通型/三球型）2

2. 含铜宫腔形宫内节育器

3. γ型含铜含吲哚美辛宫内节育器

4. 元宫型宫内节育器（铜 270 型，药铜 200 型）

5. MCu375 型宫内节育器

6. HCu280 型花式宫内节育器

六、避孕套

1. 橡胶避孕套

2. 纳米银隐形避孕套（女用避孕泡沫）

索　引

上卷　化学药品和生物制品

英文索引

下卷 中成药

中文通用名拼音索引

参考文献

[1] 《抗菌药物临床应用指导原则》修订工作组(组长 钟南山). 抗菌药物临床应用指导原则(2015年版). [M]. 北京:人民卫生出版社,2015:9.

[2] 《中国国家处方集》编委会. 金有豫,高润林主编. 中国国家处方集(化学药品与生物制品卷)[M]. 北京:人民军医出版社,2010:1.

[3] 《中国国家处方集》编委会. 胡仪吉,金有豫主编. 中国国家处方集(化学药品与生物制品卷 儿童版)[M]. 北京:人民军医出版社,2013:1.

[4] 国家药典委员会编. 中华人民共和国药典临床用药须知(化学药和生物制品卷. 2015年版)[M]. 北京:人民卫生出版社,2017:9.

[5] 国家药典委员会编. 中华人民共和国药典临床用药须知(中成药方剂卷. 2015年版)[M]. 北京:人民卫生出版社,2017:9.

[6] 卫生部合理用药专家委员会组织编写. 中国医师药师临床用药指南(第2版)[M]. 重庆:重庆出版社,2014:7.

[7] 中国疾病预防控制中心《耐多药肺结核防治管理工作方案》编写组(组长 王宇). 耐多药肺结核防治管理工作方案[M]. 北京:军事医学科学出版社,2012:3.

[8] 中国疾病预防控制中心,性病艾滋病预防控制中心编. 国家免费艾滋病抗病毒药物治疗手册[M]. 第4版. 北京:人民卫生出版社,2016:9.

[9] 陈新谦,金有豫,汤光. 陈新谦新编药物学[M]. 第18版. 北京:人民卫生出版社,2018:12.

[10] 中华医学会呼吸病学分会哮喘学组. 支气管哮喘防治指南(2016年版)[J]. 中华结核和呼吸杂志,2016,9.

[11] 《中国高血压防治指南》修订委员会编著. 中国高血压防治指南(2018年修订版)[M]. 北京:中国健康传媒集团/中国医药科技出版社,2018:12.

[12] 中国生物医学工程学会心律分会,中华医学会心血管病学分会,胺碘酮抗心律失常治疗应用指南工作组. 胺碘酮抗心律失常治疗应用指南(2008)[J]. 中国心脏起搏与心电生理杂志,2008,5.

[13] 中华医学会消化病学分会幽门螺杆菌和消化性溃疡学组,全国幽门螺杆菌研究协作组. 第五次全国幽门螺杆菌感染处理共识报告[J]. 中华消化杂志,2017,6.

[14] 中华医学会神经病学分会编. 2016版中国脑血管病诊治指南与共识[M]. 北京:人民卫生出版社,2016:12.

[15] 殷凯生. 实用抗感染药物治疗学[M]. 第2版. 北京:人民卫生出版社,2011:3.

[16] 王相海等. 新编国家基本药物读本(2012年版)[M]. 第1版. 青岛:中国海洋大学出版社,2013:11.

[17] 葛均波,徐永健,王辰. 内科学[M]. 第9版. 北京:人民卫生出版社,2018:7.

[18] 王卫平,孙锟,常立文. 儿科学[M]. 第9版. 北京:人民卫生出版社,2018:7.